JN271149

Edited by D. T. Stern
Measuring Medical Professionalism

医療プロフェッショナリズムを測定する
――効果的な医学教育をめざして

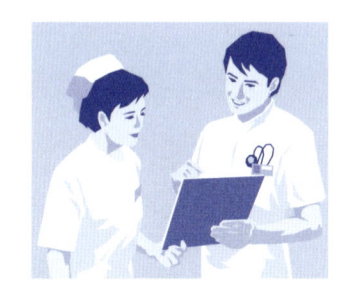

監修
天野隆弘

翻訳
スリングスビー B.T.

監訳
渡辺賢治・岡野 James 洋尚・神山圭介・中島理加

慶應義塾大学出版会

Measuring Medical Professionalism
David Thomas Stern, editor
Copyright © 2006 by Oxford University Press, Inc.
Printed in the United States of America

スターン教授監修
Measuring Medical Professionalism の翻訳にあたって

天野　隆弘

　2006 年秋 Seattle で行われた AAMC〔米国医科大学協会：Association of American Medical Colleges〕の年次総会に出席し，アメリカの医学部に白衣式を広め，慶應医学部で白衣式を始めるのに援助していただいた Gold 財団創始者 Gold 教授御夫妻と旧交をあたためた。彼の紹介で AAMC の会長 J. Cohen 教授と医学教育の目指すものについて意見交換をする機会があった。アメリカでは医療プロフェッショナリズム（Medical professionalism）教育を重要視し，多くの医学部でその対応がほぼできてきたと聞いた。以来，いろいろな資料をみながら Medical professionalism とはどのように理解すべきか，日本ではどのように教育に取り入れるべきか，頭の中がもやもやしながら日が過ぎていた。

　実は，私が Professionalism という言葉を初めて知ったのは，慶應義塾大学医学部にミネソタ大学から訪問助教授としてきていた Gregory A. Plotnikoff 先生からである。彼は，慶應における医学教育改善に数々のアドバイスをしてくれ，白衣式を始めるように助言してくれた恩人でもある。彼の勧めで 2007 年 10 月，Bioethics センターの活躍で名高いミネソタ大学医学部，最高の医療を提供していると評価の高い Mayo Clinic を訪問した。

　ミネソタ大学では生命倫理センター長 Jeffrey Kahn 教授や，前センター長で *Hippocratic oath and the ethics of medicine* の著書で名高い Steven H. Miles 教授などと面談し，Medical ethics や同大学で行われているヒューマニズムを意識させる医学教育の取り組みに耳を傾けた。その後，Mayo Clinic に医学教育担当の医学部長補佐をされている解剖学の Wojciech Pawlina 教授，そして総合内科の Paul S. Mueller 教授を訪ねた。Medical professionalism を意識した数々の取り組み，創立の理念を大事にする取り組みに感心した。大規模な Mayo Clinic（正しくは外来クリニックビル）と近接する

i

その病院群を訪ね，規模はもちろんそのアメニティーの素晴らしさ，病院内でのボランティア活動の素晴らしさ，患者さんを第一に考える取り組みに圧倒されながら2日間を過ごした．最後に会ったMueller教授と1時間以上話すうちに，彼の授業での取り組み，Mueller先生の人柄にMedical professionalismを感じながら時間が過ぎていった．Medical professionalismをいまだに十分に理解できていないと率直に話したところ，「この本を読みましたか，まだならぜひ読むと良い」と言ってプレゼントされたのが，David T. Stern教授監修の本書 *Measuring Medical Professionalism* である．

特に最初の数章には釘づけになり，帰途の飛行機の中で寝るのも忘れて読んだのがつい昨日のようである．私のような悩みをもたれる日本の医学教育関係の方々に本書をぜひ読んでいただきたいと翻訳を思いたった．幸い文科省の資金を得て限定出版にこぎつけ，全国の医学長，病院長，医学教育関係者に無料配布した次第である．翻訳監訳は，慶應義塾大学医学部医学教育統轄センターの訪問講師など活躍いただいたスリングスビーさんにお願いした．彼は，略歴にあるように，東大次いで京大の大学院で学び，倫理学で博士号をとった倫理の専門家（哲学博士）であり，昨年ジョージ・ワシントン大学医学部を卒業した医師でもある．日本語がぺらぺらで，話声だけ聴いていると関西出身の研究者と必ず思う日本語能力である．翻訳の指揮をとってくれたスリングスビーさん，翻訳監修をお願いした慶應義塾大学医学部FD委員会の渡辺賢治，岡野James洋尚，神山圭介の諸先生，そして手間のかかる校閲までしていただいた医学教育統轄センター中島理加助教に厚くお礼を申しあげます．

先に本書を限定出版したが印刷物が底をつき，その後にも非常に多くの医学教育に携わる諸先生方から自由に手に入るようにしてほしいと実に多数のお問い合わせをいただきました．今回，文科省の御理解を得て出版に至った次第です．

2011年8月吉日

慶應義塾大学医学部客員教授
元慶應義塾大学医学部教授，元医学教育統轄センター長
国際医療福祉大学副大学院長，教授

付　記

スリングスビー B.T.

　本書は医療プロフェッショナリズムの定義とさまざまな測定尺度について論じたものであり，米国における医療プロフェッショナリズムの運動の中で広く読まれているものです。
　この本の魅力はなんといっても医療プロフェッショナリズムの明確な定義とその歴史について書かれている点にあるでしょう。日本では医療プロフェッショナリズムの普及は未だに見られず，この一因は医療プロフェッショナリズムの定義自体があまり理解されていないことにあるのではないでしょうか。しかし，本書における医療プロフェッショナリズムの定義や測定尺度をそのまま日本でも用いるべきかについては吟味・議論する余地があると思われます。著者のいうように，医療プロフェッショナリズムの定義は常に議論されつつ，徐々に変わっていくものであり，したがって，米国の医療プロフェッショナリズムは，米国の社会や医療制度を背後に用いられているものと思われます。だからといって，医療プロフェッショナリズムはいわゆる文化相対的ではありません。むしろ，Hastings Center for Healthcare Ethics の Thomas H. Murray 博士の言うとおり，「皆に共有されている人間性，病という共通体験，持続的な人間関係に我々が大きな価値を置いていることからすると，我々が医療の価値と医師の徳について同じ結論に達するのは当然のことである」。すなわち，医療プロフェッショナリズムは，医療関係者である以前に，私達の人間性にかかわるものなのです。
　今後は，日本においてもいかに医療プロフェッショナリズムをより理解して

もらえるか，いかに医療現場で測定できるかに関する実践的な探求が求められています。そしてそこにこそ本書の価値があると思います。医療事故や医療不信がますます増える日本の中で，医療プロフェッショナリズムは今求められる大きなキーワードのひとつでしょう。ひとりでも多くの方に，医療プロフェッショナリズムを理解していただき，より良い医療を実現していただくことを願います。

翻訳者

監修者・監訳者・翻訳者

【監修】
天野　隆弘（あまの　たかひろ）
　　国際医療福祉大学　副大学院長，臨床医学研究センター教授，医学教育研修センター長，山王メディカルセンター院長，慶應義塾大学医学部客員教授．
　　1970年慶應義塾大学医学部卒，医学博士．
　　慶應義塾大学医学部大学院医学研究科（内科学，神経内科専攻）修了．Baylor医科大学神経内科Research Associate，大田原赤十字病院第一内科部長・神経内科部長，慶應義塾大学医学部専任講師，助教授，教授・医学教育統轄センター長を歴任し，平成21年3月退職．国際医療福祉大学塩谷病院副院長を経て現職．
　　日本医学教育学会理事，元日本脳卒中学会理事（総務），日本神経学会専門医・指導医，日本総合健診医学会理事・学会誌「総合健診」編集委員長，人間ドック健診専門医．
　　『臨床のための神経機能解剖学』共著（中外医学社，後藤文男，天野隆弘，1992年）

【監訳】慶應義塾大学医学部FD委員会
渡辺　賢治（わたなべ　けんじ）
　　慶應義塾大学医学部准教授・診療部長，漢方医学センター．
　　1984年慶應義塾大学医学部卒，医学博士．
　　慶應義塾大学医学部内科学教室入局，東海大学医学部免疫学教室助手，米国スタンフォード大学遺伝学教室ポストドクトラルフェロー，米国スタンフォードリサーチインスティテュート分子細胞学教室ポストドクトラルフェロー，北里研究所東洋医学総合研究所，慶應義塾大学医学部東洋医学講座准教授を経て現職．
　　日本内科学会総合内科専門医，米国内科学会上級会員，日本東洋医学会理事・副会長，漢方専門医・指導医，和漢医薬学会理事，日本医学教育学会評議員．
　　『21世紀の漢方医学』（至文堂，渡辺賢治他慶應義塾大学病院漢方クリニック編，2004年）
　　『「総合医」が日本の医療を救う』　監修（アートデイズ，2010年）

岡野James洋尚（おかの　じぇいむす　ひろたか）
　　慶應義塾大学医学部准教授，生理学教室．
　　1988年東京慈恵会医科大学卒，医学博士．
　　米国ロックフェラー大学神経科学・行動研究室留学，同大学分子神経腫瘍学研究室リサーチアソシエイト，慶應義塾大学医学部生理学教室専任講師を経て現職．

神山　圭介（こうやま　けいすけ）
慶應義塾大学医学部講師，クリニカルリサーチセンター。
1991 年東京大学医学部医学科卒。東京大学附属病院分院第四内科，東京大学附属病院第三内科，横浜市立市民病院にて研修。1997 年東京大学大学院医学研究科博士課程修了（医学博士）。Stanford 大学医学部分子薬理学教室リサーチフェロー，慶應義塾大学医学部薬理学教室助手，同講師を経て現職。
日本医学教育学会評議員。
共著："Multidrug Resistance in Cancer Cells: Molecular, Biochemical, Physiological and Biological Aspects", Chapter 13 "Changes in Membrane Ionic Conductances Associated with Multidrug Resistance"（Wiley, 1996）

中島　理加（なかじま　りか）
慶應義塾大学医学部助教，医学教育統轄センター。
1996 年東邦大学薬学部薬学科卒，1998 年慶應義塾大学大学院医学研究科修士課程（修了），薬学博士。
慶應義塾大学医学部法医学教室助手を経て，現職。
「医学教育の理論と実践」共訳（篠原出版新社，2010 年）
「薬毒物試験法と注解 2006」共著（東京化学同人，2006 年）
「Propionic acid derivative analgesic-antipyretics, Drugs and Poisons in Human-A Handbook of Practical Analysis-」共著（Springer, 2005 年）
「薬毒物分析実践ハンドブック」共著（じほう，2002 年）

【翻訳】
スリングスビー B.T.（B. T. Slingsby, M. D., Ph. D., M. P. H.）
エーザイ株式会社　グローバルパートナーソルーションズ　ダイレクター。
ブラウン大学卒，スタンフォード大学大学院，京都大学大学院医学研究科（修士号取得），東京大学大学院医学研究科（博士号取得），ジョージ・ワシントン大学医学部卒（医学博士号取得）。
その他，プロ・エディット・ジャパン株式会社や Equity Editors Association（NPO）の設立に関わり，東京大学大学院医学研究科特任リサーチフェロー，京都大学大学院医学研究科非常勤講師，慶應義塾大学医学部招聘講師など。

医療プロフェッショナリズムを測定する
──効果的な医学教育をめざして

目　次

スターン教授監修 Measuring Medical Professionalism の翻訳にあたって　　i
　　　　　天野隆弘
付　記　　スリングスビー B.T.　　iii
監修者・監訳者・翻訳者　　v

執筆者　　xiii
序　文　　Jordan Cohen　　xvii
謝　辞　　xxiii

第 1 章　プロフェッショナリズムを測定する枠組み　　3
　　　　　David Thomas Stern

第 2 章　医療プロフェッショナリズムとは何か？　　17
　　　　　Louise Arnold
　　　　　David Thomas Stern

第 3 章　倫理，法，プロフェッショナリズム：医師が知るべきこと　　43
　　　　　Audiey Kao

第4章　医師のコミュニケーションを評価するための
　　　　標準臨床面接技法の使用　　　　　　　　　　　　　59
　　　　　Debra Klamen
　　　　　Reed Williams

第5章　医学教育と診療業務における道徳的推論評価と
　　　　プロフェッショナリズム評価　　　　　　　　　　85
　　　　　DeWitt C. Baldwin, Jr.
　　　　　Donnie J. Self

第6章　個人および組織のプロフェッショナリズム評価
　　　　のための調査の使用　　　　　　　　　　　　　107
　　　　　DeWitt C. Baldwin, Jr.
　　　　　Steven R. Daugherty

第7章　プロフェッショナリズムの特定要素の測定：
　　　　共感，チームワーク，生涯学習　　　　　　　　133
　　　　　Jon Veloski
　　　　　Mohammadreza Hojat

第8章　教員による学生のプロらしい行動の観察　　　　165
　　　　　John Norcini

第9章　プロフェッショナリズム評価のための重大な
　　　　ハプニングの報告および縦断的観察の使用　　　179
　　　　　Maxine Papadakis
　　　　　Helen Loeser

第10章　同僚評価の内容と状況　　　　　　　　　　　　197
　　　　Louise Arnold
　　　　David Thomas Stern

第11章　プロらしい行動を理解するための省察および
　　　　レトリックの使用　　　　　　　　　　　　　219
　　　　Shiphra Ginsburg
　　　　Lorelei Lingard

第12章　プロフェッショナリズムを評価する
　　　　ポートフォリオの使用　　　　　　　　　　　241
　　　　Kelly Fryer-Edwards
　　　　Linda E. Pinsky
　　　　Lynne Robins

第13章　医学部への入学:プロフェッショナリズムの可能性を
　　　　　　秘めた志望者を選ぶ　　　　　　　　　265
　　　　Norma E. Wagoner

第14章　認定におけるプロフェッショナリズムの評価　　299
　　　　Deirdre C. Lynch
　　　　David C. Leach
　　　　Patricia M. Surdyk

第15章　プロフェッショナリズムを測定する：解説　　317
　　　　Fred Hafferty

　索　引　　　　　　　　　　　　　　　　　　　　349
　略　語　　　　　　　　　　　　　　　　　　　　357

執筆者 (Contributors)

Louise Arnold, PhD
Associate Dean and Professor
School of Medicine
University of Missouri, Kansas City

DeWitt C. Baldwin, Jr., MD
Scholar-In-Residence
Accreditation Council for Graduate Medical Education

Jordan J. Cohen, MD
President
Association of American Medical Colleges

Steven R. Daugherty, MD
Assistant Professor
Department of Psychology
Rush Medical College

Kelly Fryer-Edwards, PhD
Assistant Professor
Department of Medical History and Ethics
University of Washington School of Medicine

Shiphra Ginsburg, MD, MEd, FRCOC
Assistant Professor of Medicine
Mount Sinai Hospital
University of Toronto

Fred Hafferty, MD
Professor, Department of Behavioral Sciences
University of Minnesota Medical School, Duluth

Mohammadreza Hojat, PhD
Director, Jefferson Longitudinal Study
Research Professor, Psychiatry and Human Behavior
Center for Research in Medical Education and Health Care

Audiey Kao, MD, PhD
Vice President, Ethics Standards
American Medical Association

Debra Klamen, MD
Associate Dean for Education and Curriculum
Professor and Chair, Department of Medical Education
Southern Illinois University School of Medicine

David C. Leach, MD
Executive Director
ACGME

Lorelei Lingard, PhD
Associate Professor, Department of Paediatrics and Wilson Centre for Research in Education
University of Toronto
BMO Financial Group Professor in Health Professions Education Research

Helen Loeser, MD, MSc
Associate Dean, Curricular Affairs
School of Medicine
University of California, San Francisco

Deirdre C. Lynch, PhD
Research and Evaluation Specialist
Research Department
ACGME

John J. Norcini, PhD
President and CEO
Foundation for the Advancement of International Medical Education and Research
FAIMER®

Maxine A. Papadakis, MD
Professor of Clinical Medicine
Associate Dean for Student Affairs
School of Medicine
University of California, San Francisco

Linda E. Pinsky, MD
Associate Professor of Medicine
Adjunct Assistant Professor of Medical Education
Division of General Internal Medicine
University of Washington School of Medicine

Lynne Robins, PhD
Director, Teaching Scholars Program
Department of Medical Education and Biomedical Informatics
University of Washington School of Medicine

Donnie J. Self, PhD
Professor of Humanities in Medicine
Texas A and M College of Medicine

David Thomas Stern, MD, PhD
Associate Professor of Internal Medicine and Medical Education
Research Associate Professor, Center for Human Growth & Development
Director, Michigan Global REACH
Director, Minority Health and Health Disparities International Research Training Program
University of Michigan Medical School
VA Ann Arbor Healthcare System

Patricia M. Surdyk, PhD
Executive Director
Institutional Review Committee
ACGME

Jon Veloski, MS
Director of Medical Education Research
Center for Research in Medical Education and Health Care

Reed Williams, PhD
Professor and Vice Chair for Educational Affairs
Department of Surgery
Southern Illinois University School of Medicine

Norma Elizabeth Wagoner, PhD
Dean of Students and Deputy Dean for Education Strategy
University of Chicago Pritzker School of Medicine
Professor, Department of Organismal Biology and Anatomy
Division of the Biological Sciences and The College
The University of Chicago

序　文

Jordan Cohen

　私がニューヨーク州立大の医学部長をしていたとき，建物・用地の統括責任者は，初期キャリアのほとんどを軍隊で過ごしたという人物だった。彼の仕事は，非熟練労働者が主の大集団を監督するという大変なものであったが，彼の監視の下，キャンパスは私がこれまで見た中でも最高の状態にあった。芝は常に手入れが行き届き，落書きが見つかるとすぐにきれいに消し落とされ，壊れた窓はほぼ即座に取り替えられ，寮の床にはシミひとつなかった。一体どうやって，彼の下で働く人達にそのような高い基準を守らせ続けているのか，一度，彼に尋ねたことがある。それに対する彼の答えは，評価の重要性について私がこれまで学んだ中でも，最も貴重な教訓のひとつを授けてくれた。彼が言うに，秘訣は簡単な法則の中にある。その法則とは「従業員は，あなたが期待する事項に留意しないが，あなたが評価する事項には留意する。」というものである。彼は高い基準を設定し，従業員が行った仕事の結果をその基準に照らして厳密に評価することにしているという。評価で人を動かし，結果を重視することで，優れた仕事ぶりを導くという知恵を反映して，キャンパス全体の外観が変わるのに，それほど時間はかからなかった。

　本書では，大学のキャンパスを清潔に維持することよりもずっと重要な課題に，この法則を適用しようと試みた。全レベルの医学生が，医療プロフェッショナリズムの属性を獲得するだけでなく常にその属性を示すと保証することは，ここ21世紀初頭において医学教育者が直面するおそらく最も重要な課題

である。第2章で詳細に述べられているように，プロフェッショナリズムを定義する試みは以前から数多くなされてきた。それぞれにおいて重視する点や範囲が幾分異なるにもかかわらず，完璧な医師の典型を成す心の性質と行動基準について，意見の実質的な対立はほとんどない。ということは，我々はこの医療の領域において期待すべき事柄をよく理解していると言えるだろう。しかし，医療プロフェッショナリズムが存在しているかどうかを検査する方法については，ほとんど理解していない。本書が受け入れられたのは，そういう理由からである。本版では，ある個人が実際にプロフェッショナリズムの属性を持っているかどうかを評価するのに役立つ方法に基づく，必要性の高い試験を追加した。

　医師がプロフェッショナリズムの核となる価値を理解するだけでなく，日々の専門的な仕事において，特に患者を取り扱う際に，プロフェッショナリズムの指針に合致するよう振る舞うという保証が，なぜそれほどまでに重要なのか？　質問の仕方を変えれば，医療専門職が社会と交わした暗黙の契約を守ることがなぜ重要なのか？　その答えは，それぞれの医師が，プロフェッショナリズムを媒体にして，社会が医療に抱く非常に高い期待に応えていることにある。医師の行動基準が医療プロフェショナリズムから求められる責務に遠く及ばない場合，社会契約を交わしたと仮定される専門職と公衆の両者ともに，回復不能な被害を受けることになるであろう。

　その被害とは医療専門職にとっては，我々があまりにしばしば当然のことと思っている非常に特別な一連の特権が，失われるかもしれないことである。その特権とは，(1) 自分自身で基準を設定し，自己管理できること（例えば，医学部の入学基準，免許交付の要件，認定医・専門医資格，病院特権に必要な資格認定，医学部・病院・研修医プログラムおよび医学生涯教育の提供者の基準認定），(2) 社会の他のどの領域でもまず見ることのできない，患者との関係における自律の高さ，(3) 事実上，他のすべての職種を上回るレベルの社会的評価，(4) 給料の良い仕事につく機会が圧倒的に多いことに証される，人も羨むような安定性，である。こうした例外的な特権は，MD〔医学士〕を持っているというだけで自動的に発生する権利ではなく，社会が医療専門職になんとなく図った便宜であ

り，その特権を認めるのと引き換えに，社会は医療に対して然るべき期待を抱いている．その期待に応え損ねた場合，すなわち，プロフェッショナリズムの責務を不十分にしか果たせない場合，医療専門職という地位に現在伴っている多大なアドバンテージが撤回される結果になることは確実である．

　しかし，専門職にとってのこうした利害関係の強さと比べても，公衆にとっての利害関係のほうがまだ遙かに大きい．広く認められてはいないが，医療のプロフェッショナリズムは公衆（ならびに個々の患者）に深淵かつ計り知れない価値をもたらしている．だんだんと洗練され，かつ，本質的にリスクを伴う医療システムに直面する場合，医師がプロフェッショナリズムを身につけていることは，患者にとって有益な結果を導くための最善の希望となる．患者の利益を守るにあたって，信頼できる医師がいることは，何物にも代え難い．法も，規制も，患者の権利法も，連邦監視機関も，保険契約の細則も，その他の何物も，信頼に足る医師の代わりにはなれない．医療専門職と社会の間の，そして医師と患者の間の信頼の基盤はプロフェッショナリズムである．医師は，プロフェッショナリズムの基本的指針を遵守することによってのみ，医療を道徳的な活動として維持していくための，また，患者の利益が常に最優先事項であると彼らに保証するための必要不可欠な信頼を確立することができる．

　なぜ，プロフェッショナリズムを教え込み，かつ維持させるという仕事がこれほど難しいのか？　なぜ，ここ数年，医学を教える者が，カリキュラムの中でプロフェッショナリズムを取り上げ，かつ学生の専門的属性の効果的な評価を開始するよう強く求められているのか？　なぜ，我々医学教育者は，学生がプロフェッショナリズムを脅かすものに抵抗するだけの十分な準備をしているかどうかを心配しなければならないのか？　これらの質問に対する答えは，時代を超えた現実と，医療の歴史における現在の特殊性の両方から与えられる．プロフェッショナリズムの行動基準を維持するという，いつの時代も変わらぬ難題において，最も基本となるのは人間本性それ自体である．我々は皆，長年の進化から，まずは自分自身を配慮するように生まれつくようになってきた．自己保護は生き残ってきた者の特徴である．プロフェッショナリズムとは正反対にある自己利益への欲求は，克服すべき強力な本能である．自己利益を誘導

する生来の傾向は，医師が誘惑に屈する——または常に屈してきた——無数の機会をもたらした。診察室という密室の中で，専門的知識という仮定された権威に基づいて仕事をしながら，医師は，自己利益を引き出すために悪用することができるような状況に日常的に出くわすという事実上特別な立場にある。日常の基本原理において，争うべき固有の利害対立を持つ医師はほとんどいない。しかし，プロフェッショナリズムがさらされ続けているもうひとつの難題は，同僚医師からのプレッシャーである。同僚の多くが専門職の責務を放棄しているように見える場合——残念ながらこれは，現段階で深刻化しつつある問題のようである——プロフェッショナリズムの責務を果たし続けることが難しくなるのは当然である。

あたかも，こうしたプロフェッショナリズムに関する古くからある難題は十分な心配事ではないかのように，我々は，商業主義の波が医療におしよせたとき，一気に生活の積荷を増した。高騰しつつある医療費をコントロールするためにアメリカが選んだのは，知ってか知らずか，商業市場に委ねることだったのである。その結果，医療は，次第に政策立案者などによって他の営利団体と何ら変わらないものとみなされるようになりつつある。彼らによれば，医療はありふれたビジネスであるにすぎない。専門用語は次のような一般的な用法に置き換えられる。すなわち，医師は提供者，患者は消費者，医療サービスは商品となる。営利主義とプロフェッショナリズムの間の根本的な差を顕著に思い起こさせるものとして，まったく対照的なモットーを検討しよう。すなわち，商業主義のモットーは買い主の危険負担〔*caveat emptor*〕である。医療はまず害を与えないこと〔*primum non nocere*〕である。

医療システムは商業世界から非常に重要な教訓をいくつか得ており，これらの教訓は広く認識されなければならない。例えば，過去数十年にわたって，医療は，無駄な取り組みと出費を減らし，事務管理部門を健全な手順で動かし，日常のケアを組織化する必要性に対して，より注意を払うようになった。商業主義がもたらす危険は，医療がその実務的なプロセスを採用することにあるのではなく，医療が営利主義の核心にあるイデオロギーを採用することにある。市場の支配的パラダイムである自己利益は，患者の利益を最優先とする医療の

序　文

責務から求められる自己犠牲のまさに正反対にある。ここで，プロフェッショナリズムが表舞台に出てくる。プロフェッショナリズムの任務は自己利益を抑制するものであるため，プロフェッショナリズムは，医師にとって不可避の利害対立が医師—患者関係を腐敗させ，かつ信頼を失わせてしまうことを防ぐための防壁である。多くの人々は医師の動機に不信感を抱きたいとは思っていない。

　こうした理由から，全レベルの学生に対してその医療プロフェッショナリズムを測定することこそ医学教育者にとって最優先事項である。医師の能力の他の側面を評価するために使われている測定法と同程度の信頼性をもつプロフェッショナリズムの測定法を作成するためには，依然，学ばなければならないことが多い。しかし，測定の技術は確実に向上しており，本書に書かれた内容を身につける者は，この重要な分野を前進させるための最高のポジションにいるといえるであろう。

謝　辞

　少なくとも1000年にわたって，医師はその専門職としての行動の最高基準を保つべく努力してきた。ここ20年で，医学教育者はプロらしい行動を評価するという領域にあえて踏み込んだ。それは，現在，医師に求められている卓越性，ヒューマニズム，説明責任，および利他主義を，医師が示せることを保証するためである。この探求は単独で行われたのではなく，医学教育者のコミュニティーにおいて行われた活発でオープンな議論によって取り組まれた。本書はやがて，プロらしい行動を測定することが可能であるとはじめて断言することができる標となるだろう。依然として行うべき研究はたくさんあるが，本書で示されるアイデアは，将来における医療プロフェショナリズムの包括的測定があるべき姿の基礎となるだろう。

　本書のアイデアは，個々の著者の研究だけでなく，我々が長年，会議やカンファレンスで共に行った議論にも基づいている。何年にもわたってプロフェッショナリズムを研究してきた米国医科大学協会〔Association of American Medical Colleges〕の会議で交わされた対話は，この分野を急速に前進させた。1988年以来，Arnold P. Gold 基金は我々がこの研究に打ち込むための場所を与えてくれた。本書の内容は「Barriers to Humanism in Medicine」シンポジウムにおいて概説されただけでなく，その基金を得てさらなる研究支援と教材開発も行われた。Gold 基金（特に Sandra Gold と Arnold Gold）は，我々に大いなる連帯感と目的を与え，人道主義的な医療ケアを保証するという究極の目的に向かって

共に歩むのを助けてくれた。

　編集者としての私自身の仕事は，Gold 基金だけでなく，ミシガン大学にあるアナーバー・バージニア保健システム〔VA Ann Arbor Healthcare System〕，およびコロンビア大学の Institute on Medicine as a Profession から支援を受けた。Jim Woolliscroft, Carl Schneider, David Rothman，および M. Roy Schwarz らによる指導，批評的フィードバック，アドバイスが，研究の過程のさまざまな段階において私を導いてくれたことに感謝する。妻の Deb は非常に大きな熱意を持って，私の仕事と執筆を支援してくれた。そして，私の子供達は，我々が学問的理由を超えたものによってこの仕事に携わっているのだということを，毎日思い出させてくれた。

　プロフェッショナリズムを研究する研究者達が，彼ら自身最良のプロらしい行動を実践しなければならないという理由はない。しかし実際，彼らはそうしているのである。本書の著者は専門の研究者や優れた医師であり，最高水準の協調，高潔さ，思いやり，チームワークを実践している。つまり，彼らは自らが教えることを体現しているのである。本書の刊行はチームとして真摯かつ精力的に取り組んだことの証である。

〔David Thomas Stern, Editor〕

凡　例

カッコ類について——　（　）［　］〔　〕

①原書にある（　）のみを（　）とする。

②［　］は，原書で使われている箇所についてのみ使用する。

③訳者による補いについては，日本語による補足説明であれ，英語の原語を示す場合であれ，〔　〕とする。

④本文中に（　）があり，訳者がさらに補うときは（　）〔　〕あるいは〔　〕（　）を使用する。

⑤原文で強調としてイタリックを用いている場合には，訳文に傍点を付す。

A Framework for Measuring Professionalism

第1章
プロフェッショナリズムを測定する枠組み

David Thomas Stern

> 　敬虔な男が，天国の門の前の長い列に並んで，聖ペトロにお会いするため順番を待っていた．1時間が過ぎた頃，白衣に聴診器の男が列の先頭まで歩いてきて，そのまま聖ペトロの前を通り過ぎ，まっすぐ天国へと入ってしまった．並んでいた敬虔な男は，このマナー違反に腹を立て，聖ペトロに尋ねた．「なぜあの医者は，列の順番を飛び越え，天国に入ってしまったのでしょうか？」．聖ペトロは応えた．「ああ，あの方が神様なのですよ．ただ，ご自分のことを医者だと思っておられるのですが……」．

　医師は人である．我々は知識，技術，判断において間違いを犯す．医師を特徴づけるのは絶対確実であることではない．医師の特徴は，卓越性，ヒューマニズム，説明責任，利他主義のために努力するという，個人的でプロフェッショナルな義務を負っていることにある．医学教育者にとって，これらプロフェッショナリズムの原則には特別な含意がある．卓越性は，単に優れた知識やスキルだけでなく，標準レベルを超えるような責任をも意味する．ヒューマニズムは，敬意，思いやり，共感，誠実，高潔の原則という意味をもつ．説明責任とは，患者，医療システム，コミュニティー，専門職自体からの要求に応える医師の行動のことである．利他主義は，自己利益ではなく患者の最善の利益を医師の行動指針とすることを要請している（これらとこれらに関連する用語の詳しい説明については第2章を参照）．本書はこうしたプロフェッショナリズムの原則をいかに測定するかについて書かれている．

プロフェッショナリズムの測定を気にかけるのは誰か？

　患者や公衆は，報道で明るみに出た驚くべきニュースからだけでなく，友人から聞いたことや自ら経験したことなどから，プロフェッショナリズムを気にかける。極端な例として，Michael Swango という医師は現在，患者殺人で終身刑に服している。彼がいかにして，医学部，研修期間，診療業務を辞めさせられることなくすり抜けたかという衝撃的な実話を知った人々は，公衆を守るという専門職の責務を医師達がきちんと果たしているのか不安になった (Stewart, 1999 年)。Harold Shipman は英国で少なくとも 15 名，ひょっとすると 250 名もの患者を殺害した (O'Neill, 2000 年)。これらの極端な事例は，米国民を動かし全米臨床医データバンク〔National Practitioner Data Bank〕の設立を支援するきっかけとなった。英国では，医療審議会〔General Medical Council〕に，医師の能力を保証し監視する方法の見直しをさせた。

　患者や公衆は，プロにあるまじき不道徳な不法行為といった悪質な事例だけでなく，医師との個人的経験からもプロフェッショナリズムを気にかける。お酒の席で医師が友人と話すときに必ず話題にされるのは，他の医師に質の低いケアをされたという話である。それが技術的に劣るという話であることはまれで——患者は，医学教育システムが知識やスキルを教えることについてはかなり良くやっていると考えているため——医師が失礼だったとか，無神経，短気，怠慢だったという話が多い。

　専門職自体がプロフェッショナリズムを気にかけるのは，我々がこれら悪質な事例に対して責任を感じるからだけでなく，医療従事者にプロらしい日常行動を促したいがためである。大学の医学部にいる我々は，プロフェッショナリズムの観点から診療を行うべきではないと思われる少数の学生を排除するために，途方もない時間を費やしている。病院の認証委員会および州医事当局も同様に，プロにあるまじき行動を繰り返していて，公衆を守るためには免許を取り消すべきと思われる医師についての難題を抱えている。しかし，より頻繁に毎日のように目にするのは，プロとしての判断に欠け，利益相反にお粗末な対

処しかできていないという事態である。医学生はカンファレンスに参加したと偽り、研修医は他の医師に仕事を押しつけ、そして臨床医は研究患者登録の見返りに現金を受け取るのである (New York Times, 1999 年；Relman and Lundberg, 1998 年；Stern, 1998 年；Kassirer, 1995 年)。

プロフェッショナリズムについて何ができるか？

　教師、医事当局、医療専門職能団体は皆、プロフェッショナリズムの測定を推進している (米国医科大学協会〔Association of American Medical Colleges〕, 1998 年；卒後医学教育認可評議会〔Accreditation Council for Graduate Medical Education〕, 2004 年；Institute for International Medical Education, 2000 年)。プロフェッショナリズムを正確に測定することで、我々は極度の逸脱行動を取る学生や医師を発見し、かつ排除することが可能となる。また、プロフェッショナリズムを測定することで、連続的な教育としてその発達を促す形成的フィードバックを医師に提供することが可能となる。非常に利他的で、人道主義的で、思いやりのある医師に報いるために、プロフェッショナリズムの測定を使用することも可能となる。医学教育の結果を測るためにプロフェッショナリズムを測定することは、医療の質の指標として、患者ケアの結果を測定する医療の動向と対応している (Committee on Quality of Health in America, 2000 年)。プロフェッショナリズムを測定することで、教育的介入をした結果、プロフェッショナリズムが変化したことを、教育者は見抜くことができる。

　この結果重視の考え方には教育的に意味がある。優れたカリキュラム、豊富な資金、そして熟練した教師がそろったからといって、学生が学ぶという保証はない。教師は、期待を設定し、積ませるべき経験を設計し、学生を評価しなければならない。評価測定することで、その期待が明確だったかどうか、学生はその経験から学習したかどうかが教師にわかる。また、評価は学生に重要なことを学習したいという意欲を持たせる。キャリア変更の結果をもたらす医療評価 (例えば、認定試験・資格試験) もあるし、また、能力を向上させるために勤勉に取り組む意欲的な医学生に機会を与える医療評価もある (例えば、非公式の

クリニカル・クラークシップの中間フィードバック）。

　プロフェッショナリズムの測定における最大の難題は，プロらしい行動を測定する信憑性のある一連の手法がないことである。これは入学審査委員会，クリニカル・クラークシップ部長，医学部長，レジデントプログラム部長，病院の認証委員会，および州医事当局にとって特に厄介な問題である。月末恒例のクリニカル・クラークシップ，ローテーション評価（普通，プロフェッショナリズムに関連した項目はたったひとつかふたつである），臨時の同僚評価票を除いて，プロフェッショナリズムについてのフィードバックを医師に提供する一連の方法はほとんどない。知識の評価は過去50年，スキルの評価は過去少なくとも20年の間で長足の進歩を遂げたが，行動およびプロフェッショナリズムの評価については遅れを取っている。

　プロフェッショナリズムを測定できないことで，我々は学生や臨床医に対して矛盾したメッセージを伝えていることになる。それは，我々はプロフェッショナリズムを公言し推進するが，その存在を確かなものにするためにはほとんど何も行っていない (Stern, 1998年)，というものである。医学生が知識やスキルといった能力に関心を抱くのは，それが医療上の能力として重要であるからだけでなく，教育プロセスにおいて「重視されている」と認識したからこそである。プロらしい行動という観点で採点を受けていない学生は，講師がプロフェッショナリズムに注意を払わないことから，プロフェッショナリズムが重要でないと推測する (Eisner, 1985年)。臨床医もまったく同様である。プロフェッショナリズムについての的確なフィードバックがなければ，医師に対する医学の継続教育は，プロフェッショナリズムよりむしろ専門的臨床知識を深めることに狙いを定めていることになる。

なぜプロフェッショナリズムの測定はそれほどに難しいのか？

　プロフェッショナリズムを測定する上で第1の問題は，プロらしい行動を観察する機会を作るのが難しいことである。ほとんどの教員が見ているのは学生の最も良い行動のみであって，実際の現場での学生の様子を見る機会があまり

ない。多くの臨床医は廊下やカンファレンスルームで互いに行動を観察するが，患者と応対している姿を見ることはまれである。この問題に対する解決策は，観察者と観察する現場の数を増やすことが挙げられる。本書では，さまざまな現場における行動の観察例を増やす手段として，教員・看護師・同僚・患者による評価方法を示す。

　第2の問題は，これらの観察を記述する方法を見出す必要のあることである。記述は「読者が場所や経緯に対する感じを，可能でありまた適切であればその状況にいた人が経験したことの感触までも，つかめるものとすべき」である（Eisner, 1991年, p.89）。最近開発された，些細なプロらしい行動すらも記述することができる手法には，こんなものがある。例えば，亡くなって間もない患者の家族と話している医学生についてのコメントを記録するために考案されたクリニカル・クラークシップ評価票，わかりやすい言葉を用いて学生の能力に関する記述を可能にした患者向け標準評価票，患者のデータについて矛盾した報告をよこしてくる可能性がある同僚を特定するのに有用な同僚評定票などである。

　次の問題は，その観察した結果がその人の代表的行動であるかどうかを判定することである。教師はある状況での態度が悪かった場合はすべての状況において悪いと思い込む傾向がある。これは精神科医がいう「帰属の誤り」である（Sabiniら, 2001年）。同一状況においてさえも，同じように行動する人はまれである。まして，遠い将来や違った環境下で，同じように行動する可能性はさらに低くなる（例えば，ストレスの多い一日の終わりの深夜に，または，個人的な問題に直面した場合に）。そのため，不適切な行動について議論する場合，他の人に倣って，「プロにあるまじき行動」といういい方よりも「プロフェッショナリズムの欠如」という表現を採用することにしたい（Ginsburgら, 2000年）。この言葉遣いをすることで，ひとつの出来事を話すときに「プロにあるまじき」という不変のレッテルを貼らずにすみ，また，必要のない過剰な一般化を避けることができる。

　今までのところ，我々は限られた観察に基づいて条件判断をしなければならないことが多い。過剰な一般化と帰属のバイアスを回避するために，ふたつの

対処が必要である。第1に，多くの現場で個々の学生や医師を頻繁に観察すればするほど，我々は総括的判断において，より強い確信をもつことができる。したがって，複数の方法でプロらしい行動を測定することは，質の高い評価をするための要件である。あらゆる定性的質問が有効な質問となるために必要な基本要素が，こうした三角法である（DenzinとLincoln, 1998年）。第2に，各現場に複数の観察者がいることで，それぞれ独立したエキスパートが同じ結論に達したことによる「合意による妥当化」が可能になる。これによって，評価が的確かつ適切である可能性が増す（Eisner, 1991年，p.112）。

個々の行動を十分に観察および記述したとして，それがプロらしい行動なのか，それともプロらしくない行動なのかを判定する問題が依然として残る。Stewart裁判官が猥褻性について言った「見ればわかる」という言葉は，プロフェッショナリズムについても言えるのだろうか？（*Jacobellis*対*Ohio*事件, 1964年）。おそらく言えるが，それはそれほど悪いことでもない。評価に対するこのニヒルなアプローチの中には，知恵の宝石が含まれている。学生，研修医，および臨床医を評価する人々の多くが，医師はどのように行動すべきか詳細かつ微妙な認知をできるようになった。Eliot Eisnerはこれを鑑識眼，すなわち「複雑かつ微細な品質を非常に細かく識別する能力」と記述した（Eisner, 1991年）。ワイン愛好家がカベルネのブドウとメルローのブドウで作られたワインを見分けるように，経験を積んだ教育者は責任感があり，几帳面な学生とそうでない学生とを見抜き，識別することができる。

しかし，鑑定家だからといって，認識したものを的確に記述できるという保証はない。鑑定家が，学生の違いを記述したり比較したりする能力をもっているとは限らない。鑑識眼が観察またはインプットであるならば，批評は公の報告書またはアウトプットである（Eisner, 1991年）。教育的評価に必要なのは公の報告書なのである。評価とは観察，記述，価値の判定を含む，複雑な多段階作業である。本書にはプロフェッショナリズムを批評するこれらの手法が掲載されている。

効果的な評価の特徴

　学生のプロフェッショナリズムを評価する場合の理想は，評価の専門家チームに学生ひとりひとりのあらゆる会話を一日中立ち聞きさせることかもしれない。そういった先行研究はあるものの（Stern, 1996 年 a, 1996 年 b, 1998 年），大規模評価においては明らかに実用的ではない。その代わりに，研究者が開発したのは現実に対するさまざまな程度の信頼性，妥当性，近接性を用いた行動サンプリングという手法である。このサンプリング方法は自己記入式心理測定調査に始まり，標準模擬患者面接技法，教職員と同僚による評価票，内省的ポートフォリオおよび内省的作文の解析に至るまで，多岐にわたる。教育者は，これらのうちどれかひとつをして，プロフェッショナリズム評価の絶対確実な方法であるとは考えていないが，それぞれの有効性はどんな測定手法も満たすべき一連の基準に照らして検討されている。

　まず，評価はできる限り実際の状況の中で行われるべきである。例えば，午前 2 時に，イライラした看護師に対してどのような態度をとったかを記録された過労インターンについて，普段の行動もその行動と同様であると考えるのは現実的ではない。状況は特にプロフェッショナリズムと関連がある。というのも，プロらしい行動は社会的望ましさ（たとえ実際にはそんな行動をしない場合であっても適切な行動をとるように見えるような回答をしたいという願望），個人的価値，組織階層によって大きく影響されるからである。「患者とその家族と交わす会話にどれくらいの時間を費やすべきか？」と教員が学生に質問するのを想像してみよう。学生は，「他の患者をケアする仕事に支障を来さない程度で，患者が必要としているできる限りの時間」という社会的に望ましい回答でこの質問に答える可能性が高い。もちろん，実際に患者との会話に費やす時間は，学生の関心事――患者，疲労，予定が重なるセミナー，帰宅――や，他の無数の事情におそらく左右されるであろう。状況が実体験に近ければ近いほど，プロフェッショナリズムの評価の妥当性は高くなるだろう。

　次に，理想的評価には，葛藤を伴う状況が盛り込まれていなければならない。

道徳的推論と同様に（Oser, 1986 年），価値が互いに衝突する場合，プロフェッショナリズムは最も適切に評価される（Stern, 1996 年；Coulehan と Williams, 2003 年）。学生に対して正直であるか正直でないかの選択を求める場合の評価は理論上難しくない。なぜなら，学生は常に正直であることを選択するからである。しかし，専門職の場合，単純に善悪を選択すればすむことはまれで，例えば，患者への責務 対 教師や病院ヒエラルキーに対する敬意といった，同様に大事な価値の中から選択しなければならないことが多い。例えば，研修医が手術前に適切なインフォームド・コンセントを学生が患者から得たかどうか確信がない場合，彼女はどうするであろうか？　この葛藤に対する学生の反応を観察することで，そのプロフェッショナリズムのレベルがわかるだろう（Ginsburg ら，2003 年）。

　ジレンマの「正しい」解決は，プロフェッショナリズムを測る唯一の基準ではない。そして，それはプロフェッショナリズムの評価に特有であろう。第 2 章で説明するように，プロフェッショナリズムは，原則を希求し，その原則を事態に賢明に適用することを通して示される。このことは専門職にある者があらゆる状況において完璧に行動しなければならないことを意味するわけではない。そのような厳密性を主張すると，何かひとつ間違えただけでその人は「プロにふさわしくない」というレッテルを一生貼られることになってしまう（Ginsburg ら，2000 年）。医師はジレンマを賢明に解決することによってプロフェッショナリズムを示している。間違えた判断をしたときでさえ，ジレンマ解決策の背後にあった推論は重要である。推論戦略の評価は特に本書のいくつかの章で取り上げられる特別な難題である（第 5 章，第 11 章，第 12 章を参照）。

　状況，葛藤，解決策は，プロフェッショナリズムを評価する方法のクオリティを測るための基本的な基準である（Ginsburg ら，2000 年）。さらに，評価現場には，評価対象となる行動の観察に影響を及ぼすふたつの要素がある。第 1 は透明性である。プロフェッショナリズムを評価する方法には，さまざまな程度の情報の守秘と抱え込みを伴うものもある（例えば，公にされていない標準模擬患者）。そのような評価方法の場合，評価される者が，参加を拒否したり，他の方法でこの内密行動に抵抗したり，組織への不信感を強めたりしてしまう恐れ

がある。教育者は，評価が設計され実施されるときには，被測定者に情報を与えるべきであり，フィードバックの提供が推奨されるべきであることを忘れてはならない。このことにより，評価者が測定手法を公平に適用し，最終的に質の高い評価をすることが可能となる。

　第2は対称性である。それは，組織階層の全レベルが同じ方法を用いて評価されることである。ビジネス現場の多くで，すべての従業員は360°評価を受けている。360°評価では，監督者，同僚，部下のすべてが，円の中心にいる人に，その仕事ぶりに対するフィードバックを提供する。この評価には，CEOから郵便仕分け室までのあらゆる従業員が参加する。医学教育において，我々教育者は，新入生がプロとして行動し，自己評価や継続的な質の向上といった専門職に求められる基準を身につけることを期待している。こうした背景から，学生向けのプロフェッショナリズム評価を学生に提案する際，彼らが教員向けのプロフェッショナリズム評価について質問をするというのは最初の反応のひとつとして当然である。特に，思いやり，責任感，敬意といった個人的感受性領域において，学生は，評価者自身が同様の評価を受けた，もしくは受けているかどうか質問する可能性がある。学生がこうした懸念を抱くのは当然であり，システムを設計する教育者は，対称性に関する質問への回答を用意しておくべきである。理想的な医療システムでは，すべての参加者が，知識，スキル，プロらしい行動に対する定期的な評価およびフィードバックを受ける。評価される順番は，リーダーシップをとる者から始まり，新入医学生にまで至るようになっている。しかし，教員や臨床医が評価に抵抗することや，学生が教育的階層内で従属的地位にあることから，評価は最下層の教育レベルになることが多い。評価の順番がどうであれ，対称性が要求するのは，その文化の中で最も実現可能な実行経路を各機関が見出し，評価がすべてのレベルに対して行われることである。

何のための評価か？

　プロフェッショナリズムを評価するシステムを設計する前に，評価の目的を

はっきりさせておかなければならない。例えば，プロフェッショナリズム評価を用いて，応募者の中から人を選んだり，診療業務に適していない者を排除したり，匿名のフィードバックを提供したり，教育プログラムがプロフェッショナリズムを指導するという点で効果的かどうかを判定したりすることができる。求める結果は評価方法に密接に関係している。例えば，形成的発達をうながす目的である場合（評価はフィードバックや改善のためだけに用いられる），被評価者は，評価が実際に「重要」でないことを知って，自然な態度をとる可能性が高い。評価が総括的である場合（昇進，卒業，利害に大きくかかわる出来事に反映される場合），その行動は社会的に望ましいほうに偏りやすくなる。後半の章でさらに詳しく展開するが，この例として同僚評価の使用がある。同僚評価は，プロらしく立派な振る舞いをする，賞賛に値するような人物を特定するために用いる場合には，とても有効であると思われる。しかし，同僚評価を等級判定の要素として使用するときには利害関係がより大きくなるので，学生間で同僚評価をする場合に学生は，それに参加しないか，共謀して「優秀だ」という仲間の評価のみを提供するようになる（Arnoldら，2004年）。教育者が，形成的評価のための情報収集から始め，その後に，そこで得た情報を総括的な目的に使おうとする場合，学生は形成的評価を総括的評価ととらえる可能性がある。そのときには，行動が社会的な望ましさに影響されるので，収集データの質が落ちるであろう。

　こうした理由から，評価者は評価システムを開発する前に評価目的を確定しておかなければならない。ひとつのシステム（そのシステムには，評価者，データ管理，監視，記録，フィードバックを含む）で複数の測定をすることができるが，その複数の測定法は，形成的と総括的のうちどちらか一方でなければならない。形成的評価と総括的評価の両方をする場合には，それぞれ別のシステムを使用すべきである。

プロフェッショナリズム評価の設計

　以下は，プロフェッショナリズムの評価をする際の指針である。

1. プロフェッショナリズムを評価する組織的な計画を開発する。
   ひとつのグループまたは診療科のみを取り出し，それに対して開発したアプローチは，対称性に問題がある。
2. 被評価者，被評価者のプロらしい行動に影響を受ける者（例えば，他の医療専門職，患者）といった幅広い参加者を集めて，その集団に適したプロフェッショナリズムの内容について議論し，合意を形成する。
3. 着目すべき行動を選択する。
4. 評価の目的が形成的であるのか，それとも総括的であるのか判断する。形成的評価，総括的評価の両方がある場合，個別の管理システムが必要になるだろう。
5. 行動を測定する手段を特定する。
   a．状況，葛藤，解決策を検討
   b．透明性および対称性を検討
   c．妥当性を高めるため，複数の評価者および複数の種類の測定を使用
6. 評価者を訓練して，プロらしい行動に対する鑑識眼および批評力を向上させる。
7. 評価を実施し，さらに改良点はないか検討しながら，（評価者および被評価者の両方の視点から）プログラムの成否を判断する。

以降の章では，これらの諸段階についての知見を披露する。第2章ではプロフェッショナリズムの歴史的背景を示し，これまで提案された定義を探究し，評価で使用する際のプロフェッショナリズムという語の意味を明確に定義する。教員が，それぞれの場所でプロフェッショナリズムについて議論するために，個々の機関で話題の一部として使える資料を第2章に示す。

続く章（第3章から第12章）ではプロらしい行動を評価するための手段に関する詳細な情報を示す。各章では測定手法の歴史，その信頼性および妥当性，医療現場での使用について述べ，評価の実施に向けた実用的な提案を行う。第13章と第14章では，学生からプロの医師へ移行するという意味でふたつの重要な評価ポイントである，入学および医師認定のときに，これらの評価手法を

適用するという難題について議論する。同時に，これらの章では，教育者に，医療におけるプロフェッショナリズムの重要性を反映したプロフェッショナリズムを評価するシステムを開発する準備をさせるはずである。最終章では，Fred Hafferty がどの測定手法にもあてはまるプロフェッショナリズムの最重要問題のいくつかを特定し，医師，教育者，専門職能団体に新しい難題を示す。

第2章から第14章はプロフェッショナリズム評価の実施について，最良のエビデンスとアドバイスを求める者への情報源として独立している。最後に，本書の関心は，読者にとって本書が有用であるどうか，本書が学生や医師にプロらしい行動を促すという目的に寄与するかどうか，そして，向上したプロフェッショナリズムが患者のケアの質を高めるかどうかにある。

参考文献

Accreditation Council for Graduate Medical Education. Outcomes Project. Available at: http://www.acgme.org/outcome/. Accessed September 24, 2004.

Arnold L, Shue C, Kritt B, Stern D. Medical students' views on peer assessment of professionalism. J Gen Intern Med 2005; in press.

Association of American Medical Colleges. Learning Objectives for Medical Student Education: The MSOP Report. Association of American Medical Colleges, Washington, DC, 1998.

Committee on Quality of Health in America. To Err Is Human: Building a Safer Health System. Kohn LT, Corrigan JM, Donaldson MS, Eds. National Academies Press, Washington, DC, 2000.

Coulehan J, Williams P. Conflicting professional values in medical education. Cambridge Quarterly of Healthcare Ethics 2003;12:7-20.

Denzin NK, Lincoln YS. The Landscape of Qualitative Research: Theories and Issues. Sage Publications, Thousand Oaks, CA, 1998.

Eisner E. The Educational Imagination. 2nd ed. Macmillan, New York, 1985.

Eisner E. The Enlightened Eye: Qualitative Inquiry and the Enhancement of Educational Practice. Macmillan, New York, 1991.

Ginsburg S, Regehr G, Hatala R, McNaughton N, Frohna A, Hodges B, Lingard L, Stern DT. Context conflict, and resolution: a new conceptual framework for evaluating professionalism. Academic Medicine 2000;75(10):S6-S11.

Ginsburg S, Regehr G, Lingard L. The disavowed curriculum: understanding student's reasoning in professionally challenging situations. J Gen Intern Med 2003;18:1015-1022.
Institute for International Medical Education, Core Committee. Global minimum essential requirement in medical education. Medical Teacher 2002;24:130-135.
Jacobellis v. Ohio, 378 U.S. 184, 197, 1964 (Stewart, J., concurring).
Kassirer JP. Managed care and the morality of the marketplace. N Engl J Med 1995;333:50-52.
New York Times. Patients for hire, doctors for sale. New York Times, May 22, 1999;A12.
O'Neill B. Doctor as murderer. Death certification needs tightening up, but it still might not have stopped Shipman. BMJ 2000;320:329-330.
Oser FK. Moral education and values education: the discourse perspective. In: Handbook of Research on Teaching (Wittrock MC, ed.). New York, Macmillan, 1986;917-941.
Relman AS, Lundberg GD. Business and professionalism in medicine at the American Medical Association. JAMA 1998;279:169-170.
Sabini J, Siemmann M, Stein J. The really fundamental attribution error in social psychological research. Psychoanalytic Inquiry 2001;12:1-15.
Stern D. Hanging Out: Teaching Values in Medical Education. PhD Dissertation. Stanford University, Stanford, CA, 1996a.
Stern D. Values on call: a method for assessing the teaching of professionalism. Academic Medicine 1996b;71(10 suppl):S37-S39.
Stern D. Practicing what we preach? An analysis of the curriculum of values in medical education. American Journal of Medicine 1998;104(6):569-575.
Stewart JB. Blind Eye: How the Medical Establishment Let a Doctor Get Away With Murder. Simon and Schuster, New York, 1999.

What Is Medical Professionalism?

第2章
医療プロフェッショナリズムとは何か？

Louise Arnold
David Thomas Stern

　医療におけるプロフェッショナリズムへの関心が高まるにつれて，プロフェッショナリズムの概念に関する定義が増えてきた。単純明快な記述から何ページにもわたる論文までさまざまな定義がある（ABIM ら，2002 年；Cruess ら，2000 年 a；卒後医学教育認可評議会〔Accreditation Council for Graduate Medical Education〕1999 年；Medical School Objectives Project Writing Group 1999 年）。医学の教育者，教官，および医学生はその概念の意味を理解するのに悪戦苦闘している。しばしば，彼らは，Potter Stewart 裁判官の猥褻性の定義に言い換え（*Jacobellis* 対 *Ohio* 事件 1964 年），「見ればわかる」以外にわかりやすくプロフェッショナリズムを定義することは不可能かもしれないと主張する。個々の観察者ならばそのような立場に甘んじられるかもしれないが，ある集団において是認されるプロらしい行動について合意しなければならない場合は，皆が同一の包括的概念と要素の特徴について言及しなければならない。本章ではプロフェッショナリズムの定義を明確にすることを試みる。
　測定は，心理測定的かつ必然的に適切でなければならないため，プロフェッ

ショナリズムを明示的に定義する必要性は，評価測定の領域において，今，最も差し迫っている。これらの要件は明確で，完全で，そして簡潔なプロフェッショナリズムの定義を求めている。定義は，プロフェッショナリズムのパラメーターを制限し，内容——すなわち，プロフェッショナリズムが包含および除外する領域や特徴——を明示するものでなければならない。また，プロらしい行動を観察する透明性の高い操作方法を，論理的に導かなければならない。したがって，本章は，これ以後の章で参照されうるような評価の目的を定義する。プロフェッショナリズムの心理測定的かつ必然的に適切な定義を得るために，まずプロフェッショナリズムが占める領域を概説し，続いて，プロフェッショナリズムが一連の医療キャリアにおいてどのように見られているかという問題を探究することで，議論の焦点を絞ることにしたい。

歴史的ルーツ

　根本的に異なる文化と医療の伝統をもつにもかかわらず，世界中の医師は，プロフェッショナルの価値に同意している。ということは，プロフェッショナリズムの定義を作りだすためのアプローチのひとつとして，医師達の間にある普遍的価値がないか捜し求めることは有効だろう。1999年に，ふたつの独自の異なった伝統——すなわち西洋のヒポクラテス的アプローチと東洋の儒教的アプローチ——の間のプロフェッショナリズムと倫理の基礎を比較するためのカンファレンスが中国，北京で開催された。この会議の最後に，ヘイスティングス医療倫理センター〔Hastings Center for Healthcare Ethics〕のTom Murrayは両者の相違性ではなく類似性について発言した。

　　病を知らぬ文化はなく，あらゆる文化は病に苦しむ人々をケアする備えがある。疾患や早期死亡は，個人とその家族の生活を混乱させ，身体的苦痛だけでなく，激しい感情的な苦痛や喪失感を引き起こす。病が医療を必要なものとする。医療がほどこした明白な価値と医師の中で培われた美徳は，病という共有体験，愛情，思いやり，必要としている者へのケアに

よってもたらされたものである。皆に共有されている人間性，病という共通体験，持続的な人間関係に我々が大きな価値を置いていることからすると，我々が医療の価値と医師の徳について同じ結論に達するのは当然のことである（Murray, 2000年, p. 545）。

　したがって，プロフェッショナリズムの価値の核心は，疾患の普遍性に由来するもので，また，ケアや思いやりから始まるものである。時間をかけたケアは責任という価値を生み出す。ケアに対する共同責任は，医師と患者の間に信頼と敬意を生む。その信頼を維持するには，高潔と守秘義務が必要となる。したがって，我々が医療の実践の中核にあると考えている「人道」は，疾患という自然と個人の間の感情面の結びつきに基づいている。
　こうした普遍的なヒューマニズムは，医療のプロフェッショナリズムのすべての定義に見られるもので，医療の業務の基盤にはこの核がある。
　奉仕，能力の維持，自律，自己規制といった他の価値がたどってきた発達の歴史は，ヒューマニズム以上に複雑である。これらの価値は「専門職」の価値であり，それがヒューマニズムと結合されたのは，「プロフェッショナリズム」に新しい暗示的意味を持たせるためである。
　古代ギリシアの医師は，ヒポクラテスの誓いに同意することを求められ，思いやりをもったケアをするだけでなく，奉仕への責任を負うことを誓った（Cruessら，1997年）。中世の英国で，学問的専門家の出現に伴って，社会（および個々の患者；Kimball 2000年）に義務を負う専門職エリートという概念が出現した。Louis Brandeis判事（1912年）は，専門職を以下の要素で社会に奉仕するものと定義した。
　第1に，専門職はトレーニングが必要とされる職業である。このトレーニングは，知識およびある範囲の学習を伴い，単なるスキル習得とは区別される。第2に，自分自身のためだけでなく，主に他者のために追求される職業である。第3に，報酬額が成功の評価基準ではない職業である。
　20世紀初頭の米国における医学教育の近代化改革指導者Abraham Flexnerは，専門職の定義を拡大し，ヒューマニズムと奉仕に加えて，卓越性と自己規

制という要素を含むと述べた。

　　　専門職は，個人が大きな責務を負う，本質的に知的な業務である。専門
　　職はその基盤〔raw material〕を科学や学習から引き出す。実際的で確定的
　　な目標のために働く。教育によって伝達可能な技術を有する。自己組織化
　　の傾向を有する。［そして］動機づけにより，次第に利他主義的になる。
　　（Flexner, 1915 年）

　専門職の発展は 1900 年代初めに科学的医療がますます台頭したことを反映
している（Ludmerer, 1985 年）。「医療…は初めて現代の言葉と同じ意味での科
学となった。以前は…「技術と手仕事」と古い文書には記述されることが多か
った」(Anonymous, 1910 年）。実証的な治療の基盤となる科学によって，専門知
識をもつことは，思いやりや熱心なケアをすること以上に大切な，良い医師の
基本的責任となった。
　自己規制という価値は職業組合の時代に生まれ（Starr, 1982 年），1900 年代初
めに州医事当局設置の際に法的に確立された。米国医師会医学教育委員会
〔American Medical Association's Committee on Medical Education〕，Abraham
Flexner, 大学の医学部などがこれら当局の発展に尽力したのは，医療専門職に
自己規制の性質を盛り込むためである（Ludmerer, 1985 年）。それゆえ，医師資
格とその能力の維持について判断するのは医師だということになっている。州
医事当局には現在，専門外のメンバーが含まれているものの，専門職の権利と
義務として医師が引き続き当局を編成し先導している。
　医療分野におけるヒューマニズムと「専門職」の定義には長い歴史があるが，
現在用いられている意味で「プロフェッショナリズム」という言葉が使われる
ようになったのは最近のことである。1970 年まで，医学教育の文献では，プロ
フェッショナリズムについて特に言及されていない（Arnold, 2002 年）。現在，
専門職ととらえられる医師や学生の特徴に関心はもたれていたが，そうした特
徴は非認知的な性質を扱う剰余のカテゴリーに入れられていた。1980 年代は，
医師の非認知的属性が概念化され，米国内科専門医学会（ABIM〔American

第 2 章　医療プロフェッショナリズムとは何か？

Board of Internal Medicine〕, 1983 年）が敬意，思いやり，高潔から構成されるヒューマニズムの特徴を提示した。1990 年代に，ABIM は，「プロフェッショナリズム」という言葉を使うようになり，ヒューマニズムだけでなく利他主義，義務と奉仕，説明責任，卓越性などの要素を明確に描写した（ABIM, 1994 年）。

1900 年代終わりから 2000 年代初頭にかけて，学生のプロフェッショナリズムを評価する基準を設定し，その厳密なプロセスを実行した旨を，60 カ所以上の医学部が報告している（Swick ら，1999 年；Kao と Lim, 2003 年）。プロフェッショナリズムを定義する ABIM に加入する専門科および専門職集団は増えた（Adam ら，1998 年；ABIM ら，2002 年；Medical School Objectives Project Writing Group, 1999 年；米国医科大学協会，2004 年；卒後医学教育認可評議会，1994 年）。

このようなプロフェッショナリズムを記述しようという近年の試みが抱える難点は，医師の全能力を包括すればそれが定義できると誤って考えたことにあるが，このアプローチは，プロフェッショナリズムの定義とその測定を現実にそぐわないものにしてしまうものである。

プロフェッショナリズム評価の指針となる定義

社会学者や倫理学者とともに医師や医学教育者がプロフェッショナリズムの定義に取り組むことによって，プロフェッショナリズム評価に関して以下の定義が提案された（図 2-1 参照）。

>　プロフェッショナリズムは，診療上の臨床能力，コミュニケーション・スキル，倫理的理解および法的理解の基盤を通して示され，そのうえにプロフェッショナリズムの原則への希求とその賢明な適用，すなわち卓越性，ヒューマニズム，説明責任，利他主義が構築される。

この定義ではプロフェッショナリズムに関する知識やスキルの基本的要素——必要ではあるが十分ではない——がいくつか指摘されている。それはすなわち，臨床能力，コミュニケーション・スキル，倫理的理解である。プロフェ

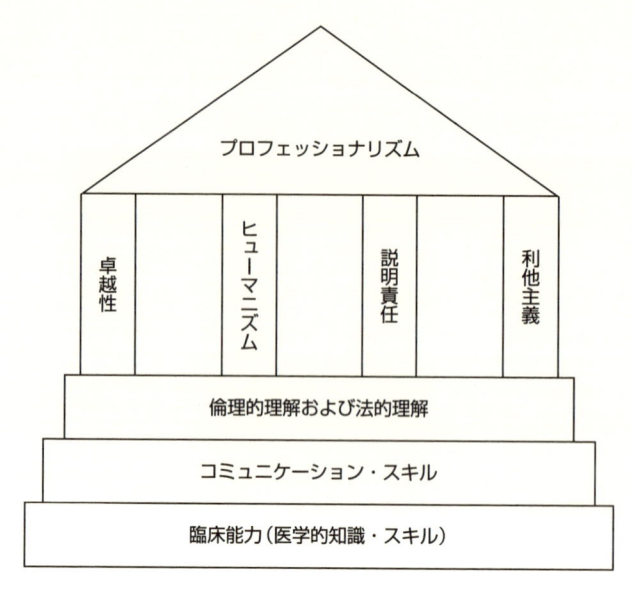

```
            プロフェッショナリズム
    ┌──┬──────┬──┬──────┬──┬──────┬──┐
    │卓│ヒュー │  │説明  │  │利他  │  │
    │越│マニズ │  │責任  │  │主義  │  │
    │性│ム     │  │      │  │      │  │
    └──┴──────┴──┴──────┴──┴──────┴──┘
    │      倫理的理解および法的理解       │
    └────────────────────────────────────┘
    │       コミュニケーション・スキル         │
    └────────────────────────────────────┘
    │     臨床能力（医学的知識・スキル）       │
    └────────────────────────────────────┘
```

図 2-1　プロフェッショナリズムの定義

ッショナリズムの原則の適用を下支えしているのは知識，態度や願望，スキルであるという認識から，評価に直接関係する領域が示される。この定義から，医療倫理へとつながるような，徳としてのプロフェッショナリズム——医師が継続的に努力する目標となるプロフェッショナリズム——という考えが導入される。また，さらに上を求める原則としてプロフェッショナリズムの必要十分な要素——卓越性，ヒューマニズム，説明責任，利他主義——も追加で挙げられるが，各原則には正確な用語を用いるべきだといった論争は避け，観察可能な行動における原則の適用が強調されてる。原則の賢明な適用が含意するのは，これらの価値がときには衝突するが，その葛藤を賢明に解決できる者が「プロフェッショナル」とされるということである。

　医療倫理に対する基本的理解は，プロフェッショナリズムの定義に含まれる。また，倫理学の対象には他の専門職の行動領域も含まれているが（Christakis と Feudtner，1993 年），我々はここでさらに限定的な定義（Brody，2003 年）を採用する。すなわち，倫理学を，善行・無危害・正義・自律尊重という古典的な領域

にかかわる問題を扱う学問と考えることにしたい（Pellegrino と Thomasma, 1981年）。これら原則に関する深い理解と，医療ケアに適用される共通の状況は，医療倫理の中核を成す。

　コミュニケーションをする中でプロらしい行動が示されることから，コミュニケーション・スキルもまたプロフェッショナリズムの基盤に含まれる（Stern 2002年）。コミュニケーション・スキルは，プロフェッショナリズムの必要条件ではあるが十分条件ではないため，プロフェッショナリズムの定義に可変的に含まれる。コミュニケーション・スキルの評価方法が近年大きく進歩したため（第4章参照），一般的にコミュニケーション・スキルはプロフェッショナリズムとは別の評価領域とされている（Medical School Objectives Project Writing Group, 1999年；卒後医学教育認可評議会，1999年；Institute for International Medical Education, 2002年）。コミュニケーション・スキルには，患者個人だけでなく，文化の違いを超えて，その家族や，自分の同僚やコミュニティとコミュニケートする能力が含まれる。

プロフェッショナリズムの原則

　臨床能力，倫理，コミュニケーションはプロフェッショナリズムの基盤となるが，諸価値の声明である原則は，その定義の中心にあり，プロフェッショナリズムを臨床能力という概念とは区別する。ABIMのプロフェッショナリズム育成プロジェクトは，卓越性・説明責任・義務・利他主義・敬意，思いやり・共感・誠実・高潔といった人道主義的性質という重要な原則を認定した（ABIM, 1994年）。これらは簡便のため4つの項目に分類され，以下のように端的に定義される。卓越性は，能力をもつ責務，倫理原則や価値への理解，法的境界についての知識，コミュニケーション・スキルに始まる。しかし，医師に特有な卓越性の要素として，一般基準を超える責任がある。説明責任とは，患者―医師関係および社会と専門職の関係に課せられた暗黙の契約を履行することである。また，自己規制，基準設定，利益相反の管理，義務または奉仕の自発的な受け入れと責任を含む。利他主義は自己利益でなく，患者の最善の利益が医師

の指針となることを要請する。敬意，思いやり，共感，ならびに誠実，高潔はヒューマニズムを構成する。

　何がプロらしい行動を構成するかについて，我々皆が合意できないのではないかという不安にもかかわらず，多くの専門職能団体はこれらの原則に同意する（詳細には同意しない可能性はあるが）。所々に原則を追加したり，どの原則を重視するかを変更したり，ある原則に幾分異なる定義を採用する団体や著者もいるだろう（Arnold, 2002 年）。例えば，自己規制という原則は，一部の筆者だけがリストに記載している（Cruess ら，1997 年，1999 年，2000 年 a，2000 年 b）。責任感は，医学生向けのプロフェッショナリズムの定義に入っているが（Gibson ら，2002 年；Phelan ら，1993 年；Papadakis ら，1999 年），卒後教育および臨床医に対する定義のほうにより多く含まれる。利他主義は ABIM の定義では重要な原則であり（1994 年），他の著者はヒューマニズムの一部としての共感を定義の中心においており（Hafferty, 2001 年），自律尊重が依然として重要なものであると考える著者達もいる（Cruess ら，1997 年，2000 年 b）。原則についての定義が違うことで，ときに，定義が重複することになる。例えば，ABIM の初期の定式化では，ヒューマニズムは高潔と関係するとされるが，プロフェッショナリズム育成プロジェクトでは高潔はヒューマニズムとは区別されている（ABIM, 1983 年，1994 年と比較）。利他主義・思いやり・共感は入れ替え可能な語とされることがある（McGaghie, 2002 年）。倫理とプロフェッショナリズム自体の境界線はあいまいである（Brody, 2003 年）。いずれの団体，著者の定義も，他より抜きんでて優れているというものはない。しかしながら，誰もが重要と考える特徴を測定する方法をまとめる概念としてのプロフェッショナリズムの原則については，十分合意されている。

　プロフェッショナリズムの諸原則が中心にあるため，簡潔ではあるが精密な実態検査は，各々が具体化する現象を豊かなものとし，かつプロフェッショナリズム評価のさらなる指針として各定義を明確に述べるのに適切である。

卓越性

卓越性の概念は，臨床能力に関する責務，倫理と法に対する理解とコミュニケーション・スキルに始まる。しかし，卓越性の本質は，通常の期待を超える意識的努力を継続することであるため，最低基準を満たすという責務を果たすだけでは十分ではない（ABIM, 1994年）。したがって，卓越性は生涯学習の概念——生涯学習自体が広範な概念であるが——を含んでいる。Hojatらによれば（2003年b），生涯学習とは，学習への持続的な動機づけと自己学習の必要性を認識する能力を有する者を活性化する一連の自己主導的活動であり，情報探索スキルのことである。

卓越性を別の言葉で表現すれば，医療ミスを減らし，患者の安全性を高め，医療資源の濫用を最小限にし，健康上の成果を最大限に引き出すことによって，ケアの質改善に持続的に専念することである（ABIMら，2002年）。ケアの質を向上させるためには，医師は他の医療専門職の協力のもと，ケアの質をうまく測定できる方法を作成し，そしてその測定法を用いて，医療の提供に携わるすべての人，団体，システムのパフォーマンスを日常的に評価しなければならない（ABIMら，2002年）。さらに，医師は，ケアの質の継続的向上を促進する仕組みを構築し，サポートし，維持することに尽力しなければならない。

また，卓越性は，科学を発展させることを含む（ABIMら，2002年）。ABIM憲章によると，医師は，科学的なエビデンスと医療経験に基づいて，科学の基準を維持し，研究を推進し，新しい知識を生み出さなければならない。さらに，医師は医学的知識やスキルをまったく損なわずに維持し，誠実に医学的知識やスキルが使用されていることを保証する義務がある。

ヒューマニズム

ヒューマニズムとは博愛への心からの関心と興味であり，援助を必要とする者と援助を行う者の相互関係に根ざした専門職の指針となる重要な原則であ

る。以下の引用はこの原則の理論的根拠について述べている。

　　医療の業務は極めて個人的問題である。…疾患の治療は完全に個人的なものではないが，患者のケアは完全に個人的なものでなければならない。非常に多くの症例において，診断と治療は，医師と患者の親密な個人的関係に直接依存しているため，医師患者関係の重要性については，いくら強調しても強調しすぎることはない。患者ケアの秘訣は，患者をケアする行為の中にあるため，臨床医の本質のひとつに博愛への関心が挙げられる（Peabody, 1927 年，p. 877）。

　ヒューマニズムには敬意，思いやり，共感，ならびに誠実，高潔が含まれていることが明確に述べられている（ABIM, 2002 年）。また，実際に専門職の現場で医師が人と関係を作る際の指針となるべく，これらの要素は幅広く定義されてきた（Arnold, 2002 年）。したがって各々の要素については論議が必要である。
　敬意とは，尊敬，尊厳をもって他人を尊重することを指す。医療に適用する場合，敬意とは「ある人が自分と自分が受ける医療ケアについて選択する権利を尊重するという個人の責務である」（ABIM, 1992 年，p. 2）。敬意には相手の文化，年齢，性，障害に対する感受性および応答性をもつことが含まれる（卒後医学教育認可評議会，1999 年）。また，敬意の表れは文化によって異なるため，医師にとって特に挑戦的な課題である。それにもかかわらず，敬意はヒューマニズムの本質と呼ばれる（ABIM, 1994 年）。なぜなら，敬意は，ある個人の価値と，その人の信念や価値体系の大切さを認識したということを，知らせるものであるからである（Abbot, 1983 年）。敬意は患者に払われるべきものであり，守秘義務，プライバシー，インフォームド・コンセントを必要とする。また，敬意は，医療者の同僚ならびに他の医療専門職，学習者，機関，システムおよびプロセスに対して与えられるものである（National Board of Medical Examiners, 2002 年）。
　共感や思いやりはさまざまに定義されてきた。本来，認知的共感とは，徹底した感情移入なしに，他人の視点，内的経験，感情を理解する能力である（Hojat

ら，2003年a；Marcus, 1999年)。理解されることは，人間の基本的要求であるし，患者―医師関係の重要要素でもある。しかし，共感とは，単に他人を理解することでなく，医師自身の役割と責務を見失わずに患者の立場に立ち，患者の視点から世の中を判断する能力である。共感は理解以上のものである。共感は，多次元的であり，コミュニケートする能力を含んでいる (Hojatら，2002年；Feighnyら，1998年)。他人の経験と感情を察し同調する能力である共感に，感情的特徴を追加する著者もいる (Hojatら，2002年；Halpernら，2003年)。しかし，その能力は概念的に同情とさらに関連があり，その能力をもつことと引き替えに医療に必要な客観性が失われてしまうことがある (Hojatら，2002年)。

医師間の共感に関する因子分析では，相手の視点を取得するという特徴が確認された。「患者との関係における重要な要素は，患者とその家族の情動状態を理解することである。」，「非言語シグナルやボディー・ランゲージに留意することで，患者の気持ちに立とうとしている。」といった項目からは，視点取得の特徴の意義がわかる。他方，「患者の視点に立って物事を判断するのは困難である。」または「面接および問診の際，患者の気持ちに注意を払わないようにしている。」などスコアが逆転する項目では，それぞれ，患者の立場に立ち，共感を伝えるなど，共感の追加的特徴を示している (Hojatら，2002年)。

共感と密接に関連する思いやりとは，他人の苦痛や苦悩に心を動かされ，それを取り除いてやりたいと望むときの感情または情動である (Oxford English Dictionary, 1989年)。思いやりとは，個人の内面にある資質――感情の豊かさ，他人に対する配慮，人生経験を経て蓄積された英知――のことである (McGghieら，2002年)。医療における思いやりとは，病に冒された患者が特別に必要とするのは快適さと援助――プロに課せられた患者への責務を損なうような過度の感情移入を伴わない援助――であることを正しく理解し (ABIM, 1992年)，またその理解を適切で細やかなコミュニケーションと行為で表現することである。また，思いやりは同僚へ，共に医療に従事する者へ，そして自分自身へと広がっていく (National Board of Medical Examiners, 2002年)。

誠実と高潔とは，「公平かつ正直であること，約束を守ること，責務を果たすこと，率直であること」を指す(ABIM, 1994年, p.6)。これらの性質は患者，同

僚，他の医療専門職，学習者間の関係にかかわる。また，患者ケア，学問的課題，学術作業，研究といったさまざまな活動に適用される。これらの性質が現れる行動例としては，自分の非を認めること，他人の失敗を指摘すること，人の仕事を適切に評価することなどがある。その一方，これらの性質が現れない行動例としては，盗用，試験での不正，データを偽ること，文書偽造，他人の名を騙ることなどが含まれる（National Board of Medical Examiners, 2002 年）。

説明責任

説明責任とは「ある当事者がその活動を正当化してその責任を担う手順およびプロセス」を指す（Emmanuel と Emmanuel, 1996 年, p. 229）。責任を引き受けたり，他人に責任を課したりする，11 の異なる当事者が関与しうる（Emmanuel と Emmanuel, 1996 年）。説明責任のレベルは多様で，患者―医師関係を規定する暗黙の契約を履行するという患者に対する責任，同僚に対する責任，医療の古くからの教えに従うという専門職に対する責任，および医療を必要とする公衆に対応するという社会に対する責任がある。

責任とは，説明責任を最も個人的な行動に適用したものである。保守的な定義によれば，［患者，家族，社会］「に対して」責任があり，［ケアの質，支持する原則，利益相反の報告］「に対して」説明責任がある。責任とは，「オンコール」のときに動けること，患者が必要とすることのために何の得にもならないことを引き受けること，患者の福祉が危機的状況に瀕した場合に回避不可能なリスクに耐えることなどである。責任は，個々の患者を擁護することも含意しており，それによって患者は最善のケアを受けられるだろう（以下の公的奉仕に関する考察を参照）。責任は，他の医療専門職と協力する義務，適切な場合にリーダーシップを発揮する義務，必要に応じて他人のリーダーシップに従う義務を伴う（Medical School Objectives Project Writing Group, 1999 年）。

説明責任の定義の中心にあるのは，医師が説明責任を引き受けうる自己規制行動であり，その内容は，プロとしての能力と法的・倫理的実施から財務パフォーマンスまで多岐にわたる（ABIM, 1994 年；ABIM ら, 2002 年；Medical School

Objectives Project Writing Group, 1999 年；Emmanuel と Emmanuel, 1996 年)。現在および将来の専門職メンバーによって基準を設定すること，内部調査に関与すること，外部調査を受け入れること，基準を満たさないメンバーを改善させたり懲戒したりすることも，説明責任と関わっている（ABIM ら，2002 年)。医師にはこれらのプロセスに参加する個人的かつ集団的義務がある。

　利益相反は医療業務に不可避である。そしてこれを認識することがプロフェッショナリズムを維持する大きな根拠となりつつある（ABIM ら，2002 年)。保険会社と製薬会社の財源の増加，費用を処理する取り組み，医師と研究室施設・評価施設の提携などに注意を払うべきである。そのような利益相反を完全に回避するのはほとんど不可能であるが，多くの団体では，患者ならびに同僚への悪影響がないことを保証するために，そのような関係を公開し外部（第三者機関）から監視させることが推奨されている（Coyle, 2002 年)。

　患者と社会に奉仕する義務を自発的に受け入れる公的奉仕は，個々の患者を擁護することも含意する。したがって，従来不当な扱いを受けてきた人々も含め，すべての人々の医療へのアクセス，ならびに社会公正性に照らして患者が最善のケアを受けることが擁護される（ABIM, 1994 年；ABIM ら，2002 年)。公的奉仕は，さらに，患者とその家族へのカウンセリングおよび公的教育・活動を通して，個人と集団の健康を促進，維持，向上させるための系統的アプローチを使用することを含む（Medical School Objectives Project Writing Group, 1999 年)。ある意味，公的奉仕は単なる個人より，むしろコミュニティーに適用される責任の定義に近い（ABIM ら，2002 年)。

利他主義の特有な立場

　利他主義はプロフェッショナリズムについての定義の中にはっきり含まれていることが多いが，その分類に関しては未だ難問が残されている。利他主義は，卓越性（患者にとっての最善を求める)，説明責任（自己利益の回避)，ヒューマニズム（無償の行為）といった領域に含まれうる。医療における利他主義は，医師の利益ではなく患者の最善の利益こそが医師の行動を導くよう求める（ABIM,

1994年)。Medical School Objectives Project Writing Group (1999年) は，医師の利他主義を潜在的に脅かす，医療業務に特有のさまざまな財源や組織の取り組みについて指摘し，「自身の利益より患者の利益を擁護する」よう医師に求めている (p.5)。神学者，哲学者，社会学者，生物学者の関心から利他主義についてさらに幅広く書かれた論文は，利他主義の概念についてさまざまな見解を示す。例えば，操作的定義には，非常時の支援活動，向社会的行動，ポジティブな社会的行動，慈善，社会的責任が含まれる (KilpatrickとMcCullough, 2004年)。

先行研究が一致して認めているのは，利他主義は他人のために思った行動として特異な状況で表現されるものだということである。行為者が幸福を失うリスク，行為者側の犠牲，自分に対するケアの放棄がなければ，ある行為を利他主義的だといえないのかどうかについては，先行研究では未解決の問題である。しかし，依然として利他主義の本質は，他人の幸福——特にその必要性の高い者の幸福——の増大を目的とした行為にある (PiliavinとCharng, 1990年；Batson, 2002年)。またそれは，他者とつながっているという深い感覚を伴う思いやりに基づいている (McGaghieら，2002年)。

プロフェッショナリズムの概念およびその中心にある原則がもつ意味は豊富かつ多様であるが，プロフェッショナリズムの中核となる定義は，学習者と医師のプロフェッショナリズムを評価する際の指針として利用できると，先行研究で十分に明確に合意されている。

一連の医療キャリアにおけるプロフェッショナリズム

こうしたプロフェッショナリズムの諸原則は，一連の医療キャリアにおいて同等に期待され，評価されるべきであろうか？　医学生が直面するジレンマは臨床医のそれと関連があるのだろうか？　そしてその逆はどうか？　学校初日の開始時から医学部生にプロらしくふるまうよう期待できるほどに，プロフェッショナルの価値は明確であるだろうか？　ある見解によれば，プロフェッショナリズムの原則は段階特異的であり，状況依存的である。また別の見解は，すべてのキャリアにおいてその諸原則が適用できると断言する。

第2章 医療プロフェッショナリズムとは何か？

プロらしい行動の状況依存性 (Hartshorne と May, 1928～1930 年；Carlo ら 1991 年；Rezler ら，1992 年；Marcus, 1999 年；Simmons ら，1992 年；Wolf ら，1989 年；Testerman ら，1996 年；Satterwhite ら，1998 年；Garfinkel, 1997 年)，医学教育者の視点と実践 (Novack ら，1999 年；Feighny ら，1998 年；Swick ら，1999 年；Kao と Lim 2003 年；Gibson ら，2000 年；Phelan ら，1993 年；Papadakis ら，1999 年)，学習者の見解 (Christakis と Feudtner, 1993 年；Ginsburg ら，2002 年；Arnold ら，1998 年；Brownell ら，2001 年) を実証した研究では，さまざまなプロフェッショナリズムの原則に対する重きの置き方は，役割責任の違いのために，医療キャリアによってそれぞれ異なると主張している。したがって，教育活動と教育評価では，医学生，研修医，開業医それぞれの日常業務に関連した原則を強調すべきである。要するに，医師が知り，かつ行う必要がある事項や，それゆえ評価されるべき事項は，キャリア段階に依存する。研修医や医師は，例えば，卓越性，敬意と患者への思いやりに関する責務に対して，プロフェッショナリズム評価が行われるべきだと提言するであろう (Brownell ら，2001 年)。その理由は，プロフェッショナリズムの原則のうち社会問題に関連するものは患者ケアの課題と密接な関係はないが，個々の患者のケアと関連したプロフェッショナリズムの原則は，患者ケアと密接にかかわるからである。

同時に，プロフェッショナリズムの原則は医師のキャリアの全体を通して適用されうるという別の提言を支持するエビデンスも存在する。道徳的行動の発達に関する基礎研究，ならびに医学教育における学習者に関する研究では (Burton, 1963 年；Nelsen ら，1969 年；Clark ら，1987 年；Rushton, 1980 年；Rogers と Coutts, 2000 年；Stewart, 1999 年；Papadakis ら，2004 年)，状況に応じたプロらしい行動の特異性が誇張されていることが示唆される。なおそのうえ，専門職能団体は，医学生，研修医や開業医に同等に適用される包括的原則について描写した (Medical School Objectives Writing Group, 1999 年，卒後医学教育認可評議会，2004 年；ABIM, 1994 年；Arnold, 2002 年)。さらに，学習者に安全な環境で将来を見据えて実践できるようにする効果的教育学も，プロフェッショナリズムの原則は医療キャリアの全段階に関係しているという考えを支持する。同様に，プロフェッショナリズムの原則における発達的関連性は (Clark ら，1987 年；

Damon, 2001年；Eisenbergら, 1991年；ChristakisとFeudtner, 1993年；Arnold, 2002年；CastellaniとWear, 2000年；Gisburgら, 2000年；Shaffer, 1993年；Rushton, 1980年），キャリア全体を通してのプロフェッショナリズムの原則の習得，信奉，発揮という学習者の進歩を測る評価アプローチについて論じている。最終的に，学習者のやる気や学習の周期的発展など，人間の発達には動的な性質があるため，いくつかのプロフェッショナリズムの原則の評価は，後のキャリア段階および間接的な原則の選択まで先送りすることが決定される（Archer, 1989年；Weidmanら, 2001年；Clarkら, 1987年；Santrock, 2001年；Merz, 1961年；StockmeyerとWilliams, 1988年；Papaliaら, 2001年；Francisら, 2001年；Branch, 2000年；SelfとBaldwin, 1998年；Satterwhiteら, 1998年；RennieとCrosby 2002年）。さて，どんな根拠に基づけば，同等に価値のある立場のうち片方を選択できるのだろうか？

　ふたつの提案を合併するアプローチが，前に進む道を示してくれる。すなわち，医療キャリアの各段階においてプロフェッショナリズムの諸原則を評価せよ，ただし原則をおのおのの状況にあてはめ，段階特異的達成水準を設定し，発達的視点からプロフェッショナリズム評価にアプローチすること。原則を状況にあてはめるときには，各原則の評価と指標――原則に関する学習者と臨床医の達成度を測定する指標――が，日常の役割責任と結びつけられるべきである。例えば，医学生の説明責任の評価は，小グループで基礎科学の課題を適時完了した時点，またはクリニカル・クラークシップで患者ケアの課題を終了した後に運用可能となる。研修医の説明責任を測定する場合には，研修医が患者ケアの記録を適時完了させることを盛り込むのに対して，臨床医の説明責任の評価には同僚の患者ケアの質を検討する同僚評価委員会への参加を盛り込む。学生，研修医，臨床医それぞれの役割に合わせてプロフェッショナリズムの原則を調整する別の方法としては，Millerの学習ピラミッド――「知る，できる，行う」という広く普及した図式――がある（Miller, 1990年；図2-2参照）。ピラミッドは，始めに知識の指導および評価，次いで能力または適用能力，そして最後に診療業務における実際のパフォーマンスとなる。ピラミッドをプロフェッショナリズムに適用すると，学習者は近い将来に，その原則によって，段階

第2章 医療プロフェッショナリズムとは何か？

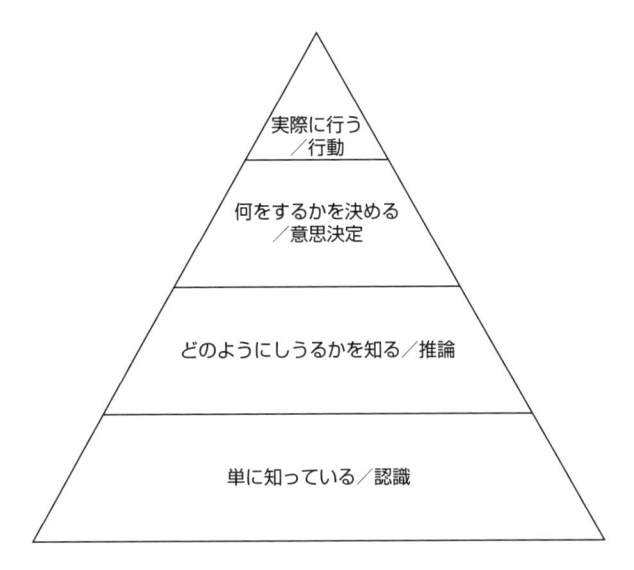

```
         実際に行う
         /行動
      何をするかを決める
        /意思決定
    どのようにしうるかを知る/推論
      単に知っている/認識
```

図 2-2　プロフェッショナリズム評価の Miller-Rest 複合モデル

に応じて知識，能力，パフォーマンスを順に身につけていくことを求められるであろう。実際，医学生（Roberts ら，1997 年）および研修医（Larkin, 1999 年）の倫理的発達を縦断的に評価する研究では，このアプローチを採用した。最初は学習者の倫理的知識のみを検査した。翌年，倫理原則を模擬シナリオに適用させるというテストで，学習者の倫理的知識および能力を審査した。最終学年では，実際の臨床現場における学習者の倫理的知識，能力，およびパフォーマンスを評価した。キャリア段階に応じた評価のレベルを示す基盤を構築すれば，この図式をさらに広く適用することが可能である。

　また，発達的モデルはキャリア段階に応じたプロフェッショナリズム評価を促進させるかもしれない。道徳性発達の段階という Rest と Narvaez による適用を，プロらしさの発達に対しても用いようというのが，目下の論点である（Rest と Narvaez, 1994 年；Baldwin と Bunch, 2000 年）。近い将来に，プロフェッショナリズムの原則および医師のキャリア段階に応じて，プロフェッショナリズム評価は次の発達段階に向けて，漸進的かつ累積的に行われるであろう。第

一段階は，臨床上，専門職上の状況において何がプロフェッショナリズムの原則であるのかを認識する，またはその原則を特定する能力，それから，これらの原則を踏まえて推論する能力をもつことである。後期の段階では，他の価値と比較してこれらの原則を優先する能力，および最終的にこれらの原則に基づいて行動するというスキルをもつことである。図2-2にこのアプローチを図示する（Stern, 2002年）。このアプローチでは，例えば，学生に最初に以下の能力を評価する旨が伝えられる。その能力とは，模擬シナリオや実際に臨床で起こったシナリオを見て，そこにプロフェッショナリズムの原則間の葛藤があることを認識する能力，次いでシナリオ内で競合している原則の中から推論し選択する能力である。このアプローチの最後には，リアルタイムで葛藤する原則に直面したときに，学生がどんな行動を示したかを評価する。

学生・研修医・医師が，プロとしてのアイデンティティにどれくらいの深さでプロフェッショナリズムの原則を組み込んでいるのかを示す，発達的モデルも有用である。Forsytheら（2002年）は，自己の発達に関するKegan（1982年）の図式を使って，陸軍士官候補生におけるプロとしてのアイデンティティ発達を解明した。また，士官候補生のレベルの発達段階は，プロフェッショナリズムの考えや内容に対する彼らの関わり方と深い関係があると論じている。比較的早期の段階（段階2）の士官候補生の理解の仕方によれば，プロとしての価値と基準とは，個人的に重要であることを達成し，ネガティブな結果を回避するために従うべき規則である。彼らの見方は自分自身に焦点が絞られている。段階3へ移行する際，士官候補生の焦点は，自身の個人的利益ではなく，専門職の一部としての自分自身を理解することに移る。したがって，段階3の士官候補生は，専門職にとっての価値を内面化する。すなわち，専門職にとっての価値が，従うべき規則であるだけでなく，専門職の全員に求められる内的性質であると理解する。しかし，段階3におけるアイデンティティは，専門職の皆がもつアイデンティティであり，専門職に求められるあらゆることを含む。これら士官候補生は，発達した自律的アイデンティティを未だ獲得しておらず，専門職の業務において競合的に求められるもの，すなわち業務から求められるが互いに衝突する価値に対処するのは困難である。段階4への移行には，専門職

の一員としての自分をプロフェッショナルとして理解する変化を伴う。段階4の将校は，専門職としての価値を有し，それらを評価し，個人の価値とプロとしての価値の間の衝突を調整することが可能である。

　同じように大切な医療原則の間で生じる葛藤を，医療を学ぶ者がどのように経験し対処するのかを理解するカギは，プロとしての自己の発達のこうした記述の中にある。学習者がプロフェッショナリズムの原則から逸脱しているのか，また，どれくらいの頻度でどの程度逸脱しているのか，という事柄と同様に，学習者がこれらの葛藤をどのように解決するかは，プロフェッショナリズム評価の項目に入れられるべきである。一連の内省技術は，学習者がプロフェッショナルの原則間の葛藤を，どのように，どんな理由で解決するのかを評価するうえで有用である。

　プロフェッショナリズムを発達的なものとみる見方は，評価に重大かつ有益な結果をもたらす。この見方は，プロフェッショナリズムが一定の特徴や属性であるとは考えておらず，むしろ，原則と徳を志向する継続的取り組みであると考えている。発達的見方は，医師がキャリアを実現する過程における，プロフェッショナリズムの急成長，推移，停滞，そして退行までも考慮に入れている。発達的見方で強調されるのは，学習者のプロフェッショナリズムについて形成的・縦断的評価をする必要性，自己評価および省察といった質的手法を使用する必要性，関係のあると思われるプロフェッショナリズムの原則に基づいて是認される行動と是認されない行動を，段階特異的に線引きする必要性である。

要約

　評価のために，プロフェッショナリズムは，臨床能力，コミュニケーション・スキル，倫理的・法的理解の基盤を通して示される。そうした基盤のうえに，プロフェッショナリズムの原則への希求とその賢明な適用——卓越性，ヒューマニズム，説明責任，利他主義——が成り立つ。ひとつの手法またはひとつの項目だけでこれらの要素を測定することはできず，長期にわたる複数の方法を用

いた複数回の観察が必要である。プロフェッショナリズムの各原則は幅広く，知識・スキル・行動の領域を含む。プロフェッショナリズムの基礎となる知識およびスキルを早期の段階で指導および測定することはできる。プロフェッショナリズムの基礎となる知識・スキルについては本書の始めの章で中心的に述べている。第3章から第5章では，一般的な臨床能力の測定は含まれないものの，倫理的・法的知識，コミュニケーション・スキル，道徳的推理のスキルを測定する指針を示す。

プロらしい行動の測定はより複雑で，第6章から第12章で論じられている。各章では，ひとつまたはそれ以上のプロフェッショナリズムの原則を測定できる手段を示す。これらの方法のいずれも単体では十分な測定を行えないので，個人またはグループに対して包括的プロフェッショナリズム評価をする場合には，むしろ，これらの中から複数の手法を選んで使う必要がある。しかし，これらの方法が，診療業務という状況における行動の測り方について，発達的視点を反映し，かつ理想的な医療のプロについての上昇志向的見方を維持するやり方で，記述しているという点は共通している。

実践的観点からみて，ここで示したプロフェッショナリズムの定義は，プロフェッショナリズムの定義と評価に対する組織的な対応を開始する出発点とみなされるべきである。評価が有意義であるためには，評価に参加しているグループが評価の根底にある用語の定義と原則に合意していなければならない。さらに，ある団体が作成するプロフェッショナリズムの定義は，学問の蓄積がプロフェッショナリズム概念に付与してきた明示的・暗示的意味を反映したものでなければならない。あなたの組織で評価するプロフェッショナリズムの原則を導く際の組織的指針として本書を活用されたい。

参考文献

Abbot LC. A Study of Humanism in Family Physicians. J Fam Pract. 1983;16:1141-1146.
ABIM. Subcommittee on Evaluation of Humanistic Qualities in the Internist. Evaluation of Humanistic Qualities in the Internist. Ann Intern Med. 1983;99:720-724.

第2章 医療プロフェッショナリズムとは何か？

ABIM. Guide to Awareness and Evaluation of Humanistic Qualities in the Internist. Philadelphia, PA: American Board of Internal Medicine, 1992.

ABIM. Project Professionalism. Philadelphia, PA: American Board of Internal Medicine, 1994.

ABIM. American College of Physicians-American Society of Internal Medicine Foundation, European Federation of Internal Medicine. Medical Professionalism in the New Millennium: A Physician Charter. Ann Intern Med. 2002;136:243-246.

ACGME Outcome Project. Enhancing Residency Education Through Outcomes Assessment; General Competencies. Version 1.2. Chicago, IL: Accreditation Council for Graduate Medical Education, 1999. Available at: http://www.acgme.org/outcome/comp/compFull.asp. Accessed March 22, 2004.

Adams J, Schmidt T, Sanders A, Larkin GL, Knopp R. Professionalism in Emergency Medicine. Acad Emerg Med. 1998;5:1193-1199.

Anonymous. The Making of Doctors. New York Times, June 12, 1910;12.

Archer SL. The Status of Identity: Reflections on the Need for Intervention. J Adolesc. 1989;12: 345-359.

Arnold EL, Blank LL, Race KEH, Cipparrone N. Can Professionalism Be Measured? The Development of a Scale for Use in the Medical Education Environment. Acad Med. 1998; 73:1119-1121.

Arnold L. Assessing Professional Behavior: Yesterday, Today, and Tomorrow. Acad Med. 2002;7:502-515.

Association of American Medical Colleges and the National Board of Medical Examiners. Embedding Professionalism in Medical Education: Assessment as a Tool for Implementation. Baltimore, MD, May 15-17, 2002 (Invitational Conference).

Association of American Medical Colleges Group on Educational Affairs. Professionalism Project Website. Available at: www.acgme.org/outcome/comp/compFull.asp. Accessed on March 22, 2004.

Baldwin DC Jr., Bunch WH. Moral Reasoning, Professionalism, and the Teaching of Ethics of Orthopedic Surgeons. Clin Orthoped Rel Res. 2000;378:97-103.

Batson CE, Bolen MH, Cross JA, Neuringer-Benefiel HE. Where is Altruism in the Altruistic Personality? Journal of Personality and Social Psychology. 1986;50(1);212-220.

Branch WT. Supporting the Moral Development of Medical Students. J Gen Intern Med. 2000; 15:503-508.

Brandeis LD. Business—A Profession. Address Delivered at Brown University Commencement Day. October 1912.

Brody H. Professionalism, Ethics, or Both? Does it Matter? Med Hum Rep. 2003;24:1-4.

Brownell AKW, Cote L. Senior Residents' Views on the Meaning of Professionalism and How They Learn About It. Acad Med. 2001;76:734-737.

Burton R. Generality of Honesty Reconsidered. Psychol Rev. 1963;70:481-499.

37

Carlo G, Eisenberg N, Troyer D, Switzer G, Speer AL. The Altruistic Personality: In What Contexts Is It Apparent? J Pers Soc Psychol. 1991;61:450-458.

Castellani B, Wear D. Physician Views on Practicing Professionalism in the Corporate Age. Qual Health Res. 2000;10:490-506.

Christakis DA, Feudtner C. Ethics in a Short White Coat: The Ethical Dilemmas That Medical Students Confront. Acad Med. 1993;68:249-254.

Clark MS, Powell MC, Ovellette R, Milberg S. Recipient's Mood, Relationship Type, and Helping. J Pers Soc Psychol. 1987;43:94-103.

Coyle SL. Physician-Industry Relations. Part 1: Individual Physicians. Ann Intern Med. 2002; 136(5):396-402.

Cruess RL, Cruess SR. Teaching Medicine as a Profession in the Service of Healing. Acad Med. 1997;72:941-952.

Cruess RL, Cruess SR, Johnston SE. Renewing Professionalism: An Opportunity for Medicine. Acad Med. 1999;74:878-884.

Cruess RL, Cruess SR, Johnston SE. Professionalism and Medicine's Social Contract. J Bone Joint Surg Am. 2000a;82(8):1189-1194.

Cruess RL, Cruess SR, Johnston SE. Professionalism: An Ideal to Be Sustained. Lancet. 2000b; 356:156-159.

Damon W. The Moral Child. New York: Free Press, 1998. In: Santrock JW. Adolescence. 8th ed. Boston: McGraw Hill, 2001;405.

Eisenberg N, Miller PA, Shell R, McNalley S, Shea C. Prosocial Development in Adolescence: A Longitudinal Study. Dev Psychol. 1991;27:849-857.

Emmanuel EJ, Emmanuel LL. What is Accountability in Health Care? Ann Intern Med. 1996; 124:229-239.

Feighny KM, Arnold L, Monaco M, Munro JS, Earl B. In Pursuit of Empathy and Its Relation to Physician Communication Skills: Multidimensional Empathy Training for Medical Students. Ann Behav Sci Med Educ. 1998;5:13-21.

Flexner A. Is Social Work a Profession? School and Society. June 26, 1915;26(1):904.

Forsythe GB, Snook S, Lewis P, Bartone P. Making Sense of Officership: Developing a Professional Identity for 21st Century Army Officers. In: Snider D, Watkins G, eds. The Future of the Army Profession. New York: McGraw Hill, 2002;357-378.

Francis J, Fraser G, Marcia JE. Cognitive and Experimental Factors in Moratorium-Achievement (MAMA) Cycles. Unpublished manuscript, Department of Psychology, Simon Fraser University, Burnaby, British Columbia, 1989. In: Santrock JW. Adolescence. 8th ed. Boston: McGraw Hill, 2001;310.

Garfinkel PE, Bagby RM, Waring EM, Dorian B. Boundary Violations and Personality Traits Among Psychiatrists. Can J Psychiatry. 1997;42:758-763.

Gibson DD, Coldwell LL, Kiewit SF. Creating a Culture of Professionalism: An Integrated Approach. Acad Med. 2000;75:509.

Ginsburg S, Hatala R, McNaughton N, Frohna A, Hodges B, Lingard L, Stern D. Context, Conflict, and Resolution: A New Conceptual Framework for Evaluating Professionalism. Acad Med. 2000;75:S6-S11.

Ginsburg S, Regehr G, Stern D, Lingard L. The Anatomy of the Professional Lapse: Bridging the Gap Between Traditional Frameworks and Students' Perceptions. Acad Med. 2002; 77:516-522.

Hafferty FW. Keynote Address. Overcoming the Barriers to Sustaining Humanism in Medicine: Influencing the Culture Through a Humanism Honor Society. Invitational Conference of the Arnold P. Gold Foundation. Secaucus, NJ, March 2001.

Halpern J. What Is Clinical Empathy? J Gen Intern Med. 2003;18:670.

Hartshorne H, May MS. Studies in the Nature of Character. Vol. 1. Studies in Deceit. New York: Macmillan, 1928-1930; 411.

Hojat M, Gonnella JS, Nasca TJ, Mangione S, Magee M. Physician Empathy in Medical Education and Practices: Experience With the Jefferson Scale of Physician Empathy. Semin Integrative Med. 2003a;1:25-41.

Hojat M, Gonnella JS, Nasca TJ, Mangione S, Vergare M, Magee M. Physician Empathy: Definition, Components, Measurement, and Relationship to Gender and Specialty. Am J Psychiatry. 2002;159:1563-1569.

Hojat M, Nasca TJ, Erdmann JB, Frisby AJ, Veloski JJ, Gonnella JS. An Operational Measure of Physician Lifelong Learning: Its Development, Components and Preliminary Psychometric Data. Med Teacher. 2003b;25(4):433-437.

Institute for International Medical Education, Core Committee. Global minimum essential requirements in medical education. Med Teacher. 2002;24(2):130-135.

Jacobellis v. Ohio, 378 U.S. 184, 197, 1964 (Stewart J. concurring).

Kao A, Lim M, Sperick J, Barzansky B. Teaching and Evaluating Students' Professionalism in US Medical Schools, 2002-2003. JAMA. 2003;290:1151-1152.

Kegan R. The Evolving Self: Problem and Process in Human Development. Cambridge, MA: Harvard University Press, 1982.

Kilpatrick SD, McCullough ME. An Annotated Bibliography of Research on Personality and Individual Differences in Altruism. Available at: http://www.unlimitedloveinstitute.org/publications/pdf/annotated/Annotated_Bibliography.pdf. Accessed March 29, 2004.

Kimball HR. Medical Professionalism: At a Crossroads? 11th Annual Coggeshall Memorial Lecture, University of Chicago, April 2000.

Larkin GL. Evaluating Professionalism in Emergency Medicine: Clinical Ethical Competence. Acad Emerg Med. 1999;6:302-311.

Ludmerer KM. Learning to Heal. New York: Basic Books Inc., 1985.

Marcus ER. Empathy, Humanism, and the Professionalization Process of Medical Education. Acad Med. 1999;74:1211-1215.

McGaghie WC, Mytko JJ, Brown WN, Cameron JR. Altruism and Compassion in the Health Professions: A Search for Clarity and Precision. Med Teacher. 2002;24:374-378.

Medical School Objectives Project Writing Group. Learning Objectives for Medical Student Education—Guidelines for Medical Schools: Report I of the Medical School Objectives Project. Acad Med. 1999;74:13-18.

Merz L. The Graduate School as a Socializing Agency: A Pilot Study of Sociological Aspects of Graduate Training in the Physical Sciences. Ithaca, NY: Cornell University, 1961.

Miller GE. The Assessment of Clinical Skills/Competence/Performance. Acad Med. 1990;65: S63-S67.

Murray TH. Closing Reflections. Chinese-American Conference on Medical Ethics in Practice, Teaching, and Research: May 1999, Beijing. Hastings Center Rep. July 2000;30(4):S45.

Nelsen EA, Grinder RE, Mutterer ML. Sources of Variance in Behavioral Measures of Honesty in Temptation Situations: Methodological Analyses. Dev Psychol. 1969;1:265-279.

Novack DH, Epstein RM, Paulsen RH. Toward Creating Physician-Healers: Fostering Medical Students' Self-Awareness, Personal Growth, and Well Being. Acad Med. 1999;74:516-520.

Oxford English Dictionary, 2nd edition. Oxford: Oxford University Press, 1989. Available at: http://www.oed.com. Accessed June 20, 2005.

Papadakis MA, Hodgson CS, Teherani A, Kohatsu ND. Unprofessional Behavior in Medical School Is Associated With Subsequent Disciplinary Action by a State Medical Board. Acad Med. 2004;79:244-249.

Papadakis MA, Osborn EHS, Cooke M, Healy K. A Strategy for the Detection and Evaluation of Unprofessional Behavior in Medical Students. Acad Med. 1999;74:980-990.

Papalia DE et al. Human Development. 8th ed. Boston: McGraw Hill, 2001;507.

Peabody FW. The Care of the Patient. JAMA 1927;88:877-882.

Pellegrino ED, Thomasma DC. A Philosophical Basis of Medical Practice: Toward a Philosophy and Ethic of the Healing Professions. New York: Oxford University Press, January 1981.

Phelan S, Obenshain SS, Galey WR. Evaluation of the Non-cognitive Professional Traits of Medical Students. Acad Med. 1993;68:799-803.

Piliavin JA, Charng HW. Altruism: A Review of Recent Theory and Research. Annu Rev Sociol. 1990;16:27-65.

Rennie SC, Crosby JR. Students' Perceptions of Whistle Blowing: Implications for Self-Regulation. A Questionnaire and Focus Group Survey. Med Educ. 2002;36:173-179.

Rest JR, Narvaez D. Moral Development in the Professions: Psychology and Applied Ethics. Hillsdale, NJ: Lawrence Erlbaum Associates, 1994.

第2章 医療プロフェッショナリズムとは何か？

Rezler AG, Schwartz RL, Obenshain SS, Lambert P, Gibson JM, Bennahum DA. Assessment of Ethical Decisions and Values. Med Educ. 1992;26:7-16.

Roberts LW and the Subcommittee on Professional Attitudes and Values, Student Progress Assessment. Sequential Assessment of Medical Student Competence With Respect to Professional Attitudes, Values, and Ethics. Acad Med. 1997;72:428-429.

Rogers JC, Coutts L. Do Students' Attitudes During Preclinical Years Predict Their Humanism as Clerkship Students? Acad Med. 2000;75:S74-S77.

Rushton JP. Altruism, Socialization, and Society. Englewood Cliffs, NJ: Prentice-Hall, 1980; 55-57, 66, 71-72.

Santrock JW. Adolescence. 8th ed. Boston: McGraw Hill, 2001;310, 395-396, 400-401, 404-406.

Satterwhite WM, Satterwhite MA, Enarson CE. Medical Students' Perceptions of Unethical Conduct at One Medical School. Acad Med. 1998;73:529-531.

Self DJ, Baldwin DC Jr. Does Medical Education Inhibit the Development of Moral Reasoning in Medical Students? A Cross-sectional Study. Acad Med. 1998;73:S91-S93.

Shaffer DR. Developmental Psychology Childhood and Adolescence. 3rd ed. Pacific Grove, CA: Brooks Cole Publishing, 1993; 541-544.

Simmons JMP, Robie PW, Kendrick SB, Schumacher S, Roberge LP. Residents' Use of Humanistic Skills and Content of Resident Discussions in a Support Group. Am J Med Sci. 1992;303:227-232.

Starr P. The Social Transformation of American Medicine. New York: Basic Books, 1982.

Stern DT. Behavior-Based Methods for Assessing Professionalism. Invited Plenary Lecture, GSA/GSA-MAS/OSR Plenary Session, AAMC National Meeting, San Francisco, CA, November 10, 2002.

Stewart JB. Blind Eye: How the Medical Establishment Let a Doctor Get Away With Murder. New York: Simon and Schuster, 1999.

Stockmeyer J, Williams RH. Life Trek: The Odyssey of Adult Development. Atlanta, GA: Humanics New Age, 1998; 9-73.

Swick HM, Szenas P, Danoff D, Whitcomb ME. Teaching Professionalism in Undergraduate Medical Education. JAMA. 1999;282:830-832.

Testerman JK, Morton KR, Loo LK, Worthley JS, Lamberton HH. The Natural History of Cynicism in Physicians. Acad Med. 1996;71:S43-S45.

Weidman JC, Twale DJ, Stein EL. Socialization of Graduate and Professional Students in Higher Education: A Perilous Passage? ASHE-Eric Higher Educ Rep. 2001;28(3):1-112.

Wolf TM, Balson PM, Faucett JM, Randall HM. A Retrospective Study of Attitude Change During Medical Education. Med Educ. 1989;23:19-23.

Ethics, Law, and Professionalism: What Physicians Need to Know

第3章
倫理, 法, プロフェッショナリズム: 医師が知るべきこと

Audiey Kao

- 政府および州議会が介入し, 持続的に植物状態にある女性への栄養チューブの再挿入を命令する。
- 情報開示により医療過誤となる深刻な懸念があったにもかかわらず, 医師は自分の医療ミスを説明した。
- 医療情報のプライバシー保護のための国家基準を設定する連邦法が, 連邦議会を通過する。
- 同意書に署名する前に手術のリスクついて他に質問がないかどうか患者に尋ねた。

医療業務では, 医師が法的要件と法的責任をもって倫理的原則の適正なバランスを保つことが必要である。医師の倫理的義務と法的責任が一致し, したがって, 適切な行為方針が比較的明確かつすっきりとわかる場合もある。例えば, 医師は, 治療への同意を得る前に, すべての関連情報を患者に提供する必要がある。インフォームド・コンセントは患者の自律を尊重するという倫理的原則,

ならびに身体統合という法的概念によって支持されている。

しかし，医療業務に倫理的原則を適用する場合に，それが法的要件・責任と衝突してしまう場合もある。例えば，不法入国者であると思われる人々をケアする医師は，州法の定めに従って自分の患者の在留資格についての情報を当局に報告するかどうかを悩み，また，生命維持ケアを中止するリスクが，治療継続のリスクより大きいとみなされるため，医師は積極的な治療を継続するべきかどうか決定しなければならない。倫理と法の間の不一致（または特定の医師の決定および実施による法律上の結果）においてこそ，適切に適用されたプロフェッショナリズムの原則が医療業務上の難しい状況の解決の助けになる。これらの状況の賢明な解決策は，理想的な専門職を特徴づける行動の例である。

本章では，倫理，法，プロフェッショナリズムが医療において相互作用する一般的な状況をいくつか検討する。これらの状況の多くは医師が簡易に処理できるような状況であるが，一方で，難題をもたらす状況も存在する。どんな包括的プロフェッショナリズム評価でも，医学生や医師が，簡単なケースの扱いに加えて，難しいジレンマをどう扱うかを見なければならない。

倫理，法，プロフェッショナリズムの一般的相互作用

インフォームド・コンセントの確保

倫理的原則

インフォームド・コンセントは，患者の自律を尊重するという原則を守るための形式的手段である。もともとはニュルンベルク綱領，後にヘルシンキ宣言において成文化された，情報を与えられたうえでの個人の選択を尊重する義務は，それ以来，研究対象となる人間保護から医療の全体まで拡大した（Faden と Beauchamp 1986 年）。インフォームド・コンセントに則って，医師は，医師が薦める治療法のリスクと利益について，治療しない場合のリスクと利益も含めた全関連情報を患者に提供しなければならない。こうした情報提供により，患者は決定する判断能力がある限り，どの方針をとるか選択することができる。

第3章 倫理，法，プロフェッショナリズム：医師が知るべきこと

その決定は任意なものであり，すなわち，強要されたものではない。このアプローチにより，医師には「賢明でない」と思われるような選択を患者は行うことが容認されることを心に留めておくことは重要である。

臨床研究に従事する医師は，患者が医師に対して抱く臨床医への期待と研究者への期待と研究における財務上の潜在的利益相反を検討する必要がある。さらに，多くの医師，特に地域の診療業務に携わる医師は，臨床研究に，より深くかかわるにつれて，研究者と臨床医の役割が衝突する可能性に留意しなければならない。また，過度に医師の影響を受けてしまった患者が，自分にとって直接の治療効果があるかもしれないが，ないかもしれないような治験に参加しようという決定を下してしまう可能性に留意しなければならない。米国医師会倫理規定〔American Medical Association Code of Medical Ethics〕によると，

> 医師が治療した，または継続治療している患者が，その医師の行う臨床治験の対象者として登録する条件を満たしている場合には，インフォームド・コンセント・プロセスは臨床医としての役割と研究者としての役割を区別しなければならない。この区別をする最良の方法は，治療担当医以外の者が患者から治験参加のインフォームド・コンセントを得ることである（American Medical Association, 2002年, p.83）。

さらに，医師は，研究対象者の募集と臨床治験実施への参加に対して報酬を受けとることが多い。そのような場合には，「研究者に提供された資金と報奨金の性質，およびその供給源を，インフォームド・コンセントの過程で参加候補者に開示しなければならない」。給付金の割合は「医師が登録する対象者数によって変えるべきではない」（American Medical Association, 2002年, p.83）。

法的基準

1914年，ニューヨーク最高裁は，身体統合に対する憲法上の権利の下，患者の自律性についての法的基礎を確立した。患者の同意なしに，麻酔下の患者から腫瘍を除去した外科医の事例について，Benjamin Cardozo 裁判官は，このよ

うに判決を下した。「それは不法侵害である。成人かつ健全な精神状態にあるあらゆる人間は，自分自身の体についてどうすべきか判断する権利をもっており，患者の同意を得ずに手術を行う外科医は患者に危害を加えることになる」(Schloendorff 対 Society of New York Hospital 事件，1914 年，p. 130)。

プロフェッショナリズムの難題

良い医療業務および臨床研究の一環としてインフォームド・コンセントを行う重要性について，倫理的・法的視点から議論されることはほとんどない。にもかかわらず，同意前に患者に説明しておくべき情報の種類や量に関して，あいまいな点がいくつかある。マネージド・ケアの時代において，裁判所は，医師の出来高払い制および報奨金をインフォームド・コンセントの過程で伝えられるべき情報であると認めるようになってきた (Miller と Sage, 1999 年)。法の判断では，開示形式，開示を強制する手段，開示が患者の信頼に及ぼす潜在的効果など，実際上，考慮すべき未解決の点が多く挙げられる。少なくとも，患者が尋ねた場合，医師は報奨金について答える用意をしておくべきである。

患者の守秘義務の堅持

倫理的原則

患者の開示する個人情報を極秘に取り扱うことは倫理的な医療業務の中心にあり，無危害（危害を加えない）の原則と患者の自律を尊重する原則に由来する。患者への守秘義務が守られない場合，患者は自分の医療情報を医師に明かさない可能性が高い。しかし，一般に守秘義務は，絶対的規則とは考えられていないため，特定可能な第三者に対する重大な被害を防止する義務などの，倫理的に正当化できる理由があれば侵害されうる（例えば，結核や HIV などの伝染性疾患の例）。Tarasoff 対 Regents of University of California 事件 (1976 年) は，守秘義務を覆すような医師の義務について探求した画期的な事例である。Tarasoff 事件とは，精神科医は自分の患者が女性を殺害する恐れがあったのに（患者は後に女性を殺害），その女性やその家族に警告しなかった，というものである。

第3章　倫理，法，プロフェッショナリズム：医師が知るべきこと

裁判所は，守秘義務を破ったとしても，精神科医が被害者となる可能性のある者に警告する義務があると判断した。このような事例においては，守秘義務を覆す場合の，倫理的正当化と法的要件は一致している。

法的基準

　プライバシー権は患者の守秘義務の法的基盤となる（KrulwichとMcDonald 2002年）。「プライバシー」という言葉は米国憲法にはないものの，プライバシーに対する個人の保障された権利は，第5条および第9条などさまざまな修正条項から得られる。*Griswold*対*Connecticut*事件（1965年）では，ある医師が未婚者に避妊具・避妊薬を提供したことに対して，「避妊の目的で薬剤，医薬品，または器具の使用」——コネチカット州の法律の下での犯罪である——を幇助した罪で起訴された。最高裁は医師の有罪判決を覆し，Douglas裁判官は，最高裁の意見として，「権利章典における特定の保証には，それらの保証の放射が届く周縁部があり，それこそが保証に生命と実体を与える。さまざまな保証はプライバシー領域を形成する」（p. 484）と述べた。*Griswold*事件で認識されたプライバシーに対する憲法上の権利については，最終的に*Roe*対*Wade*事件で最も重要で明確な表現がなされた（1973年）。

　患者の守秘義務に適するプライバシーの法の原理は，連邦の医療保険の携行性と責任に関する法案（HIPAA）〔Health Insurance Portability and Accountability Act〕を通過させた州の間でより均一にされた。HIPAAの結果，国による規範が，患者ケアやビジネス機能——課金や販売，公衆衛生研究など——の目的で個人医療情報にアクセスし，普及させ，使用するのを管理するようになった。

プロフェッショナリズムの難題

　特定の状況において，医師は第三者に患者情報を報告する法的要件を正当化することが困難となるかもしれない。例えば，医師に不法入国者の在留資格を報告することを要請するカリフォルニアの住民投票事項501のように，法的報告義務により，相手の潜在的被害は軽減しないが，実際には，その相手の潜在的被害が増加する可能性があると医師が考える場合に，こういうことが起こる

ことが多い。このように「州の捜査官」となっている医師の例では,「二重の捜査官」としての医師の役割が強調される。こうした状況において,医師は,患者に対する義務があるが,保険会社・政府機関・裁判所といった第三機関に対する責務もある。患者の守秘義務に関するこれら二重の捜査官としての葛藤を解決するには,医師は最初に第三機関に報告しなければならない旨を患者に説明すべきである。守秘義務の侵害が特定可能な第三機関に利益をもたらさず,患者に実際の被害を及ぼす状況の場合は,医師は,報告への要求に従わなくとも倫理的に正当化されるだろう。

難解な情報の開示

倫理的原則

　難解な情報を開示する義務は,患者の自律尊重に由来し,真実を述べるという倫理に導かれている。(English 1994 年;Surbone 1997 年)。患者に正直であることは,臨床関係における信頼を強化し,インフォームド・コンセントに必要な知識を患者に与える。注目すべきことに,診断や予後に関する悪い知らせなど難解な情報を開示することは,過去においてはプロとしての規範とは認められていなかった。例えば,1961 年に致死性癌の診断を患者に告知するのが適切であると考えたのは調査対象となった医師の 10％のみであったのに対し,1979 年にはそのような開示が適切であると感じたのは 97％であった(Novack ら 1979 年)。悪い知らせを開示しない医師の考え方は一部,パターナリズムの観念および善行の原則に導かれていた。

法的基準

　難解な情報の開示というこうした状況において,開示によって生じる法的結果の懸念は影響を及ぼしうる。例えば,患者に対して医療ミスを開示する場合,医師は,その開示のために医療過誤訴訟において法的責任が重くなることを懸念している。Gallagher らによる研究 (2003 年) で実証されたように,患者と医師はミスの開示について異なった考え方をもっている。患者は通常すべての有

害なミスについて知りたがっている。患者は,何が起こったのか,なぜミスが起こったのか,どのようにミスの結果を緩和するのか,どのように再発を防ぐのかという情報を求めている。医師は,有害なミスを開示することに同意するものの,慎重に言葉を選び,ミスが起こったことや,なぜミスが起きたのか,どのようにすればミスを防げたかを明言しないことが多い。この研究における医師は,謝罪が医療過誤のリスクを増加させることも心配している。

プロフェッショナリズムの難題

　医師が患者に難解な情報を開示する際には隠し立てせずに正直にあらねばならないという一般的な合意があるにもかかわらず,「治療上の特権」という考えが引き合いにだされた場合,それとは違う事態が生じる可能性がある。「治療上の特権」とは,その情報が患者に害を及ぼすと考えられる場合に,患者に情報を伝えないのは医師として許される,というものである。例えば,心気症などの精神障害をもつ患者が挙げられる。さまざまな状況において,患者の身体症状は本来,心因性である。本診断の開示および精神科的治療を推奨することで状況を悪化させることが多い。それゆえ医者は,精神科的治療の推奨を患者が快く受け入れるような関係の構築に取り組みながら,「悪い知らせ」を伝えないといった選択を行う可能性がある。

　医療ミスの発生などの難解な情報を開示することで,法的責任が増加するのではないかと心配する医師もいる。しかし,ミス発生の開示は,実際には医療過誤責任を減少させる可能性があることを示唆する研究もある（Beckmanら,1994年；Kramanら,1999年；Witmanら1996年）。医師の正直さ,ミスを引き起こした因子や将来の問題を「解決」する因子を同定する責務を,患者は正当に評価する。責任リスクを減少させるという証拠が未だ決定的でなくても,信頼を強化し治療関係を損なわないようなやり方で,医師が患者に難解な情報をより上手に伝える方法を学習することは重要である。

ケアの現状維持または中止

倫理的原則

インフォームド・コンセントと同様，判断能力のある患者のケアを中止するかなどを決定する際に従うべき倫理的原則は，害を及ぼさないことに加えて，個々の自律と自己決定を尊重することである。ルーチンの医療検査や医療手順に対する同意と比べ，生命維持ケアの現状維持や中止の場合には，外傷や疾患が原因で生じた無能力のために患者は自分で意思決定をできないことが多い。このような場合には，事前指示書でリビング・ウィルを明らかにし，医療代理人を任命しておくことが，状況の対処に有用な指針となる。しかし，5分の1の患者しか事前指示書を作成していない。この事実は，そのような話し合いが難解で感情に負担をかける話題——予後不良や治療の失敗，治療の選択とそれについての家族の反応，疾患の意味および疾患による苦痛——を伴うことが多いという現実によって部分的に説明される。したがって，仮にそのような事態が起こったときの患者自身の希望と選択を十分に理解し記録しておくために，医師は「終末期」に関する話題に患者を効果的に引き込むコミュニケーション・スキルをもつことが絶対に必要である。

法的基準

インフォームド・コンセントに対しては一般的で均一な法的基準が存在するが，一方，ケアの現状維持または中止を規定する法の基準は，特に患者に判断能力がない場合や事前指示書がない場合には，州において異なっている。*Quinlan* 事件（1976年）および *Cruzan* 対 *Director* 事件（1997年）などの画期的な事例において，裁判所は，人工栄養や水分補給を含む生命維持治療の現状維持や中止について選ぶ権利を患者とその代理人に認めた。しかし，ケアの現状維持や中止についての法的基準が高いニューヨークなどの州では，患者の「最善の利益」または（家族が患者の代わりに終末期の決定をすることが許される）「代理判断」基準を使用する権限が制限されている。

第3章　倫理，法，プロフェッショナリズム：医師が知るべきこと

プロフェッショナリズムの難題

　患者の配偶者と両親の間など家族間に不一致が存在する場合には，法的責任や規制調査についての不安から，ケアの中止を適切とする医師の臨床的判断は弱められるであろう。継続的治療は，治療中止より法的リスクが少ないと認識されるため，積極的な医療アプローチを擁護する家族の希望のほうがより重視される可能性がある。この場合には，「害を及ばさない」という無危害の原則は，ケアの現状維持の継続や中止の決定の指針にならねばならない。

倫理，法，プロフェッショナリズムの相互作用の測定

　医学に関連した倫理的・法的原則について理解することは，すべての医師にとっての全体的なプロフェッショナリズムの基盤的要素である。思いやりと敬意をもってケアを実践する医師が，もしこれらの原理を無視した場合には——彼が解剖学や薬理学を理解せずにケアを実践した場合と同様に——能力に欠けるとみなされる。したがって，プロフェッショナリズムを評価するどんな包括的システムも，学生と医師の倫理や法についての理解度を測定する要素を含まなければならない。

　能力のある医師の中には，「このことを理解するだけでなく，前節で概説したジレンマを乗り越える能力も実証できなければならない。」と主張する者もいる。最終的に，医師は診療業務において倫理的かつ専門職的なジレンマを乗り越える能力を実証するが，リアルタイムで行う場合には，これらの比較的まれな事象を観察するのに費用がかかるであろう。最近，医学教育者はこれらの目的に適う評価プログラムを開発した。多くの評価は，複数選択式問題試験または標準模擬患者〔SP〕シナリオのいずれかの形式であり，学生や医師の倫理的かつ専門職的なジレンマを解決する能力を試すシナリオに基づいて，彼らの能力を描き出すものである。

　筆記試験（複数選択式問題）は，医学的知識と医学的理解を評価するのに信頼性のある方法としてよく用いられる。このタイプの評価は倫理，法，ならびに

プロフェッショナリズムのために開発されてきた（Rezler ら，1992 年；Mitchell ら，1993 年）。例えば，Barry ら（2000 年）は利益相反，守秘義務，医師の障害，セクシャル・ハラスメント，正直さ，贈物の受け取りに関する領域を網羅する，医療プロフェッショナリズムの 6 項目試験を開発した。この試験の 2 項目は以下のとおりである。

　　あなたの診療所の患者を対象とした臨床研究プロジェクトについて，あなたは製薬会社から話をもちかけられている。あなたの高血圧患者は，FDA が発表したばかりの新薬を使った治療を受ける資格がある。研究の目的は，診療所の任意抽出集団においてこの新薬のリスクと効果を評価することである。製薬会社は研究によって生じる経費として，患者ひとりにつき＄250 を支払い，データ管理者の 1 年間の給料を支払い，薬を無料で支給する。研究開始および追跡結果を議論する会議がニューオリンズとホノルルで開催される。家を留守にするため，あなたの配偶者はこれらの会議に出席する会社の来賓として招待される。以下のどの場合に，研究への参加はプロとして適切な行動とみなされるか。
　a．あなたの患者がインフォームド・コンセントに署名した。
　b．あなたの患者がインフォームド・コンセントに署名し，あなたのパートナーが研究を承認した。
　c．あなたが特権をもつ病院の監視委員会や地域の医療社会が研究を承認した。
　d．上記のいずれでもない。（Barry ら，2000 年，p. 141）

　　あなたのかかりつけ患者がうつ症状を呈している。患者がこの症状の訴えで受診するのはここ 3 ヵ月のうち 2 度目である。あなたは抗うつ薬を使った治療を開始したい。あなたは処方箋で薬を出そうとしたところ，患者は診断名や薬をカルテに記載しないようあなたに頼んでいる。雇用者が患者の診断名について知って，同僚と同じように職を失うかもしれないと患者は心配している。患者は保険会社が患者の診断にアクセスできることを

第3章　倫理，法，プロフェッショナリズム：医師が知るべきこと

知っている。あなたはどう対処するか。
- a. どんな治療を提供する場合でも診断名を記載しなければならないことを患者に説明する。
- b. 診断を記載しないことに同意するが，とにかく薬を処方する。
- c. 診断を記載しないことに同意するが，処方箋を出すのを拒否する。
- d. 患者は十分なケアを提供するあなたの障害となっているため，患者との関係を終了させる。（Barryら，2000年，p. 142）

　複数選択式試験の信頼性は，評価の目的，評価される領域の数，提起する問題の数と関連している。事例に基づいた問題は最も現実的な項目を示し，知識は症例特異的であることが多いため（Case & Swanson, 1996年），ひとつの領域について何度もサンプリングすべきである。実際のところ，形成的評価では，ひとつの領域について1～2例のみで評価することができる。利害に大きくかかわる総括的評価においては，最低7～10例を用いて，ある領域――患者の守秘義務など――の評価を行う。その領域がさらに幅広く「医の倫理」とみなされる場合，複数の部分領域（例えば，守秘義務，終末期の決定）のサンプリングによって，学問に基づく長期的評価が作成されるであろう（複数選択式試験項目の筆記および試験概要の詳細についてはCase & Swanson 1996年を参照）。
　事例はその分野の専門家によって書かれ，採点アルゴリズムも同じ専門家が考案するため，倫理・法・プロフェッショナリズムの筆記試験の内容的妥当性 表面的妥当性は一般的に優れている（Barryら，2000年；Rezlerら，1992年；Mitchellら，1993年）。筆記評価は，「正しい回答」を評価するのに使われるだけでなく，倫理的ジレンマに対する認識と推論プロセスの側面も評価することができる（Smithら，2004年；Hebertら，1992年；Knabeら，1994年；Myserら，1995年；道徳的推論の検査についての詳細な説明は本書のBaldwinとSelfの章を参照）。筆記試験の結果が現実の診療業務における倫理的行動を予測できるかどうか（予測的妥当性）については依然として不明である。倫理・法・プロフェッショナリズムについての知識と，より倫理的・法的・プロらしい実践とを直接結びつけた研究は，今のところ存在しない。エビデンスがないことは原則の知識と

実践のつながりがないことを意味するのではない。むしろ，これらの原則は倫理的でプロらしい行動が基づいている基盤である可能性が高いように思われる。

現実の状況に，より近い倫理の評価手法には，標準模擬患者（SP）や患者代理人——トレーニングを受けた俳優が演じることが多い——を用いた客観的臨床能力試験（OSCE）がある。患者と臨床医が臨床で遭遇する可能性のある事態をシミュレートするために，これらの人々が用いられる。仮定的ではあるが現実に基づいた臨床シナリオの状況に置かれた場合に医学生・医師がどのように判断し行動するかを評価するために，これら SP 評価手法が用いられる。複数選択式問題について上記で述べたのと同じように症例特異的であるために，高い信頼性を得るには多くの事例が必要である（総括的評価）。目的がフィードバックだけである場合，用いられる事例はもっと少なくてよい。適切な OSCE を設計すれば，測定ミスの原因および評価としての SP の信頼性・妥当性を損ねる可能性のある基準設定といった方法論的な問題にも取り組むことができる（Norcini と Boulet, 2003 年；シミュレーションの詳細は第 4 章に示す）。

出版された教材から OSCE で評価する倫理のサンプル事例をいくつか取り出し概説する。

- 全般的に健康な患者が，同性愛者の恋人と無防備な肛門性交を行ったと医師に報告した。HIV 検査の結果は陽性であり，患者は自分が HIV であることを自分の妻に知らせたくない（Singer ら，1996 年）。
- 患者はヘルペス脳炎の疑いありと診断され，診断的腰椎穿刺が指示される。手技に対するインフォームド・コンセントが必要であるが，患者の精神状態の変化により判断能力に障害がある可能性がある（McClean と Card 2004 年）。
- 48 歳のある女性は，待機的血管形成術が予定されている。彼女は，事前指示書に記入するために自分の主治医と話がしたい（Gallagher ら，1999 年）。

第 3 章　倫理，法，プロフェッショナリズム：医師が知るべきこと

　パフォーマンスに基づく臨床的倫理の評価法としては，SP を用いた OSCE の既報データは比較的低い検査信頼性しか示さない（Singer ら，1996 年）。問診，身体的検査などの一般的スキルのみの評価に注目するような SP を用いた OSCE は，一般的により信頼性がある。一方で，豊かでニュアンスに富む臨床事例の内容──OSCE で倫理を評価する場合の内容のような──，および高い信頼性を達成するのに必要な多数のステーション〔試験場〕は，あまりにコストがかかりすぎ，多くの機関はそのような評価体制を維持できないであろう。したがって，SP を用いた OSCE で評価する「倫理」は一般的に総括的評価の方法として用いられるべきでなく，形成的評価に，より適している。

倫理，法，プロフェッショナリズムの評価に対する実践的提案

　複数選択式試験を実施するのは比較的簡単であるが，考案するのは難しい。National Board of Medical Examiners が全試験において倫理問題を出題しようという精力的な取り組みを行っているにもかかわらず，倫理を主題にした試験を行っていないという事実からも例証されるように，倫理の適切な複数選択式項目を作るのは非常に難しい（S. Case と K. Holtzman，個人的な情報交換による）。倫理に関連した良い問題を継続的に開発する取り組みを行っている一方で，短期の倫理試験ですら信頼性がないからといって，形成的フィードバックの目的と倫理的知識の外れ値（高水準および低水準のいずれであれ）を同定する目的でのそれらの使用を教育者にやめさせるべきではない。試験の信頼性は低いかもしれないが，パフォーマンスの極端な例を評価するためには依然として有用である。

　OSCE 型の試験は形成的フィードバックに非常に有用であり，制御された状況下で学生が倫理的意思決定を体験する機会を提供する。評価的要素がなくても，臨床現場において意思決定および患者カウンセリングを求められる前に，そのような体験をすることは，繊細かつ難しい状況に学生を慣れさせるのに役立つ。総括的評価手法として OSCE で倫理を評価するのは費用がかかり過ぎるし，普遍的要件として擁護するにはあまりにも信頼性が低い。そうは言うも

のの，十分に確立したOSCEプログラムを用いている機関において，OSCEが学生に実践の機会を提供するからという理由で，倫理に基づいた事例をいくつか盛り込むのは理に適っている。したがって，プロフェッショナリズムの領域を網羅する包括的OSCEおよび一般的な能力評価が医師や社会に伝えるメッセージは，我々の医療教育システムは科学的知識・技術能力と同じレベルで倫理的推論・コミュニケーション・スキルを重視するということである。良い医師を育てるには，それが必要である。

参考文献

American Medical Association, Council on Ethical and Judicial Affairs. Managing conflicts of interest in the conduct of clinical trials. JAMA. 2002;287:78-84.

Barry D, Cyran E, Anderson RJ. Common issues in medical professionalism: room to grow. Am J Med. 2000;108:136-142.

Beckman HB, Markakis KM, Suchman AL, Frankel RM. The doctor-patient relationship and malpractice: lessons from plaintiff depositions. Arch Intern Med. 1994;154:1365-1370.

Case SM, Swanson DB. Constructing Written Test Questions for the Basic and Clinical Sciences. Philadelphia: National Board of Medical Examiners, 1996.

Cruzan v. Director, 497 US 702, 1997.

English DC. Truth-telling. In: Bioethics: A Clinical Guide for Medical Students. New York: W. W. Norton and Company, 1994;38-43.

Faden R, Beauchamp TL. A History and Theory of Informed Consent. New York: Oxford University Press, 1986.

Gallagher TH, Pantilat SZ, Lo B, Papadakis MA. Teaching medical students to discuss advance directives: a standardized patient curriculum. Teach Learn Med. 1999;11:142-147.

Gallagher TH, Waterman AD, Ebers AG, Fraser VJ, Levinson W. Patients' and physician's attitudes regarding the disclosure of medical errors. JAMA 2003;289:1001-1007.

Griswold v. Connecticut, 381 US 479, 85 SCt 1678, 14 LEd 2d 510, 1965.

Hebert PC, Meslin EM, Dunn EV. Measuring ethical sensitivity of medical students: a study at the University of Toronto. J Med Ethics. 1992;18:142-147.

Knabe BJ, Stearns JA, Glasser M. Medical students' understanding of ethical issues in the ambulatory settings. Fam Med. 1994;26:442-446.

Kraman S, Hamm G. Risk management: extreme honesty may be the best policy. Ann Int Med. 1999;131:963-967.

第3章 倫理,法,プロフェッショナリズム:医師が知るべきこと

Krulwich AS, McDonald BL. Evolving constitutional privacy doctrines affecting healthcare enterprises. Food Drug Law J. 2000;55:491-516.

McClean KL, Card SE. Informed consent skills in internal medicine residency: how are residents taught, and what do they learn? Acad Med. 2004;79:128-133.

Miller TE, Sage WM. Disclosing physician financial incentives. JAMA. 1999;281:1424-1430.

Mitchell KR, Myser C, Kerridge IH. Assessing the clinical ethical competence of undergraduate medical students. J Med Ethics. 1993;19:230-236.

Myser C, Kerridge IH, Mitchell KR. Ethical reasoning and decision-making in the clinical setting: assessing the process. Med Educ. 1995;29:29-33.

Norcini J, Boulet J. Methodological issues in the use of standardized patients for assessment. Teach Learn Med. 2003;15:293-297.

Novack DM, Plumer R, Smith RL, Ochitill H, Morrow GR, Bennett JM. Changes in physicians' attitudes toward telling the cancer patient. JAMA. 1979;241:897-900.

Quinlan, 355 A2d 647, 1976.

Rezler AG, Schwartz RL, Obenshain SS, Lambert P, Gibson JM, Bennahum DA. Assessment of ethical decisions and values. Med Educ. 1992;26:7-16.

Roe v. Wade, 410 US 113, 93 SCt 705, 35 LEd 2d 147, 1973.

Schloendorff v. Society of New York Hospital, 211 NY 125, 1914.

Singer P, Robb A, Cohen R, Norman G, Turnbull J. Performance-based assessment of clinical ethics using an objective structured clinical examination. Acad Med. 1996;71:495-498.

Smith S, Fryer-Edwards K, Diekema DS, Braddock CH III. Finding effective strategies for teaching ethics: a comparison trial of two interventions. Acad Med. 2004;79:265-271.

Surbone A. Truth-telling, risk, and hope. Ann NY Acad Sci. 1997;809:72-79.

Tarasoff v. Regents of University of California, 17 Cal 3d 425, 551 P 2d 334, 131 Cal Rptr 14 (Cal), 1976.

Witman AB, Park DM, Hardin SB. How do patients want physicians to handle mistakes? Arch Intern Med. 1996;156:2565-2569.

Using Standardized Clinical Encounters to Assess Physician Communication

第4章
医師のコミュニケーションを評価するための標準臨床面接技法の使用

Debra Klamen
Reed Williams

　コミュニケーションは問診，患者教育，連携の発展，疾患の管理といったすべての医療業務の根底にある。思いやり，責任感，高潔といったプロフェッショナルの中核的価値は，すべてコミュニケーションを通して示される。普段，医師は患者，患者の家族，専門職の同僚と口頭や書面で何百もの断片的情報を伝え合う。本章で注目するのは，コミュニケーション・スキルの測定，およびコミュニケーションを通したプロらしい行動の実証についてである。

コミュニケーション様式

　コミュニケーションは4つの幅広い様式に分類され，各様式は「意図的」または「非意図的」に利用されている。
　コミュニケーションの第1の要素は口頭でコミュニケーションを図る，すなわち話す能力である。もちろん，話し言葉を使いこなすことは，患者に医師の意図を理解してもらううえで必要ではあるが十分ではない。もっと繊細に，医

師が選択する使用言語――例えば,高度な専門的用語を用いて「心筋梗塞の検査結果から,心筋梗塞の発症が示唆される」と述べる 対 非専門的用語を用い「検査結果が出たのだが,心臓発作を起こしたようだ」と述べる――も効果的なコミュニケーションを図る医師の能力に影響を及ぼす。

コミュニケーション手段としての話すことは,話者の口調(怒って,希望に満ちて,脅えて),音量,そのうえ速度によって影響される。コミュニケーションの専門家(Dexter, 1992年)は,演説が聴取者に対して及ぼす影響のうち,話者の言葉による影響は7%である一方,口調が38%を占めると報告している(後に別の報告では約55%以上)。

もちろん,真のコミュニケーションを実現しようとする場合,聞くことは話すことと同様に必須である。医師が流暢なイタリア語で,最近の抗精神病薬の使用に関する利点およびドーパミン経路への効果を論じたのに対して,聴取者が英語だけを話し3年生レベルの教育しか受けていない場合,最も人を動かす力のある言葉でさえも効果的に伝わらないであろう。効果的なコミュニケーションのひとつに,話者の会話能力を聴取者の聴取能力に合わせることがある。他の因子は聴取者の聴取能力を妨げ,したがって,効果的なコミュニケーションへのすべての希望が断たれる可能性がある。気を散らすもの,聴取者の注意を他に惹きつけるもの,高レベルの一般的騒音が存在する雑音環境では,すべての有用なコミュニケーションが一時中断される。聴取者の感情の状態も重要である。多くの患者において,悪い知らせを受けて悲しんでいるときに,どちらかといえば,言われたことがあまり記憶に残っていないのはよく知られたことである(QuillとTownsend, 1991年)。著しく高揚したり意気消沈している感情の状態は,聴取者の聴取能力を妨げるため,一般にコミュニケーションの障害となる。最後に,情報を受け取りかつ反応することに対する聴取者の意欲も重要な因子である。

非言語的コミュニケーションは,話し言葉の内容と文脈を理解する決定的な手がかりとなる。身ぶり・表情・姿勢は言葉を介さずに,大量の情報を伝える。演説に関するコミュニケーション研究によれば,ボディ・ランゲージは伝達者が聴取者に与える影響の優に55%を占める(Dexter, 1992年)。患者は,医師の

第4章 医師のコミュニケーションを評価するための標準臨床面接技法の使用

非言語的コミュニケーションの（しばしば，無意識および非意図的な）使用から，医師が退屈しているのか，注意散漫なのか，または注意深く話を聞いているかを推測することができる。医師は意図的な非言語的コミュニケーションを有利に使うこともできる。わずかに患者のほうに体を傾け，開放の姿勢をとっているかに留意することは，患者の言いたいことに関心を寄せていると密かに伝えている。同様に，医師はこれら同様の非言語的コミュニケーションに留意することで，患者に関する多くの情報を入手できる。アルコールや薬物の使用を否定しながら，医師を直視することを避け，腕を組み体を曲げている患者は，自身のボディ・ランゲージによって，まったく違った答えを伝えている。

　書面によるコミュニケーションは第4の様式で，患者ケアの成功にとって重要である。あらゆる種類の医療専門職は臨床カルテにおいて互いの記録を解読できなければならず，情報を明確に伝えることは患者の転帰に影響しうるため重要である。投薬ミスで年間に7000人が死に至っているが，読みにくい筆跡は最も回避可能な要因のひとつである（医学研究所〔Institute of Medicine〕2000年）。ある研究では，手書き処方箋のミス率は10.2％であった（Shahら，2001年）。個々の患者ケアの時間が短くなり，医療記録が，より定型化するにつれて，仮説・管理・計画について明確な記録を患者カルテに保存する能力はこれまで以上に重要となる。書面によるコミュニケーションによって，時間や場所に関係なく——勤務時間を問わず，診察の合間に，複数の治療場所の間で——患者ケアの一貫性を保つことができる。

　コミュニケーションの効果は，意図的である（目的がある）ことも，非意図的であることもある。どちらの場合でも，効果は同等に強力である。目的のあるコミュニケーションは，人と人とのコミュニケーションを図るときに意図した結果を達成する際の個人の有効性に注目する。しかし，有効な伝達者がこれらの目標を達成するために活用する多種多様な行動について，明確に述べることは容易ではない。確かに，成功の実績のある真に優れた伝達者は，目標を達成するために4つの基本的コミュニケーション領域すべてのスキルを使っていることを意識的に認識している。同様に，敵対的口調で話す，相手の話が終わらないうちに口を挟む傾向がある，繰り返しチラチラ時計を見るなどの非意図的

なコミュニケーションをとる下手な伝達者は,相手に強烈な(かつネガティブな)印象を与える。コミュニケーション・スキルを測定する者は,これら4つのコミュニケーション様式の各々の特徴,および,意図的か非意図的かという事実を認識し,かつコミュニケーション能力の評価においてすべての要素を捉えることに努めなければならない。医師のコミュニケーションの評価およびトレーニングプログラムのほとんどは,患者およびその家族とのコミュニケーションに注目してきた。それと同等に重要であるが,比較的未調査であるコミュニケーション分野には,医師と他の医療専門職とのコミュニケーションがある。本章の第1節は患者およびその家族とのコミュニケーションについて扱う。第2節は他の医療専門職とのコミュニケーションについて扱う。本章の最終節は,標準臨床面接技法プログラムの設計および実行に関する基盤および費用について,読者の理解を助ける内容となっている。

患者およびその家族とのコミュニケーション

多くの著者は,患者とのコミュニケーションにおいて医師が用いた汎用ルーチンに関する記述を確証した。ルーチンの各要素の目的によって,これらのルーチンは組織化される。BillingsとStoeckle(1999年)は学生の患者面接を特徴づける6つの幅広い任務について論じている。その内容は,(1)面接を開始し,患者との関係を構築する,(2)診断や管理に必要な患者情報を引き出す,(3)学生の指導教官と相談する(症例の口述発表),(4)評価および計画を指導教官と共同で作成する,(5)患者に説明し,カウンセリングする(相互に同意できる計画について話し合い,患者との別れの挨拶をする),(6)指導教官との面接およびディスカッションを書面により記録する,である。Kalamazooの同意声明〔Kalamazoo Consensus Statement〕(2001年)は,医療の面接におけるコミュニケーションの7つの必須要素について述べる。それは,(1)患者―医師関係を構築する,(2)ディスカッションを開始する,(3)情報を収集する,(4)患者の視点を理解する,(5)情報を共有する,(6)問題や計画について合意に到達する,(7)終結宣言をする,となる。Greg Makoulは,準備する,情報を引き出

す，情報を与える，患者の視点を理解する，本診療を終了する〔Set the stage, Elicit information, Give information, Understand the patient's perspective, and End this visit〕の頭文字を取って SEGUE と題した，コミュニケーション・スキルを指導・評価するために幅広く用いられる枠組みを構築した（Makoul, 2000 年）。こうした枠組みのすべては，若干異なりながらも共通点のほうが多く，医師や研修医の一般的な必須スキルについて指摘している。

　コミュニケーション・スキルの追加的要素や，上記のそれのバリエーションが，患者—医師のコミュニケーションにおける特定の目的に応じて必要となるかもしれない。悪い知らせを伝える，守秘義務を維持する，インフォームド・コンセントを得る，患者の病歴のデリケートな部分について質問するなど，扱いにくい可能性のある患者との接触場面のすべてをうまく切り抜けるためには，高度の特殊なコミュニケーション・スキルが必要である。これらの状況には共感と客観性の特別な組み合わせが必要である。それにより，若干形式的ではあるが，妥協しない快適なプロフェッショナルな関係が構築される。残念なことに，最近の調査では，コミュニケーション（カウンセリング，教育）スキルは米国人の医療のニーズを満たすうえで，最も効果的に用いられていない領域であることが認められた（McGlynn ら，2003 年）。

　他の特定のコミュニケーション・スキルも多数必要とされる。例えば医師は，中年女性に初めての乳房撮影を理解してもらい，かつ同意するよう説得を試みる際に，自分に説得スキルが必要であることに気づくだろう。各患者は異なったアプローチを必要とする可能性があるため，この種の作業には医師の柔軟性が必要である。信頼・信用の構築は，別な特定のコミュニケーション・スキルであり，おそらく医師が患者との作業および治療の連携を発展させる場合に必要な複数のレベルにおいて——言語的・非言語的に，意図的・非意図的に——行われている。事実を確認すること，および得られる情報の信頼性を確保することは，一般的な情報収集の一部ではあるが，何らかの理由で曖昧な態度をとっている患者や事実を隠している患者に対して必要なスキルとなるかもしれない。患者を安心させ，落ち着かせ，またその落ち着きを保たせる医師の能力は，痛ましいまたは致死的な可能性のある状況——悪い知らせを伝えなければなら

表 4-1　コミュニケーション能力

データ収集
悪い知らせを伝える
患者の病歴のデリケートな部分について尋ねる（例えば性遍歴）
患者教育/患者カウンセリング
面接プロセス（一般的）
患者との関係を構築する
ディスカッションを開始する
面接を終了する
患者の視点を理解する
説得する
相互に賛同できる計画を協議する
葛藤の解決策 a
信頼/信用を構築する
患者を安心させる/落ち着かせる a
事実を調べる/情報の信頼性を確認する a
提供した情報に関する患者の理解を調べる a
インフォームド・コンセントを取得する a
小児とのコミュニケーション ab

a 評価方法および訓練プログラムの開発において強調されていないコミュニケーション領域
b 未成年である標準模擬患者との作業は，小児との法的問題および労働問題から派生する困難な取り組みである

ない状況など――においては特に重要である。実際に，多種多様な患者との接遇において言うべき事項や行うべき事項を知ることは，効果的コミュニケーションと非効果的コミュニケーションとの境を分ける。最後に，例えば，診察を待つ時間が，適切と思うよりも長かったために患者が腹を立てた場合など，医師は不可避的に患者との関係がうまくいかないと気づくであろうから，葛藤の解決スキルは非常に重要である。これらすべてのスキルは，医師が日常の診療業務において使えなければならない幅広い範囲の能力を構成しており，このスキルがない場合，医師は十分な能力がないとみなされてしまう（表4-1参照）。

第4章 医師のコミュニケーションを評価するための標準臨床面接技法の使用

患者およびその家族とのコミュニケーションに関与する医師のコミュニケーション・スキルの評価

　患者やその家族に対する医師のコミュニケーション・スキルは，実際の臨床現場において教員が研修医を観察することで長い間評価されてきたが，この方法は困難に満ちている。コミュニケーションおよび対人関係の能力の安定した評価を提供するには，比較的多くの者（30名まで）が，いろいろな患者の文脈や行動を観察しなければならない（Carlineら，1992年；Wenrichら，1993年；Tamblynら，1994年）。そのような多くの者による観察が必要なのは，コミュニケーション・スキルが状況特異的で症例特異的であるからである。実際の臨床事象は，置かれている状況，患者，医師によって異なる。急速に変化する3つの変動要因を用いた信頼性のある方法でコミュニケーション・スキルを測定することは，大きな課題——1970年代の研究者は，個々の医師のパフォーマンスの違いを測定するために「置かれている状況」と「患者」の変動を最小限にしようと考えた——をもたらした（Barrows, 1993年）。

　標準模擬患者〔SP〕とは，患者・教官・評価者といった複数の役割を演じて実際の患者との面接場面を再現するために，入念なトレーニングを受けた医師以外の者である。彼らは徹底した指示を受け（大抵1症例につき15～25時間），彼らの身体を教材として使用する（StillmanとSwanson, 1987年）。一旦特定の患者として面接場面を演じるトレーニングを受けると，SPは長期にわたって繰り返し，違った学生に対して非常に正確にその役を演じることができる。したがってSPは，学習者が臨床状況や対応が困難な患者のコミュニケーション・シナリオを体験できるコントロールされた環境を提供することができる。また，ばらつきの設定や患者の守秘義務の必要性といった問題を，制御し解決することができる。学生は皆同一「症例」を診察しているため，彼らを同僚と比較したり，前もって設定された完璧な基準と比較したりすることができる。SPは面接を評価し，学生に詳細なフィードバックを与えるためのトレーニングを受けていることが多い。

評価目的でSPが学生とやり取りをするために作成された通常のシナリオは，実際の臨床現場で起こるものと同じように，まず，学生が患者に自己紹介して面接を開始することから始まる。学生は，特定の症例における課題——例えば，病歴を聴取する，身体的検査を行う，患者に悪い知らせを伝える，またはインフォームド・コンセントを得るなど——について前もって説明を受ける。一般に，10分か15分の単純な課題（簡単なインフォームド・コンセントの取得）から1時間以上（完全な病歴聴取および身体的検査の施行）まで，時間枠はさまざまである。面接が終了した時点で，SPは学生とのやり取りを評価する書類に記入をし，SP役は終えて学生と対面して学生のパフォーマンスについて議論し，かつフィードバックを与える。学生もまた，面接の経過記録の記載など面接後の任務が課せられることもあれば，ないこともある。教員が面接をその場で（通常ビデオカメラの画像を通して）観察するか，または作成されたテープを用いて後に観察するかについては，決まっていない。
　SPは医学生・研修医・臨床医におけるトレーニング，形成的フィードバック，臨床スキルの評価に広く用いられる（Stillmanら，1990年）。SPは広く研究され，信頼性および妥当性のあることが示されている（ColliverとWilliams, 1993年）。

演技の精度および評定の精度

　SPの演技の現実性および症例の詳細にわたる演技の精度を検討したいくつかの研究がある。SPが予告なしに診療室に派遣された場合，経験豊かな医師はSPだと察知できたかどうかを確かめることで，現実性については最も確かに評価された。SPだと察知されたのは10〜20％の範囲であった。しかし，察知の理由に関する研究では，察知できた事例のうち約3分の1の理由は，演じた患者が医師の診療業務と一致しなかったためだったということがわかった（Russellら，1991年）。複数の研究において，SPは詳細に症例を演技するうえで90％以上正確であった（Tamblynら，1991年a）。さらに，面接や時間に関係なく演技は安定していた。
　SPは非常に正確な評定者でもあり，医師とほぼ同程度，正確に学生の臨床パ

フォーマンスを評価・評定するように思われる。ある研究では，受験者の診療パフォーマンス記録の平均一致率は82%であった（Tamblynら，1991年b）。特に興味深い研究で，Pangaroら（1997年）は，SPが記入したチェックリストの病歴および身体的検査の項目の正解率が40%または80%のいずれかになるよう標準受験者の行動をトレーニングし，「研修医」が実際には標準化されていることを知らないSPが，これら受験者をどのように評定するかについて調査した。SPは，正解率80%で行動するようトレーニングを受けた受験者を77%，正解率40%で行動するようにトレーニングを受けた受験者を44%と評定し，採点プロセスの精度の測定尺度を提供した。チェックリスト完成の際のSPの総合精度は91%であった。

　しかし，当然のことながら，学生を評定する項目の数によって，SPの精度に差が生じ，項目の数が増加するにつれて精度が低下した（Vuら，1992年）。SPの記録ミスのうち約4分の3は受験者に有利なミスであったという事実は注目すべきである。KoppとJohnson（1995年）は，SPと教員が学生の対人関係のスキルを採点した際に，一致率は78%～97%であることを掘り出した。差のほとんどは，SPがチェックリストにマークをした項目に対し，教員がそうしなかったことに起因する。しかし，2種の評定者（SPと教員）は，同一面接症例を検討している場合においてすら，対人関係およびコミュニケーション・スキルの同側面についてはしばしば評定していなかった。CooperとMira（1998年）は，医師―教官が強調するコミュニケーション・スキルはSPが重要と考えるスキルを反映していないことを見出した。Finlayら（1995年）の報告によれば，SPは研修医について妥当性のあるコミュニケーション・スキル評価を行ったが，その採点は臨床医の採点とは異なっていたという。医師の代わりにSP評定者を観察者として使用する場合，この点を心に留めておくことは重要である。Donnellyら（2000年）の注記によれば，SPは教員の試験監督官よりわずかに高い評定をつける傾向にあるが，教員の試験監督官とSPによる対人関係スキルの全般的評定には信頼性および妥当性があったという。

　SP適用の技術的問題についてのグループ・ディスカッション（Consensus Working Group 1993年）では，SPはコミュニケーション・スキルを評価するう

えで外部の観察者よりも有利であると結論づけられた。Boulet ら (1998年) は，外国の医学部卒業生の臨床スキルを測定するために使われた利害に大きくかかわる試験について検討した。彼らは，全体的な対人関係スコアには信頼性・妥当性があり，一般化が可能であることを認めた。彼らは，信頼性のある方法で医師の対人関係のスキルを評価するには，熟練した SP を使用すべきであると結論づけた。

SP 試験も，特に合否決定にかかわる面接症例においては多いに信頼性があるように思われる。先行研究では，6 クラスで収集したデータに基づく合否決定の信頼性は，0.84（カットオフを有する信頼性指標）であった（Barrows ら，1991年）。この信頼性の水準に達するには多くの面接症例――既述の研究では 15 例――を必要とするが，この面接症例数は一般化可能性係数 0.80 の水準に達するために必要とされる数（この場合は 40 例）よりかなり少ない。いくつかの研究で実証されたように (Swanson と Norcini, 1989年；Colliver ら，1990年，1993年 a)，同一面接症例をシミュレーションする SP が 2 人以上いることが信頼性に及ぼす影響はごくわずかである。

妥当性

試験形式において SP を使うことが妥当だとすれば，トレーニングの水準が上がるにつれて，これらの試験における能力の評定結果も高くなることが予測される。実際に，いくつかの研究では，トレーニング水準が上がるにつれて試験でのパフォーマンスも高くなることが実証されている（Barnhart ら，1992年；Petrusa ら，1987年；Stillmam ら，1991年 b）。

Cohen ら (1996年) は，SP による研修医の全般的評定――対人関係スキルおよびコミュニケーション・スキルを評価――について研究し，また同じ目的で SP チェックリストを使用した場合と比較してこれらの評定がどのようであったかを研究した。専門医の観察者による全般的評定は，チェックリストより効率的かつ信頼性があることが認められた。Regehr ら (1998年) は，専門医によって採点された全般的評定尺度には，チェックリストと比べて，ステーション

第4章 医師のコミュニケーションを評価するための標準臨床面接技法の使用

間の高い信頼性,良好な構成概念妥当性,良好な併存的妥当性があることを示した。さらに彼らは,チェックリストがあっても全般的評定尺度の信頼性・妥当性が改善せず,全般的評定尺度単独よりも良くはならないことを見出した。Regehrら（1999年）は,チェックリストの採点が大いに内容特異的である一方,全般的評定尺度が幅広い一連のスキルを捕捉し評価することに注目した。しかし,チェックリストは継続的専門能力開発の目的で使われる特定のパフォーマンスが不足していると指摘できるので,依然としてトレーニング目的にとっての利点はある。

さらに,研修医がSPにした質問を記録するためにSPがチェックリストを使うことは,ある懸念の原因となっていた（Williamsら,1999年）。学生は,SPがチェックリストに記入しているということ,面接症例の単位を取得するために聞かねばならない特定の質問があるということにすぐさま気づく。このことは,限定的な質問,矢継ぎ早に繰り出す質問スタイルにつながる,これは専門面接官が実行する可能性のあること,および教育者が学生に実証させたいことに反している（BillingsとStoeckle, 1999年）。実際,Hodgesら（1999年）は,この種のチェックリストが試験で使用された場合,専門面接官の採点が経験の浅い面接官の採点と同様であることを示した。実際の問題は,受験者が正確な診断を下すために重要な症例の詳細について患者から学んだかどうかであるため,患者所見の質問事項に自分の所見を記録するよう研修医に求めて試験データを収集することで（Williamsら,1999年）,学生は,試験に必要なことに合わせるのではなく,一般に認められた面接の実践と一致するスタイルで面接を受けることができる。SPは,受験者がもつ協力を引き出す能力や面接を円滑に行う能力を評価するプロセス評定,および面接官の専門知識が増えるにつれて採点も高くなる全般的項目に記入するよう,今後も求められるであろう（Hodgesら,1999年）。

研究者はそのうえ,さまざまな高度なコミュニケーション・スキルの評価にもSPを使用してきた（Robertsら,1999年；Smithら,1994年；Greenbergら,1999年；Serwint, 2002年；Amielら,2000年）。これらの研究において,学生は,概ねSP面接を巧みに遂行し,この種の評価が重要であることに同意した。彼

らは，SP を用いたトレーニングセッションを終えた後に，悪い知らせを伝えるなどの問題に対するスキルに対して自信がついたことを強調している．総じて，良好な表面的妥当性および内容的妥当性が得られたとともに評定者間の一致に達した．

コミュニケーション・スキルの評価に SP を使用する主な利点は，医師の能力だけでなく，診療現場で実際にどのように診察するかを観察することができるという点である．これは通常，予告なしに SP を使うことで実現される．SP は日常の診療業務において診察する可能性がある実際の患者を装って医師の診察を受けに訪れる．多くの研究が示しているのは，面接症例が十分に開発され，SP が適切にトレーニングを受けている場合，診察室での診療において経験のある医師が予告なしの SP の存在に気づけないことである（Burri ら，1976 年；Owen と Winkler, 1974 年；Norman ら，1983 年，1985 年）．予告なしの SP は特に臨床診療のふたつの領域で使用されてきた．第 1 には，特定の主訴または疾病に関して医師達の間における診療のバリエーションと質を確認するため，第 2 に，医師の行動に関する生涯教育の効果を評価するためである（Beullens ら，1997 年）．

SP に関する文献研究において，Colliver と Williams（1993 年）は，これらの試験における妥当性と信頼性を脅かす多くのものを指摘した．まず，数名の SP が複数の学生の試験期間中に同一の面接症例を演じることが多いという事実は，採点における分散の可能性についての懸念を起こさせる．複数の研究において多くの研究者（Colliver ら，1991 年 c, 1998 年；De Champlain ら，1999a 年；Swartz ら，1999 年）は，2 名以上の患者が面接症例に携わる場合に，採点にわずかな分散が起こることを示した．面接症例の採点と全体的な試験の採点を比較検討することによりこれらは打ち消される．

次に，大規模な SP 試験は，試験を受ける多くの研修生に対して同一の面接症例を用いて数日から数週間にわたって行われることが多いため，情報漏れの懸念がある（Colliver ら，1991 年 a, 1992 年；Stillman ら，1991 年 a；De Champlain ら，1999 年 b, 2000 年；Cohen ら，1993 年）．試験の指導シナリオ（De Champlain ら，1999 年 b）では，指導を受けた者の採点は一発「勝負」で受けた者と比べて

1～2ポイント高値であった。この試験は重要でなかったため，利害に大きくかかわる試験の場合には，指導による採点の差はさらに広がるであろう。したがって，利害に大きくかかわる試験において，試験官は多くの同等な面接症例を自在に代用し，この影響を最小限にすべきである。

最後に，専門家はパフォーマンスの絶対的基準を非現実的に高く設定する。これは，臨床医が，あらゆる課題を遂行する学生の実際のパフォーマンスを観察した十分なデータベースをもっていないためである。臨床医は，比較の基準が不足しているために，レベルを非常に高く設定してしまうのである。加えて，実際の臨床診療と測定可能な患者の結果との関連に関する研究はほとんど行われていないために，学生がどんなスキルを遂行すれば「能力がある」と判断できるのかを知るのは困難である。この領域においては，明らかにさらに多くの研究が必要である。

性別（SPと研修医の両方），民族性，面接症例の順序，またはSP評定の試験日の影響について検討した別の研究もある。Gispertら（1999年）は，SPにおいてこれら変数間に有意差または関連性がないことを見出した。同様に，Lloydら（1990年）は，順序効果がないことを認めた。Bienstockら（2000年）によると，学生の民族性による対象試験に影響を及ぼすバイアスは生じなかった。Colliverら（1991年b）によれば，女性研修医は個人的態度の属性において高得点を得たが，男性と女性は，SPの性にかかわらず，対人関係およびコミュニケーション・スキルにおいて同等に良好な得点を得た。同様に，Chambersら（2001年），Rutalaら（1991年），およびColliverら（1993年b）は，SPと研修医の性別の間に有意な相互作用を認めず，研修医が男女問わず同等に評価されたと結論づけた。

専門職の同僚とのコミュニケーション

実際，コミュニケーションを指導・評価するために，標準臨床面接技法を用いたすべての研究・開発において，医師―患者間の面接が注目されてきた。標準臨床面接技法を用いた研究・開発・トレーニングでは，専門職の同僚とのコ

表4-2　コミュニケーションが関連するチーム人材管理能力

コミュニケーション
　　明確にかつ正確にコミュニケーションを図る：一般的でわかりやすい専門用語を使用する
　　目的とするデータおよびその意味するところを確実に把握する
　　開かれた情報交換を促進する
　　情報の照合：情報転送を検証するために事後点検を行う
　　チームの過渡期に責任を組織的に引き継ぐ
　　チームメンバーに意志決定や行動を伝える

関連能力
　　チームを集中させる：人材を動員する
　　早期に支援を求める
　　役割を明確にする
　　状況認識を確実に共有する：最新の状況認識を要請し共有する
　　重要な最新情報の入手可能性を確認する：緊急事態において重要な情報を集める：計画
　　　および決定を支援をするための情報を提供・検索する
　　仕事を分配する：作業を完遂するスキルを有する者に作業を割り当てる：責任が明確か
　　　確認する
　　優先順位を決める：重要な目標を同定しスタッフの意識を集中させる
　　チームの目標に対するメンバーの貢献を認識する
　　すべてのコミュニケーションにおいて相互に敬意を示す
　　プロフェッショナルの懸案事項に対して直接対応する
　　葛藤を前向きに解決する
　　計画および決定のプロセスにチームのメンバーを参加させる
　　立場を指示し，明白にする。もしくは行動を修正させる
　　負担の大きな作業に対する援助を要請し提供する
　　対人関係の葛藤を取り除く（例えば，事後のディスカッションを確保することによって）

ミュニケーションにはほとんど注目されてこなかった。医療現場でのチームワークの重要性が強まり，臨床医個人ではなく医療システムの有効性に焦点が当てられることから，将来——特に，十分なチーム・コミュニケーションが維持されない場合に起こるミスに関する報告を考慮に入れると——この領域がより多くの注目を集めると確信をもっていえる。

　医療専門職チーム人材トレーニングのシミュレーションを設計するにあたり，最先端にいるのが麻酔科医であろう（GabaとDeAnda, 1988年 1989年；Gaba,

1992年；Gabaら，1995年，1998年；Holzmanら，1995年；Howardら，1992年）。最近，同様の研究が救急医療（Smallら，1999年）および手術（Helmreichら，1999年）でも行われている。この研究は，チームが効果的であるために重要なコミュニケーション関連能力リストの最初の特定につながった。表4-2でこれらの能力をまとめた。

HelmreichとMerritt（1998年）らの研究は，チームの人材管理の有効性の評価とトレーニングに興味をもつ者にとって，非常に良い情報源である。その本は付録で，医療用に適合される多くの測定手段を示している。彼らは，航空業界で使用されている他の手段——最も広い意味でのコミュニケーション能力を評価するための医療チームのシミュレーション活動での使用に容易に適応されうるような手段——にも言及している。Howardら（1992年）が示すのは，ビデオに録画された麻酔危機資源管理〔Anesthesia Crisis Resource Management：ACRM〕の模擬面接の評価に用いた手段の例である。この手段は，麻酔の重大事故およびコミュニケーション・パフォーマンスの要素に関する詳細を提供する。また，シミュレーションおよびその後のコミュニケーション・パフォーマンス評価の基礎として使用することもできる。

標準臨床面接技法の基盤

標準臨床面接技法のプログラムが成功するのに必要な基盤には，取り上げるべき5つの領域がある。第1に，プログラムを配置しなければならない。プログラムはそれを取り囲むカリキュラムに組み込まれて，学生を担当する教員が使用するため，SP領域に関する豊富な知識をもった医師，または基礎科学教員および臨床教員との優れた連携実績をもつ教育者が管理することが望ましい。学生にプロセスについて話をして，その必要性を納得させ，開発段階および実行段階を乗り越える支援をするために傍にいる奉仕的「専門家」が存在するならば，学生に対する日常の教育（授業または臨床業務）で多忙な教員でも標準臨床面接技法の使用を教育的手順や評価手順の一部として容易に取り込めるであろう。トレーニング・プロセスおよびその質は，開発された面接症例の信頼性，

精度，忠実性（SPを用いた予告なしの面接の場合）に直接影響を及ぼすため，SPに対する指導者は必須である。熟練した指導者は，病歴の要素が省略されている個所や開発されていない箇所に前もって気づき，すぐにこれら細部を補うことができるため，教員の面接症例開発プロセスの助けにもなるだろう。最後に，1回の標準臨床面接からでさえ無数に作成される書類，ビデオテープ，その他のデータをコピー・保管・整理する秘書または担当者が必要である。

　第2の領域は面接症例自体の開発である。通常，SP指導者からの支援と助言に基づいて教員が面接症例を執筆する（自ら執筆する場合もあれば，使用するひな形をグループに提供する場合もある）。コースまたはクリニカル・クラークシップの目標および目的が設定されると，面接症例の構想例は自然とできあがる。例えば，倫理・面接スキル・プロフェッショナルな行動についてのコースで，学生にインフォームド・コンセントを得るよう求める標準臨床面接技法が開発されるのは自然であるように思われる。もうひとつの例を挙げると，シカゴにあるイリノイ大学では上級臨床能力試験に備えて，ボランティアの教員達に3年目のクリニカル・クラークシップリストから抜粋した数々の目標や目的を基に，最も重要であると思われた診断と臨床スキルのリストについての見解をまとめるよう求めた。そして，このリストを用いて，開発した12例の面接症例の各々に対する基礎として使用された，診断と臨床課題の計画基盤を構築した。さらに，疑問が生じたり，診断的検査や治療法を変更したりした際には，ケアの改訂版が必要とされる。これには，教員が改訂に費やす時間も必要となる。

　標準臨床面接技法に必要な第3の要素は，作成段階である。面接がトレーニング，形成的フィードバック，総括的評価に使用されるか否かにかかわらず，SPはトレーニングを受ける必要がある。通常，1名の患者につき最低数時間のトレーニングが必要とされ，その時間数は演技する面接症例の複雑さおよび長さによって増加する。費用は実際の演技の時間給を下回る可能性があるものの，SPの給料はトレーニング時間に対して支払われるべきである。医学部の授業においては，数人の俳優が——疲労やスケジュール調整の問題を抱えながら——各症例を演じるのが一般的である。このためトレーニングを受けるべきSPの数が増加している。面接の間に使用する教材を印刷し準備しなければな

第4章　医師のコミュニケーションを評価するための標準臨床面接技法の使用

らない。これらにはチェックリスト，他の評定尺度，患者所見質問票，面接後複数選択式問題または短答問題，SPのコメント記入用紙を含む。SPや学生が解答を記録するのにコンピュータを使うこともできる。しかし，コンピュータを使う場合には，別料金が生じる。2名以上の学生およびSPが同時に行う場合，たくさんのコンピュータが必要である。そのようなデータの管理用に設計されたソフトフェアを購入し，インストールならびにメンテナンスしなければならない。最後に，面接のビデオテープを作成すべきである（品質保証のために実況検討するため，または学生や教員が後に再検討するため）。テープならびにテープを使用するビデオ装置を購入しなければならない。些細であるものの必要不可欠な他の詳細について，この段階で見落としてはいけない。学生が患者に身体的検査を行う場合，診察するための道具を支給しなければならない。これらには手洗用石鹸，舌圧子，綿棒，使い捨て検鏡，診察台，その他大勢の中で患者が快適に過ごすためのカーテンも含む。

　標準的臨床面接技法の実行には，それとともに別途の費用と詳細が必要である。しかし，これらは，面接が医学教育現場で行われるか，または臨床医の診療室で予告なしに行われるかによって少しずつ異なる。医学教育現場においては，複数の学生が一定期間内に来ることのほうが多いので，学生がローテートする複数のステーションを設ける必要がある。この種の作業には複数のSPおよびSPが面接を受けるための部屋が必要である。面接症例についてレベルの高い忠実性を維持するために，トレーニングを受けたSPをもうひとり雇い，そのSPに各々の面接症例が演じられる過程をビデオで観察させるのも有用である。もし医師の試験官が出席し，SPとの面接を終えた学生のプレゼンテーションを聴き，学生が仕上げた資料を即時に採点し，ビデオで面接の実況を観察するなら，臨床医はトレーニング・セッションや試験にも参加しなければならない。補助スタッフはいくつかの重要な役割を果たしているので，出席する必要がある。補助スタッフは，第1に，ステーションでの実施時期を提示し，ステーション間の学生の移動を円滑に進める。第2に，即時または以後に採点に使われる学生やSPが作成した資料を収集し照合する。最後に，受験者の監視を怠らず，受験者間での会話と情報の共有を最小限にする。

「予告なし」という言葉から推測できるように，予告なしのSPは，実際の診療をしている医師の面接を受けるために，異なる環境への準備も必要である。例えば，現実に即して言えば，患者受診の紹介状を用意し，患者記録も作成されなければならない。女性SPのバッグに入れて持ち歩くオーディオテープレコーダーのような，セッションを録音する手段も用意しなければならない。これらの症例の開発もまた重要である。実際に，これらの患者がSPだと察知されないためにも，トレーニングはより厳密である必要があり，患者が演じる症例もさらに綿密である必要がある。医師との面接後に記入する用紙も提供する必要があり，これらの用紙の解析もやはり必要である。多くの場合，患者は，面接を詳細に録音するために，医師の診察室にオーディオレコーダーを隠しもっている。しかし，面接の間は，上記で簡潔に述べたような問題の多くはあまり関係がない。

　トレーニング・セッションまたは試験後に，収集したデータの解析と報告を行わなければならない。すべての資料を紙媒体で作成する場合，これらのデータを解析のために入力しなければならない。コンピュータを使用し，適切なソフトフェアを事前にインストールしてある場合には，データを必然的に何らかの形で整理する必要があるものの，この基盤の部分（データ入力）は必要ではない。作り出された大量のデータの統計解析を行い，報告書を作成しなければならない。これらの報告を聞くのは，何人かの者である。標準臨床面接技法の趣旨を考えると，それらは学生に対するフィードバックの重要な情報源である。パフォーマンスに関する何らかのデータを学生に提供すべきである。さらに具体的な情報を提供するとなお良い。コース責任者は，どのように学生が遂行したか，その目的はトレーニング・セッションであったのか（学生はトレーニング・セッションを気に入ったか？　学生はそこで学んだか？），それとも利害に大きくかかわる試験であったのか（学生は試験に合格したか？），ということに関心がある。最後に，集約した形のデータは，カリキュラム開発者がカリキュラムのどこに「欠点」があるかを学生のパフォーマンスに基づいて確認し，かつ適切な変更を計画するのに役立ちうる。求められる解析・報告の種類や数により，数日から数週間にわたり作業する者がひとりあるいは複数必要である。

第4章 医師のコミュニケーションを評価するための標準臨床面接技法の使用

　報告によるとSP試験の実行にかかる費用は，試験の開発および実行に際して教員が時間を無償提供するか有給であるかで大きく異なる。Reznickら（1993年）は費用の平均が＄496から＄870（カナダドル）であると報告した。同様に，Cusimanoら（1994年）は，SP試験実施の費用について，すべての試験開発者・SP・支援スタッフ・試験官が無償で働く場合，1ステーションにつき学生1名あたり＄35から＄1にまで削減可能であると報告した。Fryeら（1989年）は学生1名につき費用が＄32と報告した一方，Williamsら（1987年）は，SPの人件費について，学生1名あたり＄118，必需品を加えると学生1名あたりさらに＄125かかると報告した。彼らは「大規模なステーション・バンクが設立され，トレーニングを受けたSPが集められるまでは準備費用は高額である」と結論づけた。

結論

　要約すると，診療業務にかかわる医学生，研修医，医師，およびチームとして仕事をする医師のグループのコミュニケーション・スキルを評価する場合，標準臨床面接技法は非常に信頼性および妥当性が高い方法である。これらの面接は，受験者が臨床現場において，どうやるのか，およびどうするかについて彼らが知っていることを示せるよう独自に設計されている。また，医師があらゆる臨床経験で遭遇するかもしれない多種多様な経験のシミュレーションを行うために設計されており，試験という設定で行われたり，予告なしに一般診療で行われたりする。学生や医師をトレーニングするために標準臨床面接技法を用いることで生じる練習機会は，行動に対して持続的影響を及ぼし，教訓的講義や他の非対話式教材よりも優れていると考えられる。標準臨床面接技法を作成し，実行およびその結果を解析するための基盤を構築する費用は，特に専門教員がボランティアとして時間を割かない場合には高額であるが，得られる利益は非常に大きいため，この方法論は費用に見合う価値があると考えられる。これら面接技法の利用に関する研究領域は，依然として数多く存在している。その中には，この方法を用いてコミュニケーション・スキルのトレーニングを

受けた医師の患者ケアおよび結果に対する効果,および専門職の同僚間のコミュニケーションを改善する試みについての興味深く重要な領域が含まれている。

参考文献

Amiel GE, Ungar L, et al. Using an OSCE to assess primary care physicians' competence in breaking bad news. Acad Med 2000;75(5):560-561.
Barnhart AJ, Marcy ML, Colliver JA, Verhulst SJ. A comparison of second- and fourth-year medical students on a standardized-patient examination of clinical competence: a construct validity study. Paper presented at the American Educational Research Association annual meeting, April 10, 1992, San Francisco, California.
Barrows H. An overview of the uses of standardized patients for teaching and evaluating clinical skills. Acad Med 1993;68(6):443-453.
Barrows HS, Colliver JA, Vu NV, Travis TA, Distlehorst LD. The clinical practice examination: six years experience. Springfield, IL: Southern Illinois University School of Medicine, 1991.
Beullens J, Rethans JJ, et al. The use of standardized patients in research in general practice. Farm Pract 1997;14(1):58-62.
Bienstock JL, Tzou WS, Martin SA, Fox HE. Effects of student ethnicity on interpersonal skills and objective standardized clinical examination scores. Obstet Gynecol 2000;96(6):1011-1013.
Billings JA, Stoeckle JD. The clinical encounter. A guide to the medical interview and case presentation. 2nd ed. St. Louis: Mosby Press, 1999.
Boulet JR, Ben-David MF, Ziv A, Burdick WP, Curtis M, Peitzman S, Gary NE. High-stakes examinations: what do we know about measurement? Acad Med 1998;73(10):S94-S96.
Burri A, McCaughan K, Barrows H. The feasibility of using the simulated patient as a means to evaluate clinical competence of practicing physicians in a community. In: Proceedings of the 15th Annual Conference on Research in Medical Education, 1976;295-299. Washington, DC: Association of American Medical Colleges.
Carline JD, Paauw DS. Thiede KW, Ramsey PG. Factors affecting the reliability of ratings of students' clinical skills in a medicine clerkship. J Gen Int Med 1992;7:506-510.
Chambers KA, Boulet JR, Furman GE. Are interpersonal skills ratings influenced by gender in a clinical skills assessment using standardized patients? Adv Health Sci Educ Theory Pract 2001;6:231-241.
Cohen DS, Colliver JA, Marcy MS, Fried ED, Swartz MH. Psychometric properties of a

第4章 医師のコミュニケーションを評価するための標準臨床面接技法の使用

standardized-patient checklist and rating-scale form used to asses interpersonal and communication skills. Acad Med 1996;71(1 suppl):S87-S89.
Cohen R, Rothman AI, Ross J, Poldre P. Impact of repeated use of objective structured clinical examination stations. Acad Med 1993;68:S73-S75.
Colliver JA, Barrows HS, Vu NV, Verhulst SJ, Mast TA, Travis TA. Test security in examinations that use standardized-patient cases at one medical school. Acad Med 1991a; 66:279-282.
Colliver JA, Marcy ML, Travis TA, Robbs RS. The interaction of student gender and standardized-patient gender on a performance-based examination of clinical competence. Acad Med 1991b;66(9 suppl):S31-S33.
Colliver JA, Marcy ML, Vu NV, Steward DE, Robbs RS. The effect of using multiple standardized patients to rate interpersonal and communication skills on the same case on the intercase reliability of the ratings. Paper presented at the annual meeting of the American Educational Research Association, Division I, April 8, 1993a, Atlanta, GA.
Colliver JA, Morrison LJ, Markwell SJ, Verhulst SJ, Steward DE, Dawson-Saunders E, Barrows HS. Three studies of the effect of multiple standardized patients on intercase reliability of five standardized-patient examinations. Teach Learn Med 1990;2:237-245.
Colliver JA, Robbs RS, Vu NV. Effects of using two or more standardized patients to stimulate the same case on case means and case failure rates. Acad Med 1991c;66:616-618.
Colliver JA, Swartz MH, Robbs RS, Lofquist M, Cohen D, Verhulst SJ. The effect of using multiple standardized patients on the inter-case reliability of a large-scale standardized-patient examination administered over an extended testing period. Acad Med 1998;73: S81-S83.
Colliver JA, Travis TA, Robbs RS, Barnhart AJ, Shirar LE, Vu NV. Test security in standardized-patient examinations: analysis with scores on working diagnosis and final diagnosis. Acad Med 1992;67:S7-S9.
Colliver JA, Vu NV, Marcy ML, Travis TA, Robbs RS. Effects of examinee gender, standardized-patient gender, and their interaction on standardized patients' ratings of examinees' interpersonal and communication skills. Acad Med 1993b;68(2):153-157.
Colliver JA, Williams RG. Technical issues: test application. Acad Med 1993;68:454-460.
Consensus Working Group. Highlight of group discussion of technical issues of SP application. Acad Med 1993;68(6):461-463.
Cooper C and M Mira. Who should assess medical students' communication skills: their academic teachers or their patients? Med Educ 1998;32(4):419-421.
Cusimano MD, Cohen R, Tucker W, Murnaghan J, Kodama R, Reznick R. A comparative analysis of the costs of administration of an OSCE. Acad Med 1994;69:571-576.
De Champlain AF, MacMillan MK, King AM, Klas DJ, Margolis MJ. Assessing the impacts of intra-site and inter-site checklist recording discrepancies on the reliability of scores

79

obtained in a nationally administered standardized patient examination. Acad Med 1999a; 74:S52-S54.

De Champlain AF, MacMillan MK, Margolis MJ, King AM, Klass DJ. Do discrepancies in standardized patients' checklist recording affect case and examination mastery-level decisions? Acad Med 1998;73:S75-S77.

De Champlain AF, MacMillan MK, Margolis MJ, Klass DJ, Lewis E, Ahearn S. Modeling the effects of a test security breach on a large-scale standardized patient examination with a sample of international medical graduates. Acad Med 2000;75:S109-S111.

De Champlain AF, MacMillan MK, Margolis MJ, Klass DJ, Nungester RJ, Schimpfiauser F, Zinnerstrom K. Modeling the effects of security breaches on students' performances on a large-scale standardized patient examination. Acad Med 1999b;74:S49-S51.

Dexter D. (Producer and Director). Speaking effectively to 1 or 1000. [videotape]. Carlsbad, CA: CRM Films, 1992.

Donnelly MB, Sloan D, Plymale M, Schwartz R. Assessment of residents' interpersonal skills by faculty proctors and standardized patients: a psychometric analysis. Acad Med 2000; 75:S93-S95.

Finlay IG, Stott NC, Kinnersley P. The assessment of communication skills in palliative medicine: a comparison of the scores of examiners and simulated patients. Med Educ 1995;29(6):424-429.

Frye AW, Richards BF, Philp EB, Phil JR. Is it worth it? A look at the costs and benefits of an OSCE for second year medical students. Med Teacher 1989;11:291-293.

Gaba DM. Improving anesthesiologists' performance by simulating reality. Anesthesiology 1992;76:491-494.

Gaba DM, A DeAnda. A comprehensive anesthesia simulation environment: re-creating the operating room for research and training. Anesthesiology 1988;69:387-394.

Gaba DM, DeAnda A. The response of anesthesia trainees to simulated critical incidents. Anesth Analg 1989;68:444-451.

Gaba DM, Howard SK, Flanagan B, Smith BE, Fish KJ, Botney R. Assessment of clinical performance during simulated crises using both technical and behavioral ratings. Anesthesiology 1998;89:8-18.

Gaba DM, Howard SK, Small SD. Situation awareness in anesthesiology. Hum Factors 1995;37: 20-31.

Gispert R, Rue M, Roma J, Martinez-Carretero JM. Gender, sequence of cases and day effects on clinical skills assessment with standardized patients. Med Educ 1999;33(7):499-503.

Greenberg LW, Ochsenschlager D, O'Donnell R, Mastruserio J, Cohen GJ. Communicating bad news: a pediatric department's evaluation of a simulated intervention. Pediatrics 1999;103 (6 pt 1):1210-1217.

Helmreich RL, Merritt AC. Culture at work in aviation and medicine. Burlington, VT: Ashgate,

第 4 章 医師のコミュニケーションを評価するための標準臨床面接技法の使用

1998.
Helmreich RL, Merritt AC, Wilhelm JA. The evolution of crew resource management training in commercial aviation. Int J Aviat Psychol 1999;9:19-32.
Hodges B, Regehr G, et al. OSCE checklists do not capture increasing levels of expertise. Acad Med 1999;74(10):1129-1134.
Holzman RS, Cooper JB, Gaba DM, Philip JH, Small SD, Feinstein D. Anesthesia crisis resource management: real-life simulation training in operating room crises. J Clin Anesth 1995;7: 675-687.
Howard SK, Gaba DM, Fish KJ, Yang G, Sarnquist FH. Anesthesia crisis resource management training: teaching anesthesiologists to handle critical incidents. Aviat Space Environ Med 1992;63:763-770.
Institute of Medicine. To err is human: building a safer health system. Washington, DC: National Academy Press, 2000.
Kalamazoo Consensus Statement. Participants in the Bayer-Fetzer Conference on Physician-Patient Communication in Medical Education. Essential elements of communication in medical encounters. Acad Med 2001;76:390-393.
Kopp KC, Johnson JA. Checklist agreement between standardized patients and faculty. J Dent Educ 1995;59(8):824-829.
Lloyd JS, Williams RG, Simonton DK, Sherman D. Order effects in standardized patient examinations. Acad Med 1990;65(9 suppl):S51-S52.
Makoul, Greg. The SEGUE Framework for teaching and assessing communication skills. Patient Educ Coun 201;45:23-34.
McGlynn EA, Asch SM, Adams J, et al. The quality of health care delivered to adults in the United States. N Engl J Med 2003;348:2635-2645.
Norman GR, Neufeld VR, Walsh A, Woodward CA, McConvey GA. Measuring physicians' performance by using simulated patients. J Med Educ 1985;60:925-934.
Norman G, Stillman P and C Woodward C. Simulated patients in evaluation of medical education. In Proceedings of the 22nd annual conference on Research in Medical Education. Washington, DC: Association of American Medical Colleges, 1983;240-244.
Owen A, Winkler R. General practitioners and psychosocial problems: an evaluation using pseudopatients. Med J Austr 1974;2:393-398.
Pangaro LN, Worth-Dickstein H, Macmillan MK, Klass DJ, Shatzer JH. Performance of "standardized examinees" in a standardized-patient examination of clinical skills. Acad Med 1997;72(11):1008-1011.
Petrusa ER, et al. An objective measure of clinical performance. Am J Med 1987;83:34-42.
Quill TE, Townsend P. Bad news: delivery, dialogue and dilemmas. Arch Intern Med 1991;151: 463-468.
Regehr G, Freeman R, et al. Assessing the generalizability of OSCE measures across content

domains. Acad Med 1999;74(12):1320-1322.

Regehr G, MacRae H, et al. Comparing the psychometric properties of checklists and global rating scales for assessing performance on an OSCE-format examination. Acad Med 1998;73:993-997.

Reznick R, Smee S, Baumber JS, Cohen R, Rothman A, Blackmore D, Berard M. Guidelines for estimating the real cost of an objective structured clinical examination. Acad Med 1993; 68:513-517.

Roberts LW, Mines J, Voss C, Koinis C, Mitchell S, Obenshain SS, McCarty T. Assessing medical students' competence in obtaining informed consent. Am J Surg 1999;178(4): 251-255.

Russell NK, Boekeloo BO, Rafi IZ, Rabin DL. Using unannounced simulated patients to evaluate sexual risk assessment and risk reduction skills of practicing physicians. Acad Med 1991;66(9):S37-S39.

Rutala PJ, Witzke DB, Leko EO, Fulginiti JV. The influences of student and standardized patient genders on scoring in an objective structured clinical examination. Acad Med 1991;66(9 suppl):S28-S30.

Serwint JR. The use of standardized patients in pediatric residency training in palliative care: anatomy of a standardized patient case scenario. J Palliat Med. 2002;5:146-153.

Shah SN, Aslam M, Avery AJ. A Survey of prescription errors in general practice. Pharm J 2001;267:860-862.

Small SD, Wuerz RC, Simon R, Shapiro N, Conn A, Setnik G. Demonstration of high-fidelity simulation team training for emergency medicine. Acad Emerg Med 1999;6:312-323.

Smith SR, Balint JA, Krause KC, Moore-West M, Viles PH. Performance-based assessment of moral reasoning and ethical judgment among medical students. Acad Med 1994;69(5): 381-386.

Stillman PL, Haley JL, Sutnick AI, et al. Is test security an issue in a multistation clinical assessment? A preliminary study. Acad Med 1991a;66:S25-S27.

Stillman PL, Regan MB, et al. Results of a survey on the use of standardized patients to teach and evaluate clinical skills. Acad Med 1990;65(5):288-292.

Stillman PL, Swanson DB. Ensuring the clinical competence of medical school graduates through standardized patients. Arch Intern Med 1987;147(6):1049-1052.

Stillman PL, Swanson DB, Regan MB, et al. Assessment of clinical skills of residents utilizing standardized patients: a follow-up study and recommendations for application. Ann Int Med 1991b;114:393-401.

Swanson DB, Norcini JJ. Factors influencing the reproducibility of tests using standardized patients. Teach Learn Med 1989;1:158-166.

Swartz MH, Colliver JA, Robbs RS, Cohen DS. Effect of multiple standardized patients on case and examination means and passing rates. Acad Med 1999;74:S131-S134.

第 4 章　医師のコミュニケーションを評価するための標準臨床面接技法の使用

Tamblyn R, Benaroya S, Snell L, McLeod P, Schnarch B, Abrahamowicz M. The feasibility and value of using patient satisfaction ratings to evaluate internal medicine residents. J Gen Int Med 1994;9:146-152.
Tamblyn RM, Klass JF, Schabl GK, Kopelow ML. The accuracy of standardized-patient presentations. Med Educ 1991a;25:100-109.
Tamblyn RM, Klass DJ, Schabl GK, Kopelow ML. Sources of unreliability and bias in standardized-patient rating. Teach Learn Med 1991b;3:74-85.
Vu NV, Marcy MM, Colliver JA, Verhulst SJ, Travis TA, Barrows HS. Standardized patients' accuracy in recording clinical performance checklist items. Med Educ 1992;26:99-104.
Wenrich MD, Carline JD, Giles LM, Ramsey PG. Ratings of the performances of practicing internists by hospital-based registered nurses. Acad Med 1993;68;680-687.
Williams RG, Barrows HS, Vu NV, Verhulst SJ, Colliver JA, Marcy M, Steward D. Direct, standardized assessment of clinical competence. Med Educ 1987;21:482-489.
Williams RG, McLaughlin MA, Eulenberg B, Hurm M, Nendaz MR. The Patient Findings Questionnaire: one solution to an important standardized patient examination problem. Acad Med 1999;74(10):1118-1124.

The Assessment of Moral Reasoning and Professionalism in Medical Education and Practice

第5章
医学教育と診療業務における道徳的推論評価とプロフェッショナリズム評価

DeWitt C. Baldwin, Jr.
Donnie J. Self

道徳的判断とプロフェッショナリズム

　プロフェッショナリズムに対する関心が最近高まっているのは，少なくともふたつの主要な関心事のためである。第1に，市場勢力と商業主義からの侵害の増大に直面して，組織的医療の側が従来の自律性を取り戻すべく行っている努力である。第2には，こちらは本書のテーマに，より関連しているのだが，医学教育の従来の目標——専門職の理想に適い社会からの信頼に値する高いレベルの能力，思いやり，道徳的高潔さを有する医師を教育し，トレーニングするという目標——を再確認することである。医学生・研修医の道徳性発達と道徳的判断についての研究がプロフェッショナリズム評価と関連するようになったのは，こうした性質を保証し評価するためである。
　道徳的推論をプロフェッショナリズムにおける特定の属性・性質と直接関連づけているような研究はかなり少ないが，それは，プロフェッショナリズムの

理論を詳述することが難しいためと，最近までこの話題に対してごく限られた意識しか向けられていなかったためである。数人の先駆的社会学者が早くから書いたプロフェッショナリズムについての文献を除けば（Parsons, 1957年；Greenwood, 1957年；Caplow, 1954年；Freidson, 1970年, 1994年），ごく最近まで，この話題についてはほとんど取り組まれてこなかった。しかし，本書で使用したプロフェッショナリズムの定義を用いて，我々は，道徳的判断がプロらしい行動の必須要素とされなければならないと考えている。道徳的判断は，また，「プロフェッショナリズムの原則を賢明に適用」することの要素でもある（第2章参照）。ここでいう適用とは，道徳的問題を認識することだけではなく，教育現場と臨床ケア現場において適切な道徳的行為を実際に行うことをも意味する。

道徳的推論と道徳性発達

　道徳性発達は世俗的観点および宗教的観点から取り上げられてきたが，ここ10年間の道徳性発達に関する心理学的分野の知的動向は，Lawrence Kohlbergの道徳性認知発達に関する研究によって劇的な影響を受けた（Kohlberg, 1969年, 1976年, 1981年, 1984年）。Jean Piaget（1932/1965年）と John Dewey（1954年）の思索に刺激を受けた Kohlberg が行った最初の研究の目的は，異なる年齢にある子供が特定の道徳的問題に対してどのように応答するかを判定することであった。Kohlberg は同一の対象者に対して25年間にわたり3年ごとに面接を行い，現在広く知られている道徳性発達段階理論を構築し，具体化し，それを普及させた。

　Kohlberg の理論では，30年以上にわたる再現性のある定量的研究に基づき，前習慣的道徳，習慣的道徳，後習慣的道徳という3つの道徳性発達水準が仮定された。各水準はふたつの段階で構成される。前習慣的段階の段階1は権威—罰の段階であり，そこでは，権威者が正しいとされることを定義し，人は批難と罰を回避するために道徳的に行動する。段階2は，利己主義的な道具的交換に基づいており，そこでは，同意した当事者間の平等な交換という観点に基づき公平の感覚によって調整されるものの，何が正しい行為かは自らで決まる。

第5章　医学教育と診療業務における道徳的推論評価とプロフェッショナリズム評価

道徳性に対しては基本的に「してくれるなら，してあげる」というアプローチをとる。

　個人間の相互期待，同僚関係，個人間の一致といった第2の習慣的水準のはじめが段階3であり，そこでは，身近で重要な存在である人々から求められることが正しいことだとされる。「善良であること」は人の役割として重要だと考えられている。段階4は社会の維持と良心を志向しており，その段階の人は自らが同意した義務を果たし，グループ・組織・社会の福祉に貢献する。権利は，社会の運営を円滑に維持し，システムの破綻を回避するものという観点から定義される。多くの医学生はこの段階に属すると思われる（SelfとBaldwin，1994年）。

　後習慣的道徳，いわゆる原則に基づく道徳的推論という第3の水準のはじめが段階5であり，そこでは，生存と自由といった個人の権利を強調する一方，すべての人々の権利を保護する社会契約——最大多数のための最大幸福に資することに対する，自由に交わされた契約による責務を含む——を支持する。これはすべての人類の幸福についての合理的計算に基づいたものである。最後に，段階6は普遍的な倫理的原則——正義，平等，自律，個人であるすべての人間の尊厳に対する敬意——への献身に基づいている。法的合意と社会的合意に通常は妥当性があるとされるのは，こうした原則に基づいているがゆえのことであり，法がこれらの原則を侵害する場合には，段階6の人は原則に従って行動する。普遍的な倫理的原則——正義，平等，自律，すべての個人の尊厳に対する敬意といった倫理的原則——に対する個人的な献身から要請されることはすべて権利である。

　Kohlbergの理論によると，人は成長しながらこれらの段階を通過する。到達速度や最終到達段階は人によって異なるが，その連続性は不変である（ColbyとKohlberg，1987年）。低次段階の達成は高次段階に進むために必要である。人は通常ひとつの段階に属しており，その前後の段階には部分的にのみ属している。ストレスや障害のある状況下では人はより低い段階に属することはあるが，自身の達成段階を越えることも，またさまざまな道徳的推論の試験で「ごまかして」高得点を取ることもできないことが，研究で立証された（McGeorge，

1975年)。達成段階は,年齢および教育と相関することが示されている(Restら,1978年;RestとThoma, 1985年;Rest, 1986年)。道徳性認知発達理論の理論的基盤を支える多くの実証的研究については,Restらがまとめを作っている(Rest, 1986年;RestとNarvaez, 1994年;Restら,1999年a)。

Kohlbergの理論が,認知発達的モデルならびにRawls主義的/Kant主義的な特定の正義概念に強く基づきすぎているとの批判を受けたことは記しておくべきである。Carol Gilligan (1982年)は,女性を対象とした研究によって,女性が道徳的に解決困難な問題において,男性とは異なる方向性をもつ傾向があり,状況における正義や公平といった特徴よりも,むしろ思いやりや関係的配慮に注目することを示唆した。Kohlbergの正義に基づいた理論による道徳的推論の測定が女性の理性の方向づけを無視しており,正義に基づく道徳的推論の試験はおそらく女性にとって不利になると彼女は主張したが,これまでの医学生に関する研究では,Kohlbergの道徳的推論の多くの測定において,女性の得点が男性の得点と比較して有意に高いことが一貫して認められた(SelfとBaldwin, 1998年;Selfら,1998年a)。正義に基づく選択肢と思いやりに基づく選択肢の両方が提示された数少ない研究の結果によれば,男性は正義の方向性,女性は思いやりの方向性をもつ傾向があるものの,両性ともいずれの方向に対しても十分な認識と考慮を示した(SelfとSkeel, 1992年;GilliganとAttanucci, 1988年;Selfら,2003年)。

もうひとつの批判として,Kohlbergは道徳的判断を道徳心理学の単一の要素と見なしているものの,彼の理論では道徳的推論・判断が道徳的行為・行動とどのように関連しているのかについてほとんど理解できないことが指摘されている(Blasi, 1980年)。Rest (1984年)は,(1) 道徳的感受性や倫理的感受性,(2) 道徳的判断や道徳的推論,(3) 道徳的動機,(4) 道徳的行為,という4つの主要な要素またはプロセスを含んだ幅広い道徳的機能モデルを提示した。このモデルは道徳的行為に含まれうる多くの要素を捉えようと試みている。モデルは,これらの要素が必然的に連続して機能することを提案するものではなく,そのプロセスが複雑であることをしっかり認識している。おそらくより重要なことに,このモデルは,同定可能な不備——道徳的ジレンマを構成する要素に

第5章　医学教育と診療業務における道徳的推論評価とプロフェッショナリズム評価

関する感受性の低下，または道徳的推論が高度に発達していない段階——を修正するために設計された教育的介入への可能性を開くものである。これまで，倫理的・道徳的感受性，道徳的推論，道徳的動機——職業的アイデンティティ形成（役割概念）を含む——を評価するための妥当な手段は，Bebeaらの実証的研究において開発・支持されてきた（1985年；Bebeau, 1994年b, 2002年；BebeauとThoma, 1994年）。OSCEなどの測定法は能力と特徴の統合的パフォーマンスを検査するのには役立つものの，今のところ，道徳的行為の直接評価をする妥当な手段は開発されていない。本書では，これらの測定法をさらに徹底的に考察するために，Bebeau（2002年）に言及する。

医学教育および診療業務における道徳的推論

　Bebeau（2002年）が行った研究——約6000名の回答者は医療・獣医療・歯科・看護・法の5つの専門職のどれかに就いている——について再び言及しよう。注記がある場合を除き，ほとんどの研究はRest（1979年）の道徳的論点検査（DIT）〔Defining Issues Test〕を使用して，これら専門職の学生や研修生を対象に行われた。Bebeau（2002年）は4つの主要質問を見出しにして，研究結果をまとめた。第1の問い「専門教育は道徳的判断の発達を促進するか？」については，その結果がネガティブな回答を強く示唆した。道徳的推論レベルの標準的な進歩が期待できるはずの場合，医療専門職教育（医学教育を含む）には後習慣的思考を向上させる効果がほとんどないようであった。しかし，第2の問い「倫理教育を加えることで，推論の発達は促進されるか？」への回答では，反対のことが示唆された。すなわち，そのような介入は——適切に行われる場合——通常，道徳的推論や道徳的判断の有意な向上を伴うという。同様に，第3の問い「専門職内のサブグループ間において，道徳的判断の発達に差があるか？」への回答では，成熟度・地域・文化・性に基づいたサブグループ間である程度の差が見られることであり，それらについては追加調査を行う価値がある。最後の問い「道徳的判断はプロフェッショナル・パフォーマンスと関連があるか？」は先行研究において，やはり肯定的に回答され（次節参照），プロフ

ェッショナリズム評価において道徳的推論および道徳的判断の測定を用いることに対する説得力のある論拠を示す。

臨床能力および臨床パフォーマンス

　道徳的推論の客観的測定法が幅広い支持を得ようとする場合には，それがプロらしい行動およびパフォーマンスの測定可能な特徴と関連することが，実証的に確かめられなければならない。1994年に，SelfとBaldwinは医学・医療教育における道徳的推論についてなされた研究について徹底的な再検討を行った。その結果，医学生・研修医・臨床医の道徳的推論レベルと臨床的卓越性の測定との間に有意な関連性があることが明らかになった。よって，この再検討はプロフェッショナリズムの評価・指導においては道徳的推論評価を重視すべきという考えを強く支持するものとなった。

　先駆的研究において，Sheehanら（1980年）は，244名の小児科研修医の臨床パフォーマンス——18の基準を用いて監督者が評価したパフォーマンス——と道徳的推論スコア——道徳的論点検査（DIT）〔Defining Issues Test〕（Rest 1979年）スコア——との間に非常に有意な関連性（$P<0.0001$）があると報告した。道徳的推論レベルが高い研修医については臨床パフォーマンスが低い，または不足と評価されることがほとんどなく，また，高い評定を受けた臨床業務の遂行者の中に道徳的推論スコアが低い研修医は基本的にはいなかった。このことから高い道徳的推論レベルは，臨床パフォーマンスの卓越性と関連した質を保証し，また，最適に及ばないパフォーマンスを防止する役割を果たすことが示唆される。Sheehanら（1985年）は，模擬患者2名と接触し評価された家庭医学の研修医39名を対象とした研究において，後にこれらの結果を確認した。Kohlberg（1984年）の道徳的判断面接法〔MJI：Moral Judgment Interview〕では，教員による研修医のパフォーマンス評定と道徳的推論レベルの間に係数0.38の相関関係があることが明らかとなった。

　Sheehanの研究の追跡調査として，Baldwinら（1996年a）は，整形外科医——彼らに対する医療過誤請求のデータを別の研究から入手できた——の道徳

第 5 章　医学教育と診療業務における道徳的推論評価とプロフェッショナリズム評価

的推論レベルを研究した。請求の少ない整形外科医群（<0.20 年間の請求（CPY））は請求の多い整形外科医群（>0.40 CPY；平均 P スコア 38.0）と比較し，有意に道徳的推論レベルが高い（P<0.04）ことが分かった（原則に基づく道徳的推論の平均 P スコア 43.8）。さらに，全スコアの散布図で明らかになったのは，平均［P］スコアが 40 を越えた人のうち，請求の多い整形外科医が 6 名のみであったのに対し，請求の少ない整形外科医が 25 名であることである。P スコアが 50 を越えた請求の多い群の整形外科医は 1 名のみで，高い道徳的推論レベルがもたらす保護的要素すなわち「床効果」——この場合は医療過誤請求に対する床効果——が存在するという Sheehan の考えを支持した。道徳的推論と臨床パフォーマンスとの間の有意な関連のさらなる裏づけは，歯学生と看護学生の研究で報告された（Bebeau, 1988 年，1993 年；Bebeau と Thoma, 1994 年；Meetz ら，1998 年；Duckett ら，1992 年；Duckett と Ryden, 1994 年）。患者と良好な信頼関係を保つと評定され，患者に時間をかけて十分な説明を行った整形外科医は，医療過誤訴訟が少なく支払い請求が少ないという，Adamdson ら（2000 年）の報告には注目すべきである。

プロらしい態度および意思決定

　Cook（1978 年）は道徳的推論レベルと危篤状態の患者に対する積極的な治療についての態度との間に有意な相関（P<0.001）が認められると報告した。DIT でより原則に基づく回答を行った研修医は，長期治療に対する家族の消極的な態度を敏感に察知し，治療にはあまり積極的ではなかった。後に，Cook と Sheehan グループの他メンバーは，高い道徳的推論レベルが，親の態度を察知する高度な感受性，および危篤状態の乳児の治療に対する消極性と有意に関連することが認められたと報告した（Candee ら，1979 年）。彼らは，重度の障害をもつ乳児を治療する際の行動レベルと道徳的推論レベルとの間にも有意な負の相関を認め，以下のように結論した。

　　普遍的な倫理的原則に基づいて推論することができる対象者は，特定の

症例において患者の明示的権利・黙示的権利の両方に合わせて重篤な疾患の治療を行う可能性が高かった。これは DIT スコアと患者家族の態度の因子（明示的権利）および救済可能性の因子（黙示的権利）との間の相関によって示された（Candee ら，1979 年，p. 98）。

DIT の道徳的推論レベルと「医師の立場を尊重した開示基準を使用する傾向の程度，医師―患者間の不一致の際の寛容度，医師が推定する患者の望む情報量」の間に有意な相関（$P<0.02$）があることも報告された（Silver と Weiss, 1992 年，p. 63）。総合すると，これらの結果から，医師の道徳性発達が良好な臨床パフォーマンス——卓越性，共感，敬意，寛容性，開放性，高潔，プロフェッショナリズムと通常結びつけられる性質——と関係していることが示唆される。

医学教育期間中の道徳的推論評価

Rest らの研究は，道徳的推論の発達は，高等教育を受ける者や専門の資格認定を有する者に対しては，遅すぎることはないことを示した（Rest, 1988 年；Bebeau, 1994 年 a）。しかし，反復測定および横断的デザインの両方を使用した多くの研究者は，特定の介入がない場合，学部や大学院教育期間中に対象者の後習慣的道徳的思考が大きく変化する可能性は少ないことを認めた（Self と Baldwin, 1998 年；Self と Olivarez, 1996 年；Self ら，1996 年 a；George, 1997 年）。例えば，DIT および横断的デザインを使用した Self と Baldwin（1998 年）によれば，ひとつの機関でいくつかの逐次授業を受けている 488 名の医学生について，4 年間の医学教育中または任意の期間〔1 年間，2 年間，3 年間〕で見て，道徳的推論スコアに変化が見られなかったという。彼らは，獣医学の学生においても同様な結果を報告した（Self ら，1996 年 b）。これらや他の研究で示されたのは，専門教育期間中に期待される道徳的推論の進展が見られなかったことに加え，1 年生から 4 年生までの間に道徳的推論スコアおよび段階発達の分布範囲が狭まっていることである。このことが示唆するのは，社会化が医学教育に及ぼす強い影響と平均値への回帰傾向である（Self と Olivarez, 1996 年；Self ら，1998 年

a)。彼らは，診療業務において年を重ね，円熟していくにつれて医師の道徳的推論がどう変わっていくかを判定するために，現在，初期研究に参加した対象者について長期追跡調査を行っている（Self らによる未発原稿）。

最近，Patenaude ら（2003 年）が，Kohlberg（1984 年）の従来の MJI を用いて見出したのは，新入時の医学生は，彼らが 3 年生の学年末になったとき——道具的相対主義者（段階 2）と対人的一致（段階 3）の方向性というより低次な段階——よりも高次段階の道徳的推論——法・秩序（段階 4）と社会契約/法律尊重主義（段階 5）への志向——を用いていることである。この結果は，Feudtner ら（1994 年）が報告した「倫理の退廃」という医学生の主張を確証し，ならびに道徳性発達は医学教育期間中に単に抑制されているだけでなく「倫理の退廃」に大きな影響を受けていることを示唆している。

Stern ら（2005 年）が最近見出したのは，クリニカル・クラークシップのプロフェッショナリズムと学生の予防接種およびコース評価票の記入との間に興味深い相関があることである。この研究は Givner と Hynes（1983 年）による早期報告を支持しているように思われる。彼らは，医療における人間性のコースを履修した医学部 1 年生を研究し，事前・事後の DIT を記入するという責務を全うした医学生（実施者）は，両方の DIT を記入しなかった医学生（非実施者）よりも有意に道徳的推論スコアが高かったことを見出した。

コースやカリキュラムの効果

コースやカリキュラムによる介入が，医学生の道徳的推論スキルを高めるのに役立つ可能性があることに注目するのは重要である（Self ら，1991 年，1996 年 b）。Self らのグループは約 20 年間にわたり，ある学校の学生の継続授業における数多くの介入について，DIT を用いて検証した（Self ら，1989 年，1992 年，1993 年 b）。彼らはまず始めに，講義および事例研究ディスカッション——医療倫理カリキュラムを実施する代わりの方法——の相対的効果を社会道徳的推論測定〔Sociomoral Reasoning Measure〕（SRM）を用いて評価した。方式に関係なく，医療倫理コースに参加した学生の道徳的推論レベルが統計的に有意に高ま

ったという結果が示された。Self ら（1992 年）は，DIT を用いた場合においても，非参加コントロール群と比較して，医療倫理講座に参加した学生の道徳的推論レベルが統計的に有意に高まったことを認めた。

さらに，Self ら（1993 年 a）は，医療における人間性を教えるために，道徳的に解決困難な問題についてフィルム・ディスカッションをすることを評価した。フィルム・ディスカッションに参加していない医学部 1 年生のコントロール群，秋学期のみ毎週 1 時間のフィルム・ディスカッションに参加した医学部 1 年生群，秋学期と冬学期両方でフィルム・ディスカッションに参加した医学部 1 年生群に対して，DIT を用いて事前と事後に検査を行った。道徳的推論スコアにおける有意差は，コントロール群と比較して 1 学期参加群と 2 学期参加群の両方で認められた。DIT を用いた未報告の予備研究においては，医療倫理の 1 学期のコース――道徳的に解決困難な問題について事例に基づく小グループ・ディスカッションを伴うコース――に続いて，医療における人間性の 1 学期のコース――歴史・文学・法の話題についての講義およびクラス・ディスカッションを含むコース――に参加した医学部 1 年生には道徳的推論において有意なスコアの上昇が認められたのに対して，順序を逆にしてコースを受けた学生ではスコア上昇は見られなかった（Self と Baldwin, 2004 年）。

道徳的に解決困難な問題についての事例に基づく小グループ・ディスカッションに多かれ少なかれ参加した医学部 1 年生（729 名）を対象とした大規模研究において，Self ら（1998 年 b）は，そのような教育に 20 時間以上参加した者に道徳的推論レベルの有意な高まりが見られると認めた。同じ方針で，Bebeau（1988 年）および Bebeau と Thoma（1994 年）は，12 時間のジレンマ・ディスカッションに加えて集中型ライティング課題の組み合わせが歯学生にも同様の結果をもたらすことを確認した。また，Hartwell（1995 年）は，法の道徳的な問題に関する学生中心の小グループ・ディスカッションが，道徳的推論スコアの有意な増加――推定効果量が 0.77〜0.97――をもたらしたと報告した。小グループ・アプローチだけから倫理を学んだ学生の DIT における P スコアの高値――講義のみ，または講義に加えて 7 時間の事例に基づくディスカッションに参加した学生と比較して――が実証されたのと同様に，近年，神学生を対象と

第5章 医学教育と診療業務における道徳的推論評価とプロフェッショナリズム評価

した研究でも統計的に有意な道徳的推論の向上が確認された（Bunch, 2005年）。SelfとOlivarez（1996年）はそれぞれに，医学部1年生が獲得した道徳的推論の向上は4年間を通じて維持されていると報告した。

　この分野における多くの学者は，道徳的推論評価および道徳性発達のその他の要素の評価は，コースやカリキュラムによる介入を評価する際の有用な要素となりうると結論づけている。教育者の興味の中心は，もちろん，小グループ・ディスカッション方式が道徳的推論レベルを向上させる有効性についての広範な報告にあるに違いない。残念ながら，上記で述べた多くの研究は，必須参加ではなく志願者または便宜的標本を用いたものである。カリキュラムの介入や教育的介入（例えば，プロフェッショナリズムの現在のコース）について結果研究を将来行う際には，道徳的推論検査を学生評価の必須要素とすることを助言しておきたい。

組織への適用

組織環境

　医療現場の環境や「道徳的環境」が学生・研修生の道徳性発達に及ぼす特異的な影響についての決定的な研究報告はほとんどない。一方で，カリキュラムが学生・研修生に期待される道徳的推論レベルを向上させるのに明らかに失敗していると論じる前述の研究結果が示唆するのは，それが教育者にとっての重大な懸念であるということである。例えば，Feudtnerら（1994年）は，医学部3・4年生の62％が医学部に入学してから倫理原則の「退廃」に悩まされると思っていることを見出した。また，Patenaudeら（2003年）は，医学部1年から3年までの間で学生の道徳的推論が特に退行するというエビデンスを報告した。彼らはさらに，それが「技術的合理性」――Schon（1983年）の描写では「科学的理論および科学技術を適用することで，手段による問題解決を厳密にする」方法とされ，また患者を理解すべき者ではなく解決すべき問題とみなすよう学生に促す可能性がある「技術的合理性」――に医学教育の重点を置いたためか

もしれないと仮定した。また，Baldwinら（1991年，1996年b, 1998年）は，プロらしからぬ行動——学校間の不正，薬物乱用，不当な扱い——が横行している度合いの違いを報告した。研修医に関しての報告は医学生時代の報告と一致しており，大学院教育期間中に道徳的推論において一般にその年齢の者に期待されているような向上が得られない対象者が存在する（George, 1997年）。

　DITなどにおける医学生・教員のスコアを単純に合計し比較することは，おそらく組織の道徳的「風潮」や環境の指標となり，複数の組織を比較する手段をも提供するが，この領域においては，より確定的な測定法を開発する必要があるのも明らかである。しかし，我々の経験では，教員は過去においてそのような取り組みに対して強い抵抗を示し，George（1997年）の研究は別として，研修医の道徳的推論について行われた研究は比較的少ない。

入学

　上記で端的に触れた文献の報告を考慮すると，高度な臨床パフォーマンスおよびプロらしい行動に有意に関連しているとされた性質を最も示す学生を専門トレーニング中に選抜することが望ましいと思われる。しかし，Kohlbergは，道徳的推論を発達的プロセスとみなし，教育的介入ができると考えたため，人を排除するスクリーニング手法として道徳的推論評価を用いるというアイデアを批難した。加えていえば，特定の行動結果およびパフォーマンス結果についての長期間にわたる確定的研究が不足しているため，道徳的推論評価をこの目的で使うことは難しいはずである。しかし，プロフェッショナリズムの指導に対する現在の関心を考慮すると，入学審査におけるそのような基準の使用・有効性についての研究を開始する時期なのかもしれない。我々は，結果を予測するためだけでなく，臨床の意思決定やパフォーマンスに問題があるかもしれない学生を教員が同定するのを助けるために，計画——多くの医学部におけるそうした手段の使用についての長期研究を含む計画——を提案してきた（SelfとBaldwin, 2000年）。

　入学審査においてDITを公式に使用した既報報告が一件だけある。Benor

ら (1984年) はDITを利用し, イスラエルのふたつの医学部——それぞれが明らかに異なる選択基準をもっている——の受験者を評価した。一方は, 伝統校であり, 選抜プロセスは認知的なパフォーマンスの競争基準のみにほぼ基づいているのに対し, 他方は, 革新的地域密着型の学校であり, 非認知的基準および個人面接を含む複雑なプロセスを採用していた。後者の学校に入学した学生は, 同校に不合格となった学生, 伝統校に入学した学生, 伝統校に不合格となった学生と比較し, 有意にPスコアが高値 (50.08) であることが分かった。Pスコアと面接スコアとの間に, 中等度ではあるが, 有意な相関が認められ, 原則に基づく高い思考レベルをもつ学生を選んだのは面接の結果であることが示唆された。これまでに, 筆者のうちのひとり (Baldwin) が, 受験者がどのような回答をするのかを評価するために, 面接プロセスにおいて道徳的に解決困難な問題を含む最低ひとつのミニドラマを使うことを提案した。

道徳的推論評価の手段

道徳的推論の発達を評価するためには, いくつもの手段を用いることができる。その中には, Kohlbergの従来のMJI (1984年), GibbsとWidamanのSRM(1982年), RestのDIT(1979年), およびSelfとSkeelのMoral Reasoning and Orientation Interview (1992年;これらの手段の概略は表5-1参照) がある。MJI, SRM, DITのみが広く使用されており, これらについては以下に述べる。

道徳的判断面接 (MJI)

本来のMJIは一般に道徳性発達を最も正確に測定できる手段とみなされている。45分の半構造的なテープ録音式口頭面接で構成され, 対象者は3つの仮定的な道徳的ジレンマを解決するよう求められる。各ジレンマの後に道徳的推論の論理を明らかにすることを目的とした, 一連の自由回答式探求問題が出題される。対象者はその話の人物がその状況で何をする「だろう」ということだけでなく, 何をする「べき」かを述べるよう求められる。面接を筆記し, 最低

表 5-1　道徳的判断評価の特徴

	MJI	SRM	DIT
Ⅰ．領域			
A．道徳的正当化	○	○	
B．道徳的評価			○
Ⅱ．作業			
A．自発性	○	○	
B．認識（理解または選択）			○
Ⅲ．レベル			
A．能力（できる限りの努力）	○（口頭）		
B．パフォーマンス（実際の行動）	○（筆記）	○	○
Ⅳ．管理			
A．個人：面接	45分		
B．グループ：筆記		50分	30分
Ⅴ．採点			
A．個人評定	○	○	
B．客観的採点			○
Ⅵ．経験のある評価者による平均評定時間	30分	15分	5分

出典：Colby 大学の Mark Tappan による Personal Communication 2005 年

100 から最高 500 までのスコア——これは道徳性認知発達理論の段階と相関している——を割り当てる。実際の採点は非常に複雑で，特別なトレーニングを必要とする。1対1の面接からのデータの収集および採点は，ともに多くの時間と人手が必要なため，MJI が利用できる評価手段の中で最も費用がかかることになる。口頭によるテープ録音式の代わりに書面による回答を使用するバージョンの MJI は，限定的な成功を収めた。書面回答はグループでの評価実施を可能とし，テープ起こしの必要をなくし，費用を削減した。しかし，依然としてひとつひとつ手で採点しなければならず，そのことで資料の質を落としている。

社会道徳的推論測定（Sociomoral Reasoning Measure：SRM）

オハイオ州立大学の Gibbs と Widaman（1982 年）が開発した SRM は，従来

の口頭によるMJIの筆記版であり,道徳的推論データの収集・採点の簡略化を試みたものである。MJIより採点が複雑ではなく,多くの時間も費やさず,費用もかからない。グループで実施されるため,SRMはMJIよりも標本の規模が大きい。MJIと同様にSRMは,提供された道徳的理由を単に認識または選好することよりも,道徳的推論・道徳的正当化が自発的に生じることのほうを評価する。SRMのスコア幅は,低スコア100から高スコア400までであり,Kohlbergの道徳性認知発達理論の段階と強く相関する。残念ながら,SRMは,段階5および段階6の後慣習的推論または原則に基づく推論ではなく,段階1から段階4のみを評価するため,グループによっては天井効果となる可能性がある。

道徳的論点検査〔Defining Issue Test:DIT〕

　ミネソタ大学のRest (1979年) によって開発されたDITは,グループ実施でもマークシート式でも行える。MJIと同様にDITでは,解決すべき仮定された道徳的ジレンマが示される。しかし,自由回答式探求問題の出題ではなく,複数の選択肢を対象者に示し,ジレンマ解決に向けて最も重要な項目を選択させる形を採っている。6つの道徳的ジレンマが示され,それぞれのジレンマに対してKohlbergの理論のさまざまな段階を示す12の可能性のある選択肢が与えられる。スコアはある一定の段階の選択肢を選んだ割合で表され,通常は,対象者の信念に基づく回答（Pスコア）の数やパーセントの形で報告される。無意味な句を盛り込み,行き当たりばったりの回答や不注意な回答を排除する。

　MJIおよびSRMでは,道徳的推論の自発的な発生を求めるのに対し,DITでは,対象者が自分の立場を正当化するために選択する,さまざまな考慮を提示する。DITで各々のジレンマに対して示される12項目のうち,最も重要な考慮すべき4項目は序列化され重みづけがなされている。重みづけ順位の合計が,道徳的推論の段階またはレベルとなる。

　DITは実施が簡便で,採点が容易,低費用であり,また対象者の大規模グループに使用できる。そのため,DITは道徳的推論についての何百もの研究で使

用され，結果，高水準の妥当性と，広範囲の文献が産み出された（Rest と Narvaez, 1994 年；Rest ら，1997 年，1999 年 a）。DIT は道徳的推論を評価するために最も幅広く用いられた唯一の手段である。また，実施が簡便で，低費用で，採点もシンプルなので，医学教育から提案される研究に使われることを推奨したい。最近，Rest のグループが，新しく更新された，より適切なミニドラマ，ならびに最新の採点メカニズム——より精密で的確に保たれた——を用い，DITを広範囲に改訂した（Rest と Narvaez, 1998 年；Rest ら，1999 年 b；Bebeau と Thoma, 2003 年）。新しい DIT2 は，現在ミネソタ大学の道徳性発達研究センター〔Center for the Study of Ethical Development〕から入手できる。DIT2 は，医学生・研修医を対象とした研究を行うのに適していると思われる。

要約

　医学生・研修医の道徳的推論評価については，質の高い手段が存在する。入手可能な研究結果によると，その評価は，プロフェッショナリズムに属するものとみなされる性質・属性の多くと——ほとんどとは言えないまでも——強い関連があると示唆される。例えば，Baldwin（2003 年）によると，一般に是認された 52 の記述語について，道徳性とプロフェッショナリズム，いずれの特徴であるかを示すよう医療専門職に求めた際，記述語の 62％は，両方のカテゴリーに当てはまることが分かったという。したがって，多くの人々においてこれらふたつの概念は——少なくとも自然的理解においては——重複する部分が多いと思われる。

　結論として，道徳的推論評価は，医学教育において——特にプロフェッショナリズムの向上を目的としたコース介入および教育的介入の評価において——プロフェッショナリズムのあらゆる包括的評価の有用な要素であるように思われる。加えていうと，グループおよび組織環境の研究においても有益であると証明されるはずである。

第5章 医学教育と診療業務における道徳的推論評価とプロフェッショナリズム評価

参考文献

Adamson TE, Bunch WH, Baldwin DC Jr, Oppenberg A. The virtuous orthopaedist has fewer malpractice suits. Clin Orthopaed Rel Res 2000;378:104-109.

Baldwin DC Jr. Toward a theory of professional development: framing humanism at the core of good doctoring and good pedagogy. In: Enhancing the Culture of Medical Education Conference Proceedings. New York: Arnold P. Gold Foundation. January 17-19, 2003.

Baldwin DC Jr, Adamson TE, Sheehan JT, Self DJ, Oppenberg AA. Moral reasoning and malpractice: a pilot study of orthopedic surgeons. Am J Orthoped 1996a;25(7):481-484.

Baldwin DC Jr, Daugherty SR, Rowley BD. Observations of unethical and unprofessional conduct in residency training. Acad Med 1998;73:1195-1200.

Baldwin DC Jr, Daugherty SR, Rowley BD, Schwarz MR. Cheating in medical school: a survey of 31 schools. Acad Med 1996b;71:267-273.

Baldwin DC Jr, Hughes PH, Conard S, Storr CL, Sheehan DV. Substance use among senior medical students: a survey of 23 medical schools. JAMA 1991;265:2074-2078.

Bebeau MJ. The impact of a curriculum in dental ethics on moral reasoning and student attitudes. J Dent Educ 1988;52(1):49.

Bebeau MJ. Designing an outcome-based ethics curriculum for professional education: strategies and evidence of effectiveness. J Moral Educ 1993;22(3):313-332.

Bebeau MJ. Can ethics be taught? A look at the evidence revisited. NY State Dent J 1994a;60 (1):51-57.

Bebeau MJ. Influencing the moral dimensions of dental practice. In: Rest JR, Narváez D, eds. Moral Development in the Profession: Psychology and Applied Ethics (pp. 121-146). Hillsdale, NJ: Lawrence Erlbaum Associates, 1994b.

Bebeau MJ. The defining issues test and the four component model: contributions to professional education. J Moral Educ 2002;31:271-295.

Bebeau MJ, Rest JR, Yamoor CM. Measuring dental students' ethical sensitivity. J Dent Educ 1985;49:225-235.

Bebeau MJ, Thoma SJ. The impact of a dental ethics curriculum on moral reasoning. J Dent Educ 1994;58(9):684-692.

Bebeau MJ, Thoma SJ. Draft Guide for DIT-2. Minneapolis, MN: Center for the Study of Ethical Development, University of Minnesota, 2003.

Benor DE, Notzer N, Sheehan TJ, Norman GR. Moral reasoning as a criterion for admission to medical school. Med Educ 1984;18:423-428.

Blasi A. Bridging moral cognition and moral action: a critical review of the literature. Psychol Bul 1980;88:1-45.

Bunch WH. Changing moral reasoning in seminary students. J Moral Educ 2005 (in press).

Candee D, Sheehan TJ, Cook CD, Husted S. Moral reasoning and physicians' decisions in cases of critical care. Proc Res Med Educ Conf 1979;18:93-98.

Caplow T. The Sociology of Work. Minneapolis, MN: University of Minnesota Press, 1954.

Colby A, Kohlberg L. The Measurement of Moral Judgment. Vol. 1: Theoretical Foundations and Research Validation (pp. 1-117). New York: Cambridge University Press, 1987.

Cook CD. Influence of moral reasoning on attitude toward treatment of the critically ill. Proc Res Med Educ Conf 1978;17:442-443.

Dewey J. Moral Principles in Education. New York: Philosophical Library, 1954.

Duckett L, Rowan-Boyer M, Ryden MB, Crisham P, Savik K, Rest J. Challenging misperceptions about nurses' moral reasoning. Nursing Res 1992;41:323-331.

Duckett LJ, Ryden MB. Education for ethical nursing practice. In: Rest JR, Narvaez D, eds. Moral Development in the Professions: Psychology and Applied Ethics (pp. 51-70). Hillsdale, NJ: Lawrence Erlbaum Associates, 1994.

Feudtner C, Christakis DA, Christakis NA. Do clinical clerks suffer ethical erosion? Students' perception of their ethical environment and personal development. Acad Med 1994;69: 680-689.

Freidson E. Profession of Medicine: A Study of the Sociology of Applied Knowledge. New York: Dodd, Mead and Company, 1970.

Freidson E. Professionalism Reborn: Theory, Prophecy and Policy. Chicago: University of Chicago Press, 1994.

George JH. Moral development during residency training. In: Scherpbier AJJA, Van Der Vleuten CPM, Rethans JJ, Van Der Steeg AFW, eds. Advances in Medical Education (pp. 747-748). Dordrecht: Kluwer, 1997.

Gilligan C. In a Different Voice: Psychological Theory and Women's Development. Cambridge, MA: Harvard University Press, 1982.

Gilligan C, Attanucci J. Two moral orientations: gender differences and similarities. Merrill-Palmer Q 1988;34:223-237.

Gibbs JC, Widaman KF. Social Intelligence: Measuring the Development of Sociomoral Reflection (pp. 192-210). Englewood Cliffs, NJ: Prentice-Hall, 1982.

Givner N, Hynes K. An investigation of change in medical students' thinking. Med Educ 1983; 17:3-7.

Greenwood E. Attributes of a profession. Social Forces 1957;2:44-55.

Hartwell S. Promoting moral development through experiential teaching. Clin Law Rev 1995;1: 505-539.

Kohlberg L. Stage and sequence: the cognitive-developmental approach to socialization. In: Goslin D, ed. Handbook of Socialization Theory and Research (pp. 347-480). Chicago: Rand McNally, 1969.

第5章　医学教育と診療業務における道徳的推論評価とプロフェッショナリズム評価

Kohlberg L. Moral stages and moralization: the cognitive developmental approach. In: Lickona T, ed. Moral Development and Behavior: Theory, Research, and Social Issues (pp. 31-53). New York: Holt, Rinehart and Winston, 1976.

Kohlberg L. Essays on Moral Development. Vol. 1: The Philosophy of Moral Development. San Francisco: Harper and Row, 1981.

Kohlberg L. Essays on Moral Development. Vol. 2: The Psychology of Moral Development. San Francisco: Harper and Row, 1984.

McGeorge C. The susceptibility to faking of the defining issues test of moral development. Dev Psychol 1975;11:108.

Meetz HK, Bebeau MJ, Thoma SJ. The validity and reliability of a clinical performance rating scale. J Dent Educ 1988;52:290-297.

Parsons T. The Professions and Social Structure. Social Forces 1957;17:457-467.

Patenaude J, Niyonsenga T, Fafard D. Changes in the components of moral reasoning during students' medical education: a pilot study. Med Educ 2003;37:822-829.

Piaget J. The Moral Judgment of the Child. Gabain M, trans. New York: Free Press, 1965 (originally published 1932).

Rest JR. Development in Judging Moral Issues. Minneapolis: University of Minnesota Press, 1979.

Rest JR. The major components of morality. In: Kurtines W, Gewirtz J, eds. Morality, Moral Development and Moral Behavior (pp. 24-38). New York: Wiley, 1984.

Rest JR. Moral Development: Advances in Research and Theory. New York: Praeger, 1986.

Rest JR. Can ethics be taught in professional schools? The psychological research. In: Ethics: Easier Said Than Done 1988;1:22-26.

Rest JR, Davidson M, Robbins S. Age trends in judging moral issues: a review of cross-sectional, longitudinal, and sequential studies of the defining issues test. Child Dev 1978; 49:263-279.

Rest JR, Narvaez D. Moral Development in the Professions: Psychology and Applied Ethics. Hillsdale, NJ: Lawrence Erlbaum, 1994.

Rest JR, Narvaez D. Guide for DIT-2. Minneapolis, MN: Center for the Study of Ethical Development, University of Minnesota, 1998.

Rest JR, Narvaez D, Bebeau MJ, Thoma SJ. Post Conventional Moral Thinking: A Neo-Kohlbergian Approach. Mahwah, NJ: Lawrence Erlbaum, 1999a.

Rest JR, Narvaez D, Thoma SJ, Bebeau MJ. DIT2: devising and testing a revised instrument of moral judgement. J Educ Psychol 1999b;91:644-659.

Rest JR, Thoma SJ. Relation of moral judgement development to formal education. Dev Psychol 1985;21:709-714.

Rest JR, Thoma S, Edwards L. Designing and validating a measure of moral judgement: stage preference and stage consistency approaches. J Educ Psychol 1997;89(1):5-28.

Schon D. The Reflective Practitioner. New York: Basic Books, 1983.

Self DJ, Baldwin DC Jr. Moral reasoning in medicine. In: Rest JR, Narvaez DF, eds. Moral Development in the Professions (pp. 147-162). Hillsdale, NJ: Lawrence Erlbaum, 1994.

Self DJ, Baldwin DC Jr. Does medical education inhibit the development of moral reasoning in medical students? A cross-sectional study. Acad Med 1998;73:S91-S93.

Self DJ, Baldwin DC Jr. Should moral reasoning serve as a criterion for student and resident selection? Clin Orthopaed Rel Res 2000;378:115-123.

Self DJ, Baldwin DC Jr. The effect of course order on the moral reasoning of medical students. Unpublished manuscript, 2004.

Self DJ, Baldwin DC Jr, Dickey NW. Long term follow-up of medical student moral reasoning skills. Unpublished manuscript, 2004.

Self DJ, Baldwin DC Jr, Olivarez M. Teaching medical ethics to first-year students by using film discussion to develop their moral reasoning. Acad Med 1993a;68(5):383-385.

Self DJ, Baldwin DC Jr, Wolinsky FD. Evaluation of teaching medical ethics by an assessment of moral reasoning. Med Educ 1992;26:178-184.

Self DJ, Baldwin DC Jr, Wolinsky FD. Further exploration of the relationship between medical education and moral development. Cambridge Q Healthcare Ethics 1996a;5:444-449.

Self DJ, Jecker NS, Baldwin DC Jr. The moral orientations of justice and caring among young physicians. Cambridge Q Healthcare Ethics 2003;12:54-60.

Self DJ, Olivarez M. Retention of moral reasoning skills over the four years of medical education. Teach Learn Med 1996;8(4):195-199.

Self DJ, Olivarez M, Baldwin DC Jr, Shadduck JA. Clarifying the relationship of veterinary medical education and moral development. J Am Vet Med Assoc 1996b;209(12):2002-2004.

Self DJ, Olivarez M, Baldwin DC Jr. Clarifying the relationship of medical education and moral development. Acad Med 1998a;73(5):72-75.

Self DJ, Olivarez M, Baldwin DC Jr. The amount of small-group case-study discussion required to improve moral reasoning skills of medical students. Acad Med 1998b;73(5):521-523.

Self DJ, Schrader DE, Baldwin DC Jr, Wolinsky FD. A pilot study of the relationship of medical education and moral development. Acad Med 1991;66(10):629.

Self DJ, Schrader DE, Baldwin DC Jr, Wolinsky FD. The moral development of medical students: a pilot study of the possible influence of medical education. Med Educ 1993b;27:26-34.

Self DJ, Skeel JD. Facilitating healthcare ethics research: assessment of moral reasoning and moral orientation from a single interview. Cambridge Q Healthcare Ethics 1992;4:371-376.

Self DJ, Wolinsky FD, Baldwin DC Jr. The effect of teaching medical ethics on medical students' moral reasoning. Acad Med 1989;64(12):755-759.

第５章　医学教育と診療業務における道徳的推論評価とプロフェッショナリズム評価

Sheehan TJ, Husted SDR, Candee D, Cook CD, Bargen M. Moral judgment as a predictor of clinical performance. Eval Health Prof 1980;3:393-404.
Sheehan TJ, Candee D, Willms J, Donnelly JC, Husted SR. Structural equation models of moral reasoning and physician performance. Eval Health Prof 1985;8:379-400.
Silver A, Weiss D. Paternalistic attitudes and moral reasoning among physicians at a large teaching hospital. Acad Med 1992;67:62-63.
Stern DT, Frohna AZ, Gruppen LD. The prediction of professional behaviour. Med Educ 2005; 39:75-82.

Using Surveys to Assess Professionalism in Individuals and Institutions

第6章
個人および組織のプロフェッショナリズム評価のための調査の使用

DeWitt C. Baldwin, Jr.
Steven R. Daugherty

　調査〔survey〕は50年以上に及ぶ社会学者による医学教育研究において用いられてきたが，これらの初期研究は，主に医学生の社会化と専門職化のプロセスに対する研究者の学問的関心からなされていた。彼らの目的は，医学教育という大きな環境的影響を受ける学生の人口統計・背景・特徴・期待・経験・意見・キャリア計画，ならびに価値観・態度・行動・自己イメージについての広範囲なデータを収集することであった。こうした調査質問票の古典的な例には，Merton らによる *The Student-Physician*（1957年）の付録 D が挙げられる。これは，ほぼ40ページという長さの，72項目よりなる網羅的な質問——各々が情報のサブセットを数多く得ようとする質問——から構成されたものである。この調査は，1950年代にコーネル大学，ケース・ウェスタン・リザーブ大学，およびペンシルバニア大学の医学生の継続講義において実施され，研究結果は医学教育の古典的研究となっている。
　その後，医学生の学年間の変化と経験の変化を評価するために，いくつかの機関は公平かつ広範囲な調査を行った。主な例として，米国医科大学協会

（AAMC）〔Association of American Medical Colleges〕の卒業時の年次質問票〔Annual Graduation Questionnaire〕が挙げられるが，これは1978年以来，米国の医学部4年生全員に送付されている。この調査は，数多くの決められた質問に対する学生の回答について，その横断的状況を示す。そのようなデータは，長期にわたる動向を検討し，回答パターンを追跡するのに優れている。しかし一般的には，こうしたデータは主に平均や分布として示されるもので，発生率や原因に関する個々の変動や詳細について，多くの情報を提供するものではない。具体例として，1990年代初めから記録されてきた，嫌がらせや不当な待遇を受けた学生の体験報告データが挙げられる（KassebaumとCutler, 1998年）。

プロらしからぬ行動および態度の評価

1980年代に行われたほとんどの調査の目的は，学生側の特定のネガティブな出来事や行動——薬物乱用や不正など——の有無を調べることだった。そして，そうした事態を予防し減らすことで，より健全かつ倫理的な医師を育成することを目的としていた。例えば，McAuliffeら（1986年），Clarkら（1987年），およびConardら（1988年）は，多くの医学部において，学生のさまざまな薬物使用・乱用の発生率を確定するための調査を行った。一方，Sierlesら（1980年）による研究は，ある2大学の医学部の学生に，学問的な不正直さが異常に高い確率でみられることを報告した。また，他の方法でRowleyとBaldwin（1988年）は，薬物使用・乱用に関する学校方針について，医学部管理者の全国標本を調査した。

Baldwinら（1988年，1991年a）はまず1カ所，後に10カ所の医学部において，不当な扱い，ないしは嫌がらせと学生が受け止めた体験に関する，初期の実証的データを示した。また彼らは，全国規模の研修医集団のランダムサンプルにおける，同様の出来事・行動のエビデンスを示した（BaldwinとDaugherty, 1997年）。それらの追跡研究を行う調査が米国内外で相次いで実施され，学部教育・卒後教育において，そのようなプロらしからぬ行動の発生率が高いことが確認された（Sheehanら，1990年；SilverとGlicken, 1990年；Uhariら，1994年；

Cookら, 1996年)。

多くの医学部が, 長い期間を経て, ネガティブ行動――薬物乱用および学問的な不正直さを含む――を, 懲戒処分と倫理規定で対応すべき, 単なる性格上の問題とみるのをやめたことは注目に値する。むしろ管理者は, 広範囲な基準や行動規定の側面から, 学生側・教員側のプロらしからぬ行動様式に取り組む必要があると考えるようになり, 今度はプロフェッショナリズムを促進する事前対策教育プログラムを求めるようになった (Papadakisら, 1999年, 2001年)。このことは, 学生・教員・組織が, それぞれに期待され学習可能な行動についての相互の合意を認識することで, プロらしい行動が最も促進される, という認識をより強固なものにした。個人・グループ・組織のプロフェッショナリズムを評価する調査の必要性, およびその使用については, こうした文脈の中で検討されなければならない。

プロらしい行動および態度の評価

「プロフェッショナリズム」を, 医師コミュニティーにおける確かな概念として直接評価することへの関心は, ごく最近大きくなってきたものである。上記で示したように, 社会学者の早期の関心は, 主に「プロになるプロセス」(VollmerとMills, 1996年) および「プロとしてのアイデンティティ」に向けられていた (BucherとStelling, 1977年)。研修医に関するごく最近の実証的研究でさえ, 先述のような「欠陥」モデルで行われており, 倫理的原則や倫理的理想主義の欠如のような, 不適切な点や欠陥を同定することに重点がおかれていた (Eron, 1955年 ; Feudtnerら, 1994年 ; Testermanら, 1996年)。こうした観点から, プロフェッショナリズムはどういうわけか, いつも否定形で定義された。「プロらしからぬ」態度・行動をとらない限りは, その個人はプロらしいとみなされた。実際, これらの出来事・行動に対し「プロフェッショナル」という用語を(「プロフェッショナルとしての不品行」の形で) 初めて明確に用いた研究報告は, ある大学の医学部生が観察した, 他の学生や教職員らの7種類の行動について調査したものであった (Sheehanら, 1990年)。そのような「プロとしての不品行」を

示したと思われた者に，同級生とともに，教員・研修医・看護師が含まれたことは注目すべきである。同時に，学生・臨床医のプロらしからぬ価値観・行動・態度に関するこの早期の実証的な詳述は，プロフェッショナリズムに対する現在の理解にとって歴史的な基盤となった。

　プロフェッショナリズムを評価する，より科学的で適切な方法に必要なのは，プロらしい思考・行動を特徴づける，明確に定義された特徴を直接測定することである。したがって現在我々は，プロフェッショナリズムを，単にネガティブな属性を持たないだけでなく，同定可能な一連のポジティブな性質や行動としてとらえている。プロらしい医師は，悪いことを回避し（無危害），良いことを探求する（善行）。このアプローチを用いて，プロフェッショナリズムの必須要因を——推論によらず——直接的に測定対象とする尺度を開発・確認することができる（Arnoldら，1998年；Rowleyら，2000年；BrownellとCôté，2001年）。こうした標準化された測定法を開発することで，個人・グループ・組織について，基準に従った評価と比較ができるようになる。

　Bradburn（1969年）は，「一般社会調査」のデータを用いて，ポジティブとネガティブな性質の評価が独立して行われうることを実証した。周囲の世界についての我々の内部認識は多次元的であり，同一の個人または状況に対して，我々はポジ・ネガの両方の性質を認識する。ポジティブな特徴とネガティブな特徴

	良いことを行う	
悪いことを回避する	ポジティブな結果　適切な方法	ポジティブな結果　不適切な方法
	ネガティブな結果　適切な方法	ネガティブな結果　不適切な方法
	良いことを回避する	悪いことを行う

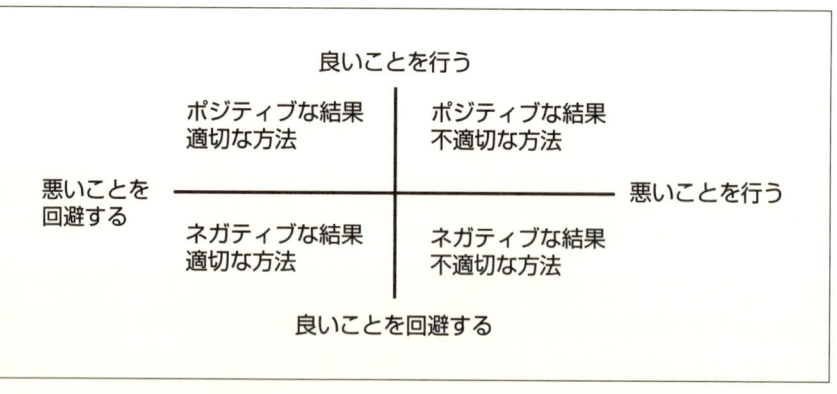

図6-1　医療におけるプロフェッショナリズムの特徴の測定

第 6 章　個人および組織のプロフェッショナリズム評価のための調査の使用

を同時に含むようなプロフェッショナリズムの概念化として，可能な一例を図 6-1 に示す。

　このモデルでは，プロフェッショナルな医師は，最良の手段や方法を用いて，達成可能な最善の結果を導く。プロフェッショナルではない医師は，不適切な手段や方法を不適切な目的に用いて，ネガティブな結果を導く。ここで留意すべきは，ポジティブな結果を達成させるために不適切な方法を用いること（映画 M*A*S*H の登場人物，Hawkeye Pierce を思い出そう），または適切な方法を用いることにこだわったがために，結局ネガティブな結果をもたらしてしまうこと（「手術は成功したが患者は死亡した」など）がありうるという点である。この視点から判断すると，プロフェッショナリズムの評価には，達成した結果ならびに達成に用いた手段の両方の評価が必要である。次いで，本書で定義されるプロフェッショナリズムは，臨床的能力・倫理的理解・コミュニケーション・スキルの基盤——それらのうえに，患者や地域社会の医療ニーズを満たす人道主義的原則への希求と，賢明な適用がなされる基盤——を暗に含んでいる。

　本考察の目的は，何かを測定できるようにするには，まず評価しようとしているものを明確に定義しなければならないということである。歴史的には，かつては医師の価値観や行動の評価が目標とされてきた。現在の我々のように，プロフェッショナリズムの測定を目標とすることはなかった。先行研究のおかげで，我々は他の目的で収集された態度や行動の報告を集約し，事後的にプロフェッショナリズムのいくつかの特徴を推測することができる。しかし，我々にとってのプロフェッショナリズムの意味や内容が変化するにつれて，同様に測定方法も変わることになった（Arnold, 2002 年）。ネガティブな意味でプロらしからぬ行動を対象にするのではなく，注意深い定義により，我々は今では，ポジティブな意味でのプロフェッショナリズムの評価を開始することができる。

　プロフェッショナリズムのようにポジティブな特徴を評価するには，その特徴を判断するために用いる基準を，明確に特定することが必要である。この目的には，伝統的に評価測定の 2 種の標準〔standard〕——規範準拠〔norm-referenced〕および基準準拠〔criterion-referenced〕——が使用されている。規

範準拠測定は，個人と準拠集団を比較することでなされる。準拠集団となるのは，同時に測定した同僚集団でもよいし，比較集団として設定された別の標準集団でもよい。高スコアの規準は，比較集団の他の者よりも優れている，または良い行いをすることによる。規範準拠測定の例として，クラスの学生の上位80％を合格とすることが挙げられる。

　基準準拠測定は，個人を事前に設定された基準と比較することでなされる。この基準は通常，最低合格ラインを設定したり，全員が目指すべき理想を定義したりする専門委員会によって決定される。高スコアの規準は，他人の反応には依存せず，事前設定基準の達成度による。基準準拠測定の例として，70％以上を得点したクラスの者全員を合格とすることが挙げられる。

　プロフェッショナリズムのポジティブな性質を評価する場合，これらふたつの測定基準のうち，ひとつを採用することになる。互いに関連した個人を基準に従って評価する場合には，規範準拠標準を用いる。プロらしからぬ行動がないことを確かめたり，医師の行動，態度とプロフェッショナリズムの理想との一致度を判定したりする場合には，基準準拠標準を使う必要がある。

　我々の知る限り，医療現場におけるプロフェッショナリズムの包括的概念を評価するための，単一の尺度や調査で完全に満足できるようなものは，今のところ存在しない。その理由の一端は，測定の焦点が——ネガティブなプロらしからぬ行動の測定ではなく——ポジティブな意味でのプロらしい行動へ，ごく最近になって移ったことにある。また，我々は最良と最悪の例だけを同定すべきなのか，それともあらゆる医師や研修医のプロフェッショナリズムのレベルを個別に測れるようにすべきなのか，議論が起こる可能性もある。最後に，この問題〔プロフェッショナリズム評価の単一の尺度がないこと〕はおそらく，合意に基づく明瞭かつ具体的で完全なプロフェッショナリズムの定義に到達する努力が，進行中ではあるが未完成なためでもある。

方法としての調査の利点と欠点

　求める情報が明確に定義され，比較的複雑でない場合，調査は最も有用であ

第6章　個人および組織のプロフェッショナリズム評価のための調査の使用

る。各調査項目では，問いを与え，回答を求める。提示した同一項目に対し，各個人がどのように異なる回答をするかによって情報が得られる。すべての回答者が同様に各項目を理解し，かつ可能性のある回答の範囲を簡潔に示すことができる場合にのみ，このプロセスは信頼性のある有効な結果をもたらす。そのような正確性が得られるのは，評価されるものが明確に把握されている場合だけである。それさえ可能であれば，調査は多くの本質的な情報をもたらし，我々の知識を増やすことができる。

調査の有効性について

発生〔率〕

　調査は，集団内の特定の性質の存在・分布を評価するのに特に適している。綿密に計画された調査は，そこに何が存在するかだけでなく，どの程度存在するかを明らかにする。調査結果を用いることで，考察を記述的段階から定量的段階へと移すことができる。

サブグループへの注目

　調査により，集団の階層を見て，その中の特定の階層が全体とどのように異なるかを検討することができる。ある要素がどの程度存在するかだけでなく，どこに集中しているかも示されうる。この情報は，我々の理解に役立つ地形図を与えてくれて，すべてのメンバーを同一とみなすのではなく，集団の山と谷が描かれた地図を作ることができるようになる。

変動幅の評価

　調査により，平均を考察すること以外に，平均の周りの分布を検討することができるようになる。問題の集団を構成するさまざまな人々が，どのように似通い，どのように異なっているのか？　変動幅を理解することで，平均に基づいて短絡的に一般化してしまう過ちを防ぎ，可能性の幅を正しく実証的に見積もることができる。

主観的体験の評価

　調査は，議論の余地のない事実よりも，人々が周囲の世界について考えたり感じたりしていることを知るのに向いている。調査は自己報告に基づいているため，提供された情報はすべて，回答者の主観的視点というフィルターを通したものである。これは調査が，対象者の信念・視点を評価する優れた手法であることを意味する。報告された印象が客観的現実と一致するかどうかよりも，信念自体の存在のほうが大切である。人は印象と信念に基づいて行動する。主観的知覚は，行動の仕方や，いつ行動するかを選択する場合に決定的な影響を及ぼす。有名な格言を引用すると，「我々が本物だと思うものが，結果的に本物となる」（Thomas と Znaniecki, 1995 年）。

広い適用範囲

　調査によって，集団の大部分または集団全体に対する評価が実施できる（AAMC の卒業時の年次質問票は，米国の医学部・医学校の卒業予定者全体を対象とした調査を試みている）。この特性は，特定の数名を集団全体の必然的な代表であるとみなしてしまう，ありがちな認知ミスを防ぐ。

実施の簡便性

　調査は他の方法論と比較して，比較的費用が安く，実施が容易である。調査の作成には相当な専門知識を必要とするが，最低限のトレーニングを受けた者であれば実施は可能である。調査の実施は，質問の送付を一括で行い，計画的に定期評価をさせることで，ルーチン化することができる。また費用は，標本規模・配布方法・質問数によって，使える予算に合うようコントロールできる。

多変量解析

　調査では，同時に多くの異なることを測定できる。この結果，多変量統計解析にかけられる豊富な情報源がもたらされる。これらを解析することで，変数間の関係を確立し，共変動の予期せぬパターンを発見できる。

第6章　個人および組織のプロフェッショナリズム評価のための調査の使用

方法としての調査の限界

検証の問題
　人が自分や自分の住む世界についていうことは，環境の客観的現実を反映していない可能性がある。回答者や他人の行動を報告するのに調査が用いられる場合，直接的観察など，より客観的な測定を使って自己申告を検証する努力をしなければならない。これはしばしば時間がかかり，困難であり，ときには不可能なことさえある。

社会的な理想のバイアス
　これまでの経験によれば，調査回答者は，実際の経験や視点を反映した回答をするよりも，彼らが期待されていると思う回答をしようとすることのほうが多い。社会的不満や法的制裁を導く可能性のある行動について質問する場合，特にその傾向が強い。

選択のバイアス
　調査実施の際，対象標本の全員の回答を回収するためにあらゆる努力をするべきであるが，100％の回答率が得られることはまず稀である。調査に回答しない人と比べて，回答する人は，異なった信念・態度をもつ，まったく違う人物であるかもしれないという実態からすると，調査結果にはバイアスが生じている可能性がある。この問題は誤った発生推定値を導き，集団の変動量の解釈を曖昧にする可能性がある。

低回答率
　サンプルにおいて調査に回答した人の割合が少ないほど，選択バイアスの可能性が高まる。回答率60％未満の調査は一般に疑わしく，慎重に解釈する必要がある。

115

因果的解釈の困難

　調査データの解析は，どのような種類の特徴や行動が同時に見られるかを示すが，なぜその関連性が存在するかについての手がかりを得ることは，ほとんど不可能である。調査の質問はすべて同時に回答されるため，因果関係の存在を確定するのに必要な時系列が欠落しているからである。調査は，我々がニワトリと卵を有することを示すが，そのどちらが先であるかを示すことはできない。

問われなかった質問の問題

　調査に回答する各人は，事前設定された質問に，提供されたカテゴリーを用いながら答えるよう求められる。調査から本質的な情報が得られるか否かは，適切な質問をしているか，また，回答者がいいたいことを表現できるような選択肢を与えているかどうかにかかっている。したがって，ごく早期の実証的研究で，調査を使うのはまずい選択である。というのも，適切な質問および適切な回答の選択肢は，こうした段階では不明瞭であるか，不明であることが非常に多いからである。調査の開発には時間と専門知識が必要とされ，通常，観察や個人面接が先行し，対象集団に属する人達のグループに焦点が当てられる。この初期の集約的基礎研究は，何を問うのか，および，どのように問うのかについて，研究者を導いてくれる。調査の設計と実施に関する基本的書物としては，Bradburn と Sudman（1982年），Converse（1986年），Dillman（2000年），Fink と Kosecoff（1985年），Fowler（1993年），Laurakas（1993年），および Salant と Dillman（1994年）のような古典的参考文献が挙げられる。しかし，経験豊かなコンサルタントの存在は極めて望ましい。

調査という手段によるプロフェッショナリズム評価

プロフェッショナリズムの定義に調査を役立てる

　「プロフェッショナリズム」という用語は，基本的に属性的構成概念である。

第6章 個人および組織のプロフェッショナリズム評価のための調査の使用

　人々は，プロフェッショナリズムを見ればわかると思っているが，測定を実現するだけの十分に明確な定義を得るのは難しい。調査研究は，プロフェッショナリズムの実用的定義を獲得するのに役立つ可能性がある。

　明確な定義を得るためのひとつの方法として，提示された特徴がプロらしい態度や価値を反映している度合を，人々に評定してもらうというやり方がある。Scheler (1913/1992 年) は，価値には階層や序列が常に存在すると長年述べてきた。彼は，選好という行為を，ひとつの価値が常に他の価値以上と評定されることであると主張した。(1) 一時的ではなく，より持続的で，(2) 分割することがより難しく（分割できない美術作品のように），(3) 他の価値の基礎になり，(4) より深い満足感や達成感をもたらし，(5) 絶対的価値——純粋な気持ちや即時的直感に存在する絶対的価値，例えば愛・神聖・美——とより関係が深いほど，一般により価値が高いとみなされる。この価値の序列が意味するのは，単純な比較相対性であるが，Scheler はこの方法が，根底にある「直感」や「気持ち」——提示された価値の評定に用いられた特徴を決定したもの——を明らかにすると主張した。結果として生じる序列は，プロフェッショナリズムの概念を定義するのに役立つ，一種の勾配をもたらす。

　Rowley ら (2000 年) による調査では，いくつかの医療グループが作成したリストから抜粋した，プロフェッショナリズムに一般的に関連する 20 の記述語または特徴のリストを評定するよう，臨床整形外科医に対して求めた。多次元スケーリング解析や因子分析にかけられた序列は，医療プロフェッショナルであることの意味，および評定者が評価に用いた特徴を具体的に表現した。この研究においては，高潔と信頼性の性質はリストの上位に挙げられたが，利他主義と美徳は最下位であった。しかし，因子分析によると，利他主義と美徳は重要な二次的因子を形成した。少なくともこの研究は，本章の初めに示したような形で，プロフェッショナリズムが多次元的であることを示唆している。これらの評価は，プロフェッショナリズムの実証的定義を提示するものではないが，医療プロフェッショナルがこれらの判断をくだす際の特徴を明らかにするものである。同様にそれらは，対象者グループ間——例えば異なる専門のグループ間——の選好や行動の相違や類似性を判定する場合に用いられうるし，また学

生・研修医の発達過程における進歩として，優先順位が発達的に変化していくのを追跡するためにも用いられうる（BrownellとCôté, 2001年）。我々のメンバーのひとり（D.C.B.）は，Rowleyら（2000年）が採用したリストの改訂版を使い，専門科によるそれぞれの特性の序列に違いがあるかどうかを判定した。

プロフェッショナリズム評価に調査を使う

プロフェッショナリズムの明確な定義，およびそれを明らかにする特徴がひとたび確立されると，調査はそのような特徴をいろいろなやり方で評価するのに役立つ。調査によってもたらされる情報は，誰に何について尋ねるかによる。個人に対して聞くことができるのは，その人自身について，その人が他人について観察，または認識したことについて，あるいはグループや組織の環境についてである。別のやり方としては，組織の代表者に組織のメンバーについて知っていることを述べさせたり，その組織を編成している公式方針について記述を求めることなどが可能である。表6-1は，これらの選択肢を図式的に整理して提示している。

表6-1　プロフェッショナリズムの特徴を評価するための調査の使用

	個人	組織
個人	個人について個人に尋ねる 例えば，自己評価 （Baldwinら，2003年）	組織について個人に尋ねる 例えば，他人の観察 （Baldwinら，1998年，2003年）
組織	個人について組織に尋ねる 例えば，人口統計データと他の集約データ （Baldwinら，1995年）	組織について組織に尋ねる 例えば，方針と方法 （Kaoら，2003年；RowleyとBaldwin, 1998年；Huntら，2001年）

第6章　個人および組織のプロフェッショナリズム評価のための調査の使用

個人についてその人自身に尋ねる

　このデータは，個人とその同僚との間で比較することができ，またグループや組織の状況を把握するために集約することもできる。我々はこの方法を広く用い，薬物使用 (Baldwin ら，1991 年 b；Hughes ら，1991 年，1992 年)，不正 (Baldwin ら，1996 年 c)，睡眠不足（Baldwin と Daugherty，2004 年），性差別およびセクシャル・ハラスメント (Baldwin ら，1996 年 b；Nora ら，2002 年)，疾患または正常機能が失われた状態を抱えながらの労働 (Baldwin ら，2003 年) について，学生および医師に尋ねた。先に述べたように，AAMC の卒業時の年次質問票は，この方法を用いて米国の各医学部における学生の教育的体験を評価している。具体的には，それぞれの医学部は，他組織の学生の回答を集約したものと比較（規範準拠測定）ができるような学生の回答について，これらのデータに基づいた報告を受け取る。

組織または環境について個人に尋ねる

　自身の態度や行動についてではなく，周囲で知覚・観察したことについて個人に尋ねることもできる。受け入れ難いことを他人がやっていたというほうが，自分がやったと認めるよりも，はるかに気乗りがするものである。その意味で，こうした質問は投影的であり，個人に他人の体験を尋ねることで，その人自身の経験についてもいくらかは知ることができる。この方法で回収したデータを集約することで，対象者の集団的視点からみた組織状況の構図を描くことができる。我々は，学生によるさまざまな種類の報告——不当な扱い，またはハラスメントや差別の報告 (Baldwin ら，1991 年 a，1994 年，1996 年 b，2003 年；Daugherty，1998 年)，ならびに他人が行ったプロらしからぬ行動や非倫理的行動の観察報告 (Sheehan ら，1990 年；Arnold ら，1998 年；Baldwin ら，1998 年；Satterwhite ら，1998 年)——など数多くの評価で，この方法を広く用いた。

個々のメンバーに関する集約データを組織責任者に求める

　個々のメンバーに関する集約データは，組織の責任者が把握している個人の体験や特徴の要約を提供する。我々は，研修医トレーニングからの離脱と長期

休職（Baldwin ら，1995 年），および学生が関与した暴力事件（Baldwin と Daugherty, 1996 年 a）に関する独自の全国調査において，この方法を用いた。ほかの興味深い研究には，組織責任者から収集した回答を，個人への直接的質問から得られた回答と比較し，矛盾点を強調したものがある（Chalasani ら，2001 年）。

組織について組織責任者に尋ねる

このデータを用いて，異なった現場における公式方針・診療業務・手順を観察することができる。このアプローチは，薬物乱用に関する方針の調査（Rowley と Baldwin, 1988 年），および Swick ら（1999 年）と Kao ら（2003 年）による，米国医学部におけるプロフェッショナリズム指導に関連した調査で用いられた。

調査手法のタイプ

調査は，多種多様な目的のために，多くの形式・方式で構成されうる。まず第1に，先に述べたような，発生率と主観的体験について評価する質問票がある。質問票は，直接質問や間接質問を用いたり，特定の集団からの定量的回答や定性的回答を引き出す刺激を用いたりしながら，価値観，態度，行動，知識，スキル，あるいは気分と感情を評価するように設計される。第2に，意味尺度法の使用がある。意味尺度法では，一対の記述形容詞のうちどちらかを選択するよう回答者に求め，その回答から，人・環境・出来事の記述評定が作成される。第3に，記述ビネット〔後述〕は，回答者から深みのある回答や判断を引き出すために仮説的ジレンマや仮説的行動を提示するもので，回答者の複雑な態度および価値観を評価する際に用いられる。最後に，環境に対する主観的感情および態度を，投影技法によって評価することができる。

質問票：発生〔率〕および主観的体験の評価

一般に質問票は，特定の回答候補者グループとの関連性が推定される，あら

第6章　個人および組織のプロフェッショナリズム評価のための調査の使用

かじめ定義されたさまざまな体験・行動・意見・価値観・態度の発生〔率〕を確定するのに有用であり，また規範データを収集するにも有用である。報告は個人に対して求めたものであり，各回答者の把握・理解・協力に依存する部分が大きい。そのため，その報告は定義上，本質的に主観的であり，直接確認することもできない。しかし，逐次調査に使われた長期にわたる報告の一貫性からは，そのような質問票から得られたデータにはそれなりに高い信頼性があるといえる（AAMCの卒業時の年次質問票；Daughertyら，1998年；Baldwinら，2003年；BaldwinとDaugherty，2004年）。高い回答率もまた，入手したデータが研究対象集団の特性を代表することの保証となる（Defoeら，2001年）。匿名が保証され，適切な状況下での調査の場合は，薬物乱用，不正，医療ミスの認識といった，非常に主観的で人を脅かす可能性のある話題に関する質問から得たデータでさえも，面接と観察によって収集された客観的データと比較的よく一致する。

行動

　適切なカテゴリーが質問票や記述票において明確に表現され，かつ調査者の信用度が高い場合には，医学生と研修医の多くは，自身の知識，スキル，態度，個人的特徴や信念までも評価し序列づけさせるような質問に対して，かなり的確に回答するであろう。適切な条件がそろえば，学生・研修医は，明らかにプロらしからぬ行動・非倫理的行動・非道徳的行動をしたという過ちを認めることすらしてしまうだろう（Baldwinら，2003年）。
　このような調査，すなわち「探求」には，多くの構成例がある。我々は，直接的な体験に関して個人的な報告をさせる質問（例えば，「概して，今年の研修医期間でどれくらいのストレスを感じましたか？」）に対し，1「まったくストレスを感じない」から7「非常にストレスを感じる」までのリッカート尺度で答えさせた。同じ話題に関する質問――例えば〔1〕「今年，指導医からの適切な監督を受けずに患者のケアを行ったことがありましたか？　あったとして，それはどのくらいの頻度でしたか」という質問に，「まったくない」から「ほとんど毎日」

まで6つの選択肢で答えさせ，〔2〕かつ別の質問「指導医との接触という点について，今年の卒後教育を評定してください」に関して研修医に7ポイント尺度で回答させる，といった方法——は，問題をふたつ以上の視点から検討する機会を与える。特定の行動や出来事の発生，ならびにそのような行動の要因に関するデータの収集を目的とする場合は，質問は以下のように構成されるだろう。原因となる可能性のある者——同級生や上司など——のリストおよび頻度の種類リストを用いて「次のいずれかの人からセクシャル・ハラスメントを受けたことがありますか？　あったとして，それはどのくらいの頻度でしたか」と質問する。また，「あなたの今年の学習体験に，それぞれの人がどの程度貢献したか評定してください」のような，さらに一般的な質問からも有用な情報を得ることができる。指導教員，症例検討会，他の研修医，およびコンピューターやインターネットなどあらゆる要因について，1「まったくない」から5「大いにある」までの評定と合わせたリストを作ることもできる。その結果から，異なる専門科やトレーニングレベルにある者の学習パターンを同定できる。

　ある環境における他人の行動について，直接的，かつ個人的に観察したことの報告を引き出す質問の場合には，「今年の研修医期間に，次のいずれかの人が『正常機能が失われた』状態で仕事をしているのを見ましたか？　見たとして，それはどのくらいの頻度でしたか」という言い方をする。この場合もまた，人物や頻度の種類，およびその行動の理由として推測されることのリストを作ることで，さらに詳しい回答を得ることができる。そのような質問については，さらに個人的性質に関する追跡質問——例えば，頻度および根底にある理由のいくつかの種類と共に「あなた自身はどのくらいの頻度で，『正常機能が失われた状態』で仕事をしましたか？」を尋ねるという形で——も設定することができる。

　これらの質問のすべては，教育の特定のレベルや段階において，特定の個人またはグループにおける発生率を確定するための役に立ちうる（Baldwinら，1995年；Richardsonら，1997年）。また，回答を集計することで，自分の学校や組織がどんな様子であるのか，他と比較してどうなのかを知ることもできる。さらに，十分なデータを用いれば，学校，専門科，国の間での比較も可能であ

第6章　個人および組織のプロフェッショナリズム評価のための調査の使用

る。例えば，不正（Anderson と Obenshain, 1994 年；Baldwin ら, 1996 年 c），薬物使用（Baldwin ら, 1991 年 b；Hughes ら, 1991 年, 1992 年）および学生に対する不当な扱い（Baldwin ら, 1991 年 a；Cook ら, 1996 年；Elnicki ら, 1999 年；Uhari ら, 1994 年）について，比較がされている。

知識

　試験は，基本的には調査である。試験官は，検査グループの基準準拠（基準が設定されている場合）または規範準拠のいずれかを用いながら，さまざまな種類の質問をして，志望者に期待される知識の標本を抽出し，評価しようと試みる。しかし本章に，より適しているのは，特定の話題や科目——緩和ケアや家庭内暴力といった，AAMC の卒業時の年次質問票で医学部 4 年生が尋ねられる話題や科目——の必要性を理解しているか，または感じているかについて，学生の自己評価を問う質問である。そういう質問に答えたデータは，カリキュラム委員会が計画を作成する際の指針となり，また学生の関心および科目内容の動向について，時代を超えて測定することを可能にする。

態度

　態度を評価する方法はいくつかある。ひとつの態度，より好ましくは一連の態度の記述に対する同意や不同意の強さは，回答者にリッカート尺度の 5 ポイント，またはより望ましくは 7 ポイント（1「まったくそう思わない」から 7「まったくそう思う」まで）に従って各記述を評定させることで測定できる。我々自身の研究で使った態度に関する記述の例としては，「見つからなければ，カンニングをするであろう」や「睡眠不足のために，患者ケアに関して誤った判断をしたことがある」などが挙げられる。そうした調査により，グループの平均および規範を確立することができる。またそれらは，その後の傾向を評価するための調査，あるいは初回調査に続く計画的介入を評価するための後の調査により，長年にわたって追跡することができる（Daugherty と Baldwin, 1996 年）。例

えば，学問的な不正直という態度は，トレーニング中の学生の進歩の理想的あり方から外れるものと考えられ，組織的環境の重要な影響を示唆している (Sierles ら，1980 年; Simpson ら，1989 年)。同時に Baldwin ら (1996 年 c) は，不正な態度・行動は，学生が特定の大学で経験する環境によって，いずれの方向性にも変化しうることを認めた。

組織的環境評価の代替方法として，調査の一部または全部で意味微分法を使うというやり方がある (Osgood ら，1957 年)。意味微分法では「硬い―軟らかい」「強い―弱い」「堅い―柔軟な」などの，反対の意味をもつ形容詞対が回答者に提示される。どの言葉が環境や組織に対する自分の認識に最も当てはまるかについて，数字や図示された尺度を使って示すよう回答者に求める。意味微分形容詞対に関する因子分析から，3 つの基本的特徴――(1) 評価：良い―悪い，(2) 有効性：強い―弱い，(3) 活動：積極的―消極的――が示される。我々のメンバーのうちのひとり (D.C.B.) は，形成的評価手段としてこの種の尺度を用い，医学部の 1 年目を通して，進歩するに従い学習環境に対する学生の認識が断続的に変化する様子を追跡した。このようにして，調査は組織のプロフェッショナル環境を評価する方法を提供する。Rezler と Flaherty (1985 年) は，医学教育における態度の変化を評価する手段について，系統的再検討を行った。

ビネット：複雑な態度および価値の評価

この方法は，プロフェッショナリズムの模範と思われる価値観・行動・態度に関する多くの研究で使用され，成果を挙げてきた。ビネットを構成するのは，問題やジレンマを提起する一連の (好ましくは) 短い臨床的または記述的な場面や出来事，および一連の要求された行為または記述された行為である。これらは通常，特定のテーマや話題に関するもので，回答者が抱いている複雑な態度や価値観を明らかにするような，意思決定的応答を促すよう設計されている。ビネットには，行為や決定を現実の状況にできるだけ近づけるように，回答者をすべてのニュアンスと文脈要素が含まれた状況の中におくという利点がある。Feudtner ら (1994 年) の研究では，ビネットを巧みに用いて，臨床現場の

第6章　個人および組織のプロフェッショナリズム評価のための調査の使用

上司によって「グループ」や「チーム」のいかがわしい決定へ加担を求められる状況に置かれた場合の，多くの医学生が体験する倫理的不快感を引き出した。Nora ら（1993 年）は，さまざまな医療現場での男女間の接触を記述した 10 のビネットを示し，学生にシナリオの状況がセクハラであると感じた度合いを評価し，また同様な状況に自分がおかれた場合に，どの程度不快と思うかについて評価するよう求めた。Green ら（2000 年）は，医学生と法学生における，プロらしい決定と倫理的価値観を比較・対比するために，Rezler ら（1990 年）と同様，研修医が同僚に対して行ったごまかしについて評価するビネットを使用した。

将来の開発

　医師，および学生・研修医のプロフェッショナリズム評価に有効なひとつの方法は，被評価者の側がプロらしいと考えている，特定の観察可能な一連の行動あるいは行為を，特定してリスト化する，というやり方である。次いで，これらを患者，スタッフ，あるいは同僚に調査票として配布し，各項目（例えば「私に呼びかけるときに目を合わせる」，「手順を十分に説明する」，「的確に聞く」，「私の意見を尊重してくれる」など）の測定数値スコアの形で回答を記録する。これらのスコアは，被評価者の各々の行為や行動に関するリストに記録される。一群の個人——例えば，特定のクラス，専門科，またはグループの個人——について十分なデータが蓄積された後で，各項目の平均スコアを判定し，暫定的にそのグループの規範とする。またこの平均スコアは個人の獲得スコアの隣の欄に書き込まれ，比較される。低スコアをとった特定の人——表 6-2 に見られるような——は，特定の領域で向上する必要がある。

　この手法によりそれぞれの被評価者は，同僚と比べ，全体としてだけでなく，個々の行動についてどのような評定を受けたのかが明らかになる。これにより，不十分な行動に対して非常に特異的な改善が実施できる。必要に応じて達成基準や基準点を設定し，その進歩を長年にわたって測定することもできる。一般化可能な集団の全メンバー——同じクラスや違うクラス，学校，または全

表6-2 スコア例：医師・学生・研修医におけるプロフェッショナリズム評価のための調査

行動項目	スコア (0-100)		
	個人	専門医	全医師
1. 私に呼びかけるときに目を合わせる	73	85	81
2. 手順を十分に説明する	83	80	78

学校の学生——に関して，そのようなデータを蓄積することができる。同じ方法で，時を超えて，すべての行動や特定の行動に対するスコアの変化や発達が——学生から研修医への進歩において期待される変化と同様に——追跡可能となるであろう。この方法のバリエーションは，医師のコミュニケーション・スキルおよび医療過誤訴訟に関するいくつかの研究で報告されている（Adamsonら，1989年，2000年）。現在，この方法で学生・研修医の一連のプロらしい行動を構成する要素を採点し，それを確証すべく研究を行っている研究者がいる。

結論

すべてのニーズに応えるような調査の手段や方法はない。読者は，さまざまな選択肢についてよく理解し，かつ特定の目標を十分に達成できる情報源とアプローチを選択してほしい。とはいえ，他人が開発し，使ってきた調査手段を選ぶことには，いくつかの利点がある。第1に，既存の手段を用いることは，開発時間を大幅に削減するし，また結果の妥当性がより保証されている。第2に，他で既に用いられた手段は，個人と組織を比較するための既存の基準点を提供してくれる。第3に，ある調査手段を複数の現場で使用することで，現場の環境による影響を評価することができる。最後に，同一の調査手段を長期間にわたって反復使用することは，長期的な動向を追跡するための公平で容易な方法となる。

本章で引用した不正，薬物乱用，セクシャル・ハラスメントおよび学生の不当な扱いに関する早期報告は，すべて調査によって入手されたものである。こ

れらの報告は検討と議論を生み，その結果，プロらしからぬ行動を防止し，排除することを目的とする施策に変化をもたらした。医学教育における教官―学生関係，および学習環境のあり方と質に調査報告が及ぼした複合効果は，長年にわたって重要であり続け，そのことは米国医師会〔American Medical Association〕(1990年) および AAMC (1992年) が出した意見書に示されている。そのような行動を完全に排除することは不可能であるが，それらの (通常，上司の側の)「プロらしからぬ」行動の発生および程度が，緩やかにではあるが確実に減少しているというエビデンスが増えている (Daugherty と Baldwin, 未発表データ)。同様に，ポジティブな「プロらしい」行動を同定し，より促進することは，学生・研修医が尊厳と敬意をもって扱われるよう期待できる学習環境と労働環境を構築するのに役立ち，またプロフェッショナリズムを促進する組織的介入および文化を経験する機会とともに，「プロらしい」行動模範の多くのロールモデルを観察・模倣する機会を得るのに役立つ。

　我々の願いは，個人と組織の双方のプロフェッショナリズムのレベルや段階の基準点をもたらすような，収束的手段による一連のデータを，時が経つにつれ蓄積できるようにすることである (Baldwin, 2003年；Leach, 2004年)。そうして集積した情報を背景にもてば，各人に，長所となる領域と改善が必要な領域を明らかにするフィードバックを与えることができる。我々の経験が増えるにつれ，これらのデータは，プロフェッショナリズムを促進する組織環境の強化，ならびに個人のプロフェッショナルに徹した行動の向上を追跡するための標準となるだろう。

参考文献

AAMC. Reaffirming Institutional Standards of Behavior in the Learning Environment. Presidential Memorandum 92-38 [internal document]. Association of American Medical Schools, Washington, DC, July 28, 1992.

Adamson TE, Bunch WH, Baldwin DC Jr, Oppenberg A. The virtuous orthopaedist has fewer malpractice suits. Clin Orthoped 2000;378:104-109.

Adamson TE, Tschann JM, Gullion DS, Oppenberg A. Physician communication skills and malpractice claims. A complex relationship. West J Med 1989;150:356-360.

American Medical Association. Teacher-learner relationship in medical education. AMA Policy H-295.955, Board of Trustees' Report ZZ, December 1990. In: AMA House of Delegates Policy Compendium [Internal document]. Chicago: American Medical Association 1997.

Anderson RE, Obenshain SS. Cheating by students: findings, reflections, and remedies. Acad Med 1994;69:323-331.

Arnold EL, Blank LL, Race KEH, Cipparrone N. Can professionalism be measured? The development of a scale for use in the medical education environment. Acad Med 1998;73: 1119-1121.

Arnold L. Assessing professional behavior: yesterday, today, and tomorrow. Acad Med 2002; 77:502-515.

Baldwin DC Jr. Toward a theory of professional development: framing humanism at the core of good doctoring and good pedagogy. In: Enhancing the Culture of Medical Education. Conference Proceedings, pp. 6-10. New York: Arnold P. Gold Foundation, January 17-19, 2003.

Baldwin DC Jr, Daugherty SR. Reports of violent events involving medical students. Advisor 1996a;16:3-6.

Baldwin DC Jr, Daugherty SR. Do residents also feel "abused?" Perceived mistreatment during internship. Acad Med 1997;72(suppl):S51-S53.

Baldwin DC Jr, Daugherty SR. Sleep deprivation and fatigue in residency training: results of a national survey of first and second year residents. Sleep 2004;27:217-223.

Baldwin DC Jr, Daugherty SR, Eckenfels E. Student perceptions of mistreatment and harassment during medical school: a survey of ten schools. West J Med 1991a; 155: 140-145.

Baldwin DC Jr, Daugherty SR, Eckenfels EJ, Leksas L. The experience of mistreatment and abuse among medical students. Proc Annu Conf Res Med Educ 1988;63:80-84.

Baldwin DC Jr, Daugherty SR, Rowley BD. Racial and ethnic discrimination during residency: results of a national study. Acad Med 1994;69(10):19-21.

Baldwin DC Jr, Daugherty SR, Rowley BD. Sexual harassment and discrimination among

第6章　個人および組織のプロフェッショナリズム評価のための調査の使用

medical students and residents. Acad Med 1996b;71(suppl):S25-S27.

Baldwin DC Jr, Daugherty SR, Rowley BD. Observations of unethical and unprofessional conduct in residency training. Acad Med 1998;73:1195-1200.

Baldwin DC Jr, Daugherty SR, Rowley BD, Schwarz MR. Cheating in medical school: a survey of 31 schools. Acad Med 1996c;71:267-273.

Baldwin DC Jr, Daugherty SR, Tsai R, Scotti M. A national survey of residents' self-reported work hours: thinking beyond specialty. Acad Med 2003;78:1154-1163.

Baldwin DC Jr, Hughes PH, Conard S, Storr CL, Sheehan DV. Substance use among senior medical students: a survey of 23 medical schools. JAMA 1991b;265:2074-2077.

Baldwin DC Jr, Rowley BD, Daugherty SR, Bay RC. Withdrawal and extended leave during residency training: results of a national survey. Acad Med 1995;70:1117-1124.

Bradburn N. The Structure of Psychological Well-being. Chicago: Aldine, 1969.

Brownell KW, Côté L. Senior residents' views on the meaning of professionalism and how they learn about it. Acad Med 2001;76:734-737.

Bucher R, Stelling JG. Becoming Professional. Beverly Hills, CA: Sage Publications, 1977.

Chalasani K, Nettleman MD, Moore SS, MacArthur S, Fairbanks RJ, Goyal M. Faculty misperceptions about how residents spend their call nights. JAMA 2001;286:1024.

Clark D, Eckenfels EJ, Daugherty SR, Fawcett J. Alcohol use patterns and alcohol abuse through medical school: a longitudinal study of one class. JAMA 1987;257:2921-2926.

Conard S, Hughes P, Baldwin DC Jr, Achenbach KE, Sheehan DV. Substance use by fourth year students at thirteen medical schools. J Med Educ 1988;63:747-758.

Cook D, Liutkus J, Risdon C, Griffith L, Guyatt G, Walter S. Residents' experiences of abuse, discrimination, and sexual harassment during residency training. Can Med Assoc J 1996; 154(11):1657-1665.

Daugherty SR, Baldwin DC Jr. Sleep deprivation in senior medical students and first-year residents. Acad Med 1996;71(1):S93-S95.

Daugherty SR, Baldwin DC Jr, Rowley BD. Learning, satisfaction, and mistreatment during internship: a national survey of working conditions. JAMA 1998;279:1194-1199.

Defoe DM, Power ML, Holzman GB, Carpentieri A, Schulkin J. Long hours and little sleep: work schedules of residents in obstetrics and gynecology. Obstet Gynecol 2001;97:1015-1018.

Elnicki DM, Linger B, Asch E, Curry R, Fagan M, Jacobson E, et al. Patterns of medical students abuse during the internal medicine clerkship: perspectives of students at 11 medical schools. Acad Med 1999;74:S99-S101.

Eron LD. Effect of medical education on medical students' attitudes. J Med Educ 1955;30: 559-566.

Feudtner C, Christakis DA, Christakis NA. Do clinical clerks suffer ethical erosion? Students' perception of their ethical environment and personal development. Acad Med 1994;69:

680-689.

Green MJ, Farber NJ, Ubel PA, Mauger DT, Aboff BM, Sosman JM, et al. Lying to each other: when internal medicine residents use deception with their colleagues. Arch Intern Med 2000;160:2317-2323.

Hughes PH, Brandenburg N, Baldwin DC Jr, Storr CL, Williams KM, Anthony JC, Sheehan DV. Prevalence of substance use among U.S. physicians. JAMA 1992;267:2333-2339.

Hughes PH, Conard S, Baldwin DC Jr, Storr CL, Sheehan DV. Resident physician substance use in the United States. JAMA 1991;265:2069-2073.

Hunt DD, MacLaren C, Scott C, Marshall SG, Braddock CH, Sarfaty S. A follow-up study of the characteristics of dean's letters. Acad Med 2001;76:727-733.

Kao A, Lim M, Spevick J, Barzansky B. Teaching and evaluating students' professionalism in US medical schools. JAMA 2003;290:1151-1152.

Kassebaum DG, Cutler ER. On the culture of student abuse in medical school. Acad Med 1998; 73:1149-1158.

Leach D. Professionalism: the formation of physicians. Am J Bioethics 2004;4:11-12.

McAuliffe WE, Rohman M, Santangelo S, Feldman B, Magnuson E, Weissman J. Psychoactive drug use among practicing physicians and medical students. N Engl J Med 1986;315: 805-810.

Merton RK, Reader GG, Kendall P. The Student-Physician: Introductory Studies in the Sociology of Medical Education. Cambridge, MA: Harvard University Press, 1957.

Nora LM, Daugherty SR, Hersh K, Schmidt J, Goodman LJ. What do medical students mean when they say "sexual harassment"? Acad Med 1993;68:S49-S51.

Nora LM, McLaughlin MA, Fosson SE, Stratton TD, Murphy-Spencer A, Fincher RME, German DC, Seiden D, Witzke DB. Gender discrimination and sexual harassment in medical education: perspectives gained by a 14-school study. Acad Med 2002;77:1226-1234.

Osgood CE, Suci GJ, Tannenbaum PH. The Measurement of Meaning. Urbana, IL: University of Illinois Press, 1957.

Papadakis MA, Loeser H, Healy K. Early detection and evaluation of professional development problems in medical school. Acad Med 2001;76:1100-1106.

Papadakis MA, Osborn EH, Cooke M, Healy K, and the University of California, San Francisco School of Medicine Clinical Clerkships Operation Committee. A strategy for the detection and evaluation of unprofessional behavior in medical students. Acad Med 1999; 74:980-990.

Rezler A, Flaherty JA. The Interpersonal Dimension in Medical Education. New York: Springer, 1985.

Rezler AG, Lambert P, Obenshain SS, Schwartz RL, Gibson JM, Bennahum DA. Professional decisions and ethical values in medical and law students. Acad Med 1990;65:S31-S32.

第6章 個人および組織のプロフェッショナリズム評価のための調査の使用

Richardson DA, Becker M, Frank RR, Sokol RJ. Assessing medical students' perceptions of mistreatment in the second and third years. Acad Med 1997;72:728-730.
Rowley BD, Baldwin DC Jr. Datagram: substance abuse policies and programs at U.S. medical schools. J Med Educ 1988;63:759-761.
Rowley BD, Baldwin DC Jr, Bay RC, Karpman R. Professionalism and professional values in orthopedics. Clin Orthoped Rel Res 2000;378:90-96.
Satterwhite WM, Satterwhite RC, Enarson C. Medical students' perceptions of unethical conduct at one medical school. Acad Med 1998;73:529-531.
Scheler M. On Feeling, Knowing and Valuing: Selected Writings. Heritage of Sociology Series (Bershady H, ed.). Chicago: University of Chicago Press, 1992 (originally published 1913).
Sheehan KH, Sheehan DV, White K, Leibowitz A, Baldwin DC Jr. A pilot study of medical student "abuse": student perceptions of mistreatment and misconduct in medical school. JAMA 1990;263:533-537.
Sierles F, Hendrickx I, Circle S. Cheating in medical school. J Med Educ 1980;55:124-125.
Silver HK, Glicken AD. Medical student abuse: incidence, severity, and significance. JAMA 1990;263:527-532.
Simpson DE, Yindra KJ, Towne JB, Rosenfeld PS. Medical students' perceptions of cheating. Acad Med 1989;64:221-222.
Swick HM, Szenas P, Danoff D, Whitcomb ME. Teaching professionalism in undergraduate medical education. JAMA 1999;282:830-832.
Testerman JK, Morton KR, Loo LK, Worthley JS, Lamberton HH. The natural history of cynicism in physicians. Acad Med 1996;71:S43-S45.
Thomas WI, Znaniecki F. The Polish Peasant in Europe and America. Champaign, IL: University of Illinois Press, 1995.
Uhari M, Kokkonen J, Nuutinen M, et al. Medical student abuse: an international phenomenon. JAMA 1994;271:1049-1051.
Vollmer HM, Mills DL. (Eds.) Professionalization. Englewood Cliffs, NJ: Prentice-Hall, 1966.

調査のデザインと実施に関する全般的な参考文献

Bradburn N and Sudman, S. Asking questions: a practical guide to questionnaire design. San Francisco: Jossey Bass, 1982.
Converse J. Survey questions: Handcrafting the standardized questionnaire. Beverly Hills, CA: Sage Publications, 1986.
Dillman D. Mail and internet Surveys: the tailored design method. New York: Wiley, 2000.
Fink A and Kosecoff, J. How to conduct surveys: a step by step guide. Newbury Park, CA: Sage

Publications, 1985.

Fowler FJ Jr. Survey Research Methods. 3rd. Edition. Thousand Oaks, CA: Sage Publications, Inc. 1993.

Laurakas PJ. Telephone survey methods: Sampling, selection, and supervision (2nd ed.). Thousand Oaks, CA: Sage Publications, 1993.

Osgood CE, Suci GJ, Tannenbaum PH. The Measurement of Meaning. Urbana: University of Illinois Press, 1957.

Salant P and Dillman, DA. How to Conduct Your Own Survey. San Francisco: John Wiley and Sons, 1994.

Telephone Survey Methodology. Eds. Groves RM, Biemer PP, Lyberg LE, Massey JT, Nicholis WL, Waksberg J. New York: John Wiley and Sons, 2001.

第7章
プロフェッショナリズムの特定要素の測定：
共感, チームワーク, 生涯学習

Jon Veloski
Mohammadreza Hojat

　プロフェッショナリズムには，専門的な職業，あるいは医療のような専門職を実践する人物の本質を特徴づける目的・性質・行動が関係している。医学教育においてプロフェッショナリズムを促進する取り組みは，必須となる医学的知識と臨床スキルを超えて，医師の質および技能を重視するものである。この一連の個人的属性を構成する要素に関して，一定の合意ができてきたために，医学教育の中で継続的にプロフェショナリズムを啓発する必要があることについて，幅広い同意が得られるようになった。さらに，プロフェッショナリズムの実現を確認するための，信頼できる尺度を開発する必要性も認められている。
　この章で我々は，複数スコアによるプロフィール——プロフェッショナリズムの多次元的性質の異なる要素を示す——の作成が，プロフェッショナリズムを強化・測定するという目的に最善の手法であることを提唱する。全般的な評価では，プロフェショナリズムのような複雑かつ動的な実体を表現することは不可能であると断言したい。複数スコアによるプロフィールの例を構成するために，プロフェッショナリズムの代表的な3要素——共感，看護師とのチーム

ワーク,生涯学習——について述べることにする。次に,評価手法の開発に使用される手順の詳細を,ペンシルベニア州フィラデルフィアにあるジェファーソン医科大学の研究チームが開発した,関連尺度に関する予備研究の実証的結果を含めて示す。また信頼性・妥当性の裏づけとなるエビデンスとして,記述統計および精神測定の結果を表で示す。最後に,プロフェッショナリズムの多次元的かつ複雑な実体を,システム理論の視点——システムが完全に機能するためには,要素（共感,強調,生涯学習）が調和していなければならないという考え方——から検討することの必要性について論ずる。

プロフェッショナリズムを測定する：全般的指標か,複数スコアのプロフィールか？

米国内科専門医学会（ABIM）〔American Board of Internal Medicine〕,卒後医学教育認可評議会（ACGME）〔Accreditation Council on Graduate Medical Education〕,米国医科大学協会（AAMC）〔Association of American Medical Colleges〕などの主要団体は,プロフェッショナリズムは全体的構成体であるか,臨床能力の個別の側面であるかのどちらかだと考えてアプローチしてきた。Arnoldら（1998年）が報告したような全般的尺度は,プロフェッショナリズムの測定法の選択肢として魅力的で有用であるかもしれないが,複数スコアのプロフィールにはふたつの大きな利点があると思われる。第1に,複数スコアのプロフィールはより完全な情報を提供できる。そのようなアプローチの例として,NEO PI-R（人格検査—改訂版,CostaとMcCrea, 1992年）——人格の5因子モデルに基づいて作成された240項目の人格検査——を受ける人のために準備された,人格プロフィールが挙げられる。神経症的傾向,外向性,開放性,調和性,誠実性といった,5つの主要な特徴に基づいてスコアを示すこのプロフィールには,5因子内に30の独立した人格要素や人格面に基づくスコアが含まれている（CostaとMcCrea, 1992年）。

複数スコアのプロフィールの第2の利点は,高スコアや低スコアを生じる要素が具体的に示される点である。プロフィールを見れば,特に注意すべき要素

第7章 プロフェッショナリズムの特定要素の測定:共感,チームワーク,生涯学習

を同定することができる。この手法では,あるひとつの要素(例えば生涯学習)の高スコアが,別の要素(例えば共感)の低スコアを補うことはないため,このモデルに基づいて,プロフェッショナリズムを全般的に測定することには意味がないと考えられる。

医療におけるプロフェッショナリズムの要素を同定・定義し,それらを定量化する適切な尺度を開発することは難しい。プロフェッショナリズムについては3つの要素——共感,チームワーク,生涯学習——が認識されている(Arnold, 2002年)。共感については,第1章で人道主義的な医師の基本的属性として述べられている。看護師とのチームワークおよび協調は,医療チームにおける他人への敬意と説明責任の具体例である。医師の生涯学習は,ケアの質を保証するための卓越性(能力の維持),自己規制,および責任のある行動の要素である。

プロフェッショナリズムの3要素を測定する

本章では,ジェファーソン医科大学の我々のチームが1985年以降開発した,3尺度の開発・精神測定特性・研究結果に関して,既報の研究で報告した内容を論じる(HojatとHerman, 1985年)。この3尺度には,医師の共感についての評価,看護師との専門職間協調に加え,チームワークに対する医師の態度の評価,医師の生涯学習についての評価が含まれる。

共感:医師の共感についてのジェファーソン尺度
〔JSPE:Jefferson Scale of Physician Empathy〕

プロフェッショナリズムの重要な要素のひとつとして,常に挙げられてきたのが共感である(Arnold, 2002年)。患者と医師のポジティブな関係を作るための基盤として,共感の重要性は医学教育研究および医療研究で論じられてきた(DeMatteo, 1979年;Neuwirth, 1997年;Spiroら, 1993年;Zinn 1993年)。これらの関係を強化し(Bertakisら, 1991年;Levinson, 1994年),かつ患者ケアを向上させる(Jackson, 1992年;Hudson, 1993年;Nightingaleら, 1991年)のは重要であ

るにもかかわらず，医師の共感に関する研究は以下のふたつの理由で制限されてきた。第1に，医師の共感に関する理論的研究は，その概念・定義の多義性に進捗を阻まれている（StephanとFinlay, 1999年；ThorntonとThornton, 1995年；PrinceとArchbold, 1997年）。第2に，共感についての実証的研究には，そもそも医学生・医師の共感を測定できる尺度がないという限界があった（Evansら，1993年；KunykとOlson, 2001年）。

学部および卒後教育において，共感を教え，かつ評価する必要性は広く提唱されてきた。ABIM（1983年）は，研修医に人道主義的属性——共感を含む——を教え，評価すべきである，と長い間主張してきた。卒後医学教育認可評議会〔ACGME〕とAAMCは，医学部および研修医プログラムにおいて，利他主義的な医師——思いやりと共感をもって患者のケアにあたり，共感を通じて患者の視点を理解できる医師——の教育を目指すと強調し，彼らの教育の目的に共感を取り込んだ。

こうした主張にもかかわらず，医師の共感に関する研究は，医学教育の領域において大部分が未開拓のままである。共感の概念は医学教育の文献で論じられてきたが，その用語について合意を得た定義は存在しない。その定義の多義性のため，共感の概念は実在すらしないものであり，それゆえ共感を心理学の言葉から排除して，より明確な用語に置き換えるべきだと示唆されたこともある（Levy, 1997年）。

共感の定義

共感について合意を得た定義がなかったにもかかわらず，それを記述する試みは行われてきた（Hojatら，2003年b）。それらの記述のうち重要な要素は，「共感とは徹底した感情移入を伴わずに，他人の見解・経験・感情を理解する人間の能力である」というものである。他人から理解されたいという願望は人間の基本的欲求である（KunykとOlson, 2001年）。したがって，共感関係が構築された場合，人間の基本的欲求が満たされたことになる。つまり，医師の共感は患者理解のうえに成り立つといえる（Hudson, 1993年；Sutherland, 1993年）。そのような理解は，患者との関係における重要な要素である（Levinson, 1994年）。

第7章 プロフェッショナリズムの特定要素の測定：共感，チームワーク，生涯学習

要するに共感には，自らの個人的場所から離れずに「患者の立場に立つ」能力が含まれている。それは，自分個人〔医師〕の役割と責任を見失わずに，患者の視点から世界をみる能力でもある。

それゆえ，ポジティブな医師—患者関係の重要な要素は，共感的な対人交流を伴う言語的および非言語的コミュニケーションを通して，患者を理解することである。Francis W. Peabody は，1927年に初版が発表され1984年に再版された「The Care of the Patient」と題された画期的な論文の中で，この概念を明快に述べた。Peabody は「最も広い意味での医療の業務には，患者と医師の関係全体が含まれる」と提言した（Peabody, 1984年，p. 813）。同様に William Osler 卿（1932年）は，「疾患を患った人がどんな人 [sic] かを知ることは，人がどんな疾患に罹るかを知ることと同じくらい重要である」と述べている（White, 1991年，p. 74 より引用）。「患者に耳を傾けなさい」，なぜなら患者が「診断を伝えている」からである，と彼は医師らに助言した（Jackson, 1992年，p. 1630 より引用）。

これらの記述と概念化は，我々が医師の共感を定義する際の枠組みとなった。それはすなわち「患者の内的経験および視点を理解し，患者にその理解を伝える能力を伴う認知的（感情的でない）属性」である（Hojat ら，2002年 b, p. s58）。我々の別の研究では，医師—患者関係の感情的要素は，共感ではなく同情とより密接に関連することが示された（Hojat ら，2001年 b, 2002年 b, 2002年 c, 2003年 c）。強調した重要語句は，患者ケアにおける共感の構成において重要である。

一般集団の共感を測定する尺度はいくつかあるが，そのどれもが医療環境に適したものではない。医学教育研究では3つの尺度が用いられている。第1の尺度は Davis（1983年）が開発した対人的反応性指標〔Interpersonal Reactivity Index〕，第2の尺度は Hogan（1969年）が開発した共感測定尺度〔Empathy Scale〕，第3の尺度は Mehrabian と Epstein（1972年）が開発した情動的共感性尺度〔Emotional Empathy Scale〕である。

我々は，医師の共感の発達，および医学教育の諸段階における医学生グループと医師グループ間の変動と相関について，研究者が実証的に調査できる尺度が必要であることを認識した。このニーズに応えるものとして，我々は「医師

の共感についてのジェファーソン尺度」(JSPE；Hojat ら，2001 年 b，2002 年 c) を開発した。

妥当性

　尺度の開発は，測定する概念を理解する枠組みを構築することから始まる。通常，第 1 段階は，その概念を描写する理論と観察された傾向・行動についての文献調査を実施することである。

　後述する別の 2 尺度の開発と同様に，医師の共感尺度の開発において，我々は最初に文献調査から妥当性があると思われた項目を取り入れた，評価手法の長編バージョンを開発した。この段階では，すべての項目それぞれについて，それらを評価項目に入れることを支持する，説得力のある理論的議論を展開しなければならない。例えば，医師の共感尺度の開発において，文学や芸術を学ぶことは人の苦痛に対する理解を深めるといった提案に基づき，我々は文学や芸術への興味についての項目を含めることにした (Herman, 2000 年；Hunter ら，1995 年；McLellan と Jones, 1996 年)。そのような興味は，医師の共感と関連があるであろう。

　我々は，文献調査に基づいて 90 項目を作成し，Delphi の簡略法を用いて，項目の内容的妥当性および表現上の妥当性について，我々の同僚から個別の判断を得た (Hojat ら，2001 年 b)。各項目が，患者ケアの状況における共感の，はっきり知覚でき関連している側面を反映することを確実にするため，改訂を何度か繰り返した後，もともとあった 90 項目のうち 45 項目を尺度に残した (Hojat ら，2001 年 b)。次に，我々は内容的妥当性について探求した (Anastasi, 1976 年, pp. 134-135)。内容的妥当性とは，尺度の項目が測定概念の領域を表現していると確認できるエビデンスを提供するものとして定義された言葉である。JSPE の内容的妥当性は，期待される行動——定義された医師の共感の概念領域に含まれる——の代表例が，そのテストに含まれているのを確認することで調べられた。

　テスト開発のこうした予備段階においては，項目をより明確にすることも必要であった。我々の目標は，医師の共感を表す態度・行動の代表的な実例が，

第7章 プロフェッショナリズムの特定要素の測定:共感,チームワーク,生涯学習

項目として含まれることを保証することであった。時折,新しい項目を追加したり,または関連がない項目と判断した場合に,いくつかの項目を削除したりした。例えば,医師の共感の測定には,患者の経験・視点に関する医師の理解という項目が含まれた。これは,因子として「視点取得」が含まれることを意味した。

次いで,精神測定の追加研究に基づき,尺度に入れる20項目を選択した。これらの項目は,1の「まったくそう思わない」から7の「強くそう思う」で構成される,7ポイントのリッカート(Likert)型尺度で表現された(Hojatら,2001年b,2002年c)。

尺度の学生版(Sバージョン)は,もともと,患者ケアに従事する状況での医師の共感に関する,医学生の方向性や態度を測定するために開発されたものである(Hojatら,2001年b)。一方,医療専門職版(HPバージョン)である第2版は,臨床医および他の医療専門職の共感を測定するために開発されたものである(Hojatら,2002年c)。HPバージョンでは,項目について,共感的方向性や共感的態度ではなく,むしろケア提供者の共感的行動と高い関連性をもたせるために,いくつかの項目の表現を若干修正した。例えば,項目「人はそれぞれ異なるので,医師が患者の視点から物事をみることは難しい」は,Sバージョンに記載されたものである(Hojatら,2001年b)。HPバージョンでは,この項目は次のように改訂された。「人はそれぞれ異なるので,患者の視点から物事をみることは私には難しい」。こうした修正は,看護師や心理療法士といった他の医療従事者に適用する尺度を作成することも意図している。

構成概念妥当性は,ある検査で測定目的とする属性の理論的構成概念を測った際の,その結果の測定度として定義される(Anastasi,1976年,p.151)。因子分析では,基礎的因子の特徴が,測定される理論的構成概念の特徴と一致するかどうかを検討する。これにより,尺度スコアを特徴づける主要側面が明らかになる(Anastasi,1976年,p.154)。JSPEの構成概念妥当性を因子分析によって検討した結果,信頼性のある3因子が得られた(Hojatら,2002年c)。

- 視点取得。例えば「私は非言語シグナルおよびボディ・ランゲージに留

意することで，患者の気持ちを理解しようと努力している」。
- 思いやりのケア。例えば「問診をする際や身体的健康について尋ねる際に，私は患者の感情によって左右されないようにしている」。
- 「患者の立場に立つ」。例えば「人はそれぞれ異なるので，患者の視点から物事をみることは私には難しい」。

これらの例は，すべて HP バージョンから引用されたものである。

医学生 (Hojat ら，2001 年 b) および医師 (Hojat ら，2002 年 c) に検査を行った際，S バージョン尺度と HP バージョン尺度は，どちらの因子構造も安定していた。医学生および医師のグループにおける因子構造が安定していることは，S バージョン尺度・HP バージョン尺度双方の構成概念妥当性を裏づけるものである。

検証アプローチのひとつに，その尺度のスコアが，関連のない測定法とは低い相関関係を示し，概念的に関係のある変数（収束的妥当性）とは高い相関関係をもつことを実証する手法がある（弁別的妥当性；Campbell と Fiske, 1959 年）。JSPE スコアを 100 ポイント尺度での共感の自己評価と相関させた結果，医学生で 0.37，内科研修医で 0.45 の相関係数が認められた (Hojat ら，2001 年 b)。JSPE の収束的妥当性は，共感尺度のスコアおよび思いやりの自己評価など，概念的に関連のある測定法との間に，統計学的に有意な ($p \leq 0.05$) 相関関係があることによっても裏づけされた（研修医 $\gamma=0.56$，医学生 $\gamma=0.48$；Hojat ら，2001 年 b)。JSPE スコアとの有意な相関関係は，Davis の対人的反応性指標 (Davis, 1983 年) における共感的懸念（研修医 $\gamma=0.40$，医学生 $\gamma=0.41$)，視点取得（研修医 $\gamma=0.27$，医学生 $\gamma=0.29$)，空想（研修医 $\gamma=0.32$，医学生 $\gamma=0.24$) などのサブテストスコアとの間にも認められた。

我々の研究において共感が基準尺度と中等度の相関関係を持ったことが示唆するのは，共感は，思いやり・心配・同情・視点取得・想像・優しさ・忠実・寛容性・個人的成長・相手への信頼・コミュニケーションと限定的に重複するが，はっきりと異なる個人的属性であるとみなしうるということである (Hojat ら，2001 年 b)。JSPE の弁別的妥当性は，共感と概念的に関連のない尺度——

自己防衛など——との間に相関をもたないことによって裏づけられた（$\gamma=0.11$；有意差なし；Hojatら，2001年b）。

性

男性よりも女性のほうが思いやりの態度を示し，感情に理解を示すという仮定に基づき，我々は共感スコアに女性に有利な性差があると予想した。近年，女性の行動スタイルは男性のそれよりも「感情移入する」形であるといわれてきた（Baron-Cohen, 2003年）。

女性が男性よりも高いJSPEスコアを取ることは，我々の研究では常に観察されてきた（Hojatら，2001年b，2002年a）。女性医師は男性医師よりもJSPEの合計スコアが高いだけでなく（Hojatら，2002年c），17項目でも高スコアであり，そのうちの6項目は統計的に有意であった（Hojatら，2002年b）。

客観的筆記試験における学業成績

共感を知識試験の成績と関連づける理論的根拠は存在しない。JSPEスコアと複数選択式試験に基づいた学業成績の測定法——医科大学入学試験〔MCAT：Medical College Admission Test〕のスコア（生物科学，物理科学，言語的推論尺度），医学部1，2年次のグレード・ポイント・アベレージ，米国医師資格試験〔U.S. Medical Licensing Examinations〕のステップ1，2のスコアなど——との相関関係を検討した。いずれも統計的に有意な相関関係は認められなかった（Hojatら，2002年a）。

医学部における臨床能力の評価

我々は，JSPEで高スコアを取った医学生は，医学部で臨床能力についても高く評定されると仮定した（Hojatら，2002年a）。この仮定は，臨床能力の評価で検討されることが多い因子の中に，対人関係スキルが入っているという考えに基づいていた（Hojatら，1986年，1988年）。要するに，対人関係のうえに構築される共感は，全般的な臨床能力の評価と非常に重複しているだろう，ということである。

医学部3年次の6つのコア・クリニカル・クラークシップ（家庭医学，内科，産婦人科，小児科，精神科，外科）において，JSPEの高スコア保持者は全般臨床能力評定において「優」を，JSPEの低スコア保持者はかろうじて合格の「可」の臨床能力評定を受ける可能性が高いことが観察され，我々の研究でその仮説が証明された（Hojatら，2002年a）。

医学部・研修医の期間における共感の変化

学部・卒後教育における教員の善意にもかかわらず，医学教育期間中に人道主義的性質が後退し，シニシズムが残念ながら増えることが観察されている（Belliniら，2002年；Sheehanら，1990年；SliverとGlicken，1990年；Kay，1990年）。トレーニング中の内科研修医のJSPE共感スコアは一貫して低下していたが，その低下は，標準の統計的有意水準には達していなかった（Mangioneら，2002年）。もうひとつの研究（Hojatら，2004年）では，クリニカル・クラークシップ期間中の医学部3年生の共感スコアには統計的に有意な低下が認められた。

専門医

我々は，対人関係は医師の共感の基盤であるため，「人間指向的」専門医は「手技指向的」専門医や「技術指向的」専門医よりもJSPEスコアが高いと予測した。3つの研究において，我々はふたつの専門集団の医者の間でJSPEスコアに有意差があることを明らかにした。例えば，「人間指向的」専門医（例えば，家庭医学，内科，小児科，産婦人科，精神科，専門分科）は「技術指向的」専門医（例えば，麻酔科，放射線科，病理学，外科と外科専門医）よりもJSPEスコアが高かった（Hojatら，2001年a, 2002年b, 2002年c）。

JSPEの各項目を検討した結果，尺度の全項目において，「人間指向的」専門医は「技術指向的」専門医よりも一貫して高スコアを取り，11項目のスコアには統計的有意差があることが明らかになった（Hojatら，2002年b）。我々はもうひとつの研究において，精神科医はJSPEの平均スコアが最高値であり，この平均スコアは麻酔科医・一般外科医・神経外科医・整形外科医・産婦人科医の平均スコアと比べて有意に高いことを明らかにした。しかしながら，精神科医

第7章　プロフェッショナリズムの特定要素の測定：共感，チームワーク，生涯学習

の平均スコアは，救急医・家庭医・内科医・小児科医の平均スコアと変わらなかった（Hojat ら，2002 年 c）。なお，これらの比較を統計的に検定した際に，専門科に属する女性の比率が異なることで生じる潜在的交絡効果をコントロールしたことを注記しておくべきであろう。

　専門医間にみられる共感スコアの差は，必ずしも低スコア保持グループで共感が欠如していることを意味するわけではない，と強調しておくことは重要である。この差にはふたつの主な理由がある。第1に，臨床的意義および実践的重要性の指標（効果推定量）のいずれもが，標準範囲外の著しい低スコアの正当な根拠となるほど大きなものではなかった。第2に，「技術指向的」専門医の担う義務においては「人間指向的」専門医に必要とされるような高い共感が常に求められるわけではないと我々は推測した。患者の内的経験・感情を理解することが，病院診療の専門科——例えば，麻酔科，病理学，放射線科——よりも，プライマリ・ケアにおいて必要とされるのは，もっともなことであると思われる（Hojat ら，2002 年 b）。

信頼性

　内的整合性の信頼性についての推定値は，学生・看護師・医師の標本に対して単一の尺度を実施して得られたデータから，Cronbach の α 係数を用いて算出された。異なる時点での同一標本に対する実施から 2 組のスコアを入手し，積率相関に基づく検査—再検査信頼性係数を用い，検査—再検査信頼性の推定値を算出した。S バージョンの α 係数値は医学生が 0.89，内科研修医が 0.87 であった（Hojat ら，2001 年 b）。HP バージョンの α 係数は医師が 0.81，診療看護師が 0.85，正看護師が 0.87 であった（Hojat ら，2001 年 c；Hojat ら，2003 年 a；Fields ら，2004 年）。研修医の検査—再検査信頼性係数は 0.65 であり，共感スコアは長期にわたって安定していたことが示唆された（Hojat ら，2002 年 c）。精神測定研究および記述統計の結果を表 7-1 にまとめた。

医師の共感についての結論

　患者の視点を理解しない場合，最適な医師—患者関係が維持されず，患者が

表7-1 医療プロフェッショナリズムの3つの要素を測定する
ジェファーソン尺度の記述統計および信頼性係数

尺度	項目数	平均	SD	中央値	範囲	信頼性	
						アルファ係数	試験・再試験
JSPE[a]	20	120	12	121	20-140	0.81	0.65
JSAPNC[b]	15	48	4.9	48	15-60	0.78	NA
JSPLL[c]	19	61	8.6	62	19-76	0.89	0.91

NA，該当なし；SD，標準偏差
a. Jefferson Scale of Physician Empathy(JSPE)には，リッカート型20項目が盛り込まれ，7水準の尺度で回答する（1＝まったくそう思わない，7＝強くそう思う）。標本は704名の医師を対象とした。
b. Jefferson Scale of Attitudes Toward Physician-Nurse Collaboration(JSAPNC)には，リッカート型15項目が盛り込まれ，4水準の尺度で回答する。
（1＝まったくそう思わない，4＝強くそう思う）。
標本は118名の医師を対象とした。
c. Jefferson Scale of Physician Lifelong Learning (JSPLL) にはリッカート型19項目が盛り込まれ，4水準の尺度で回答する(1＝まったくそう思わない，4＝強くそう思う)。
標本は444名の医師
注記：3つの尺度の最新版の複写は著者より入手した。

訴訟を起こす気になることがありうる（Backmanら，1994年）。さらに，医師が与える医療ケアの質にかかわらず，誤解による不満から患者が医療過誤で告訴する可能性があることを示唆する研究もある（Hicksonら，1994年）。医療過誤の弁護士は，医療過誤訴訟の80％以上が医師―患者関係の不満に基づくことを示した（Avery, 1985年）。この結果は，医師の共感と患者のとる行動に関して重要な疑問を提起したが，その疑問については将来の研究において実証的調査を行う必要がある。精神測定のエビデンスに支えられたJSPEは，将来の実証的研究において，医師の共感に関連した問題に取り組むための有用な手法となりうる。

第7章 プロフェッショナリズムの特定要素の測定：共感，チームワーク，生涯学習

専門職間の協調：医師—看護師の協調に対する態度についてのジェファーソン尺度〔JSATPNC：Jefferson Scale of Attitudes Toward Physician-Nurse Collaboration〕

　専門職間の協調のうえに構築されるチームワークと相互関係は，プロフェッショナリズムの必須要素を表現している。研究によると，学際的な医療チームワークが患者の死亡率を減少させ（Knaus ら，1986 年），臨床ケアおよび患者の満足を向上させ，費用を抑える（Baggs ら，1992 年；Blegen ら，1995 年；Fagin, 1992 年；Gibson ら，1994 年；Cook, 1998 年；Kosper ら，1994 年；Rubenstein ら，1984 年；Warner と Hutchinson, 1999 年）と示唆されている。米国医学研究所〔Institute of Medicine〕による，医療過誤についての最新の報告では，コミュニケーション上の失敗が，医療過誤の重要な因子として同定された。スウェーデンにおける最近の研究では，医師と看護師のポジティブな関係は，多くの老人ホーム入居者の行動障害の改善に有益な効果があったことが示された（Schmidt と Svarstad, 2002 年）。別の研究では，診療看護師が勤務する外科医の診療所では医療過誤の訴えが少ないことがわかった（Adamson ら，1997 年）。

　プロフェッショナリズムは，医師と看護師が互いに尊重しあいながら協調することを促進し，市場重視の医療システムからのネガティブな影響に抗うのに役立つ。したがって，プロフェッショナリズムの原則をより良く理解することで，看護師と医師の最適なケアを提供する能力は向上しうる（Afflito, 1997 年；Simon ら，1990 年）。

　社会的役割理論が主張するのは，個人は社会化のプロセスを通してプロとしての役割を学習する，ということである。この理論によると，態度・個人的方向性・期待などの因子は，医師と看護師の協調関係の構築において重要な役割を果たす（Meleis と Hassan, 1980 年；Ornstein, 1990 年）。例えば，看護師が自律をせず，患者ケアの決定を医師が支配している医療者集団において，その関係は階層的になる傾向があると報告されている（Austin ら，1985 年；Champion ら，1987 年；Meleis と Hassan, 1980 年）。それとは対照的に，医師と看護師が力を共

有し，彼らの役割・責任は相補的であるとみなされている医療者集団においては，専門職間の関係は「相補的」になる傾向がある。

階層的モデルにおいてより重視される因子は，社会における性による労働分担（Sweet と Norman, 1995 年），プロフェッショナルなエリート主義，性による役割の固定観念（Blickensderfer, 1996 年；Fagin, 1992 年；McMahan ら，1994 年；Prescott と Bowen, 1985 年；Sprague-McRae, 1996 年）である。このモデルは必然的に，患者ケアの責任については看護より医療を上に置いている（Shein, 1972年）。それと対応して相補的モデルでは，教育の重要性，一般的な経験，共有された自律性，相互的権威を重視する。医療専門職の正式な教育において，相補的モデルが推進されている集団では，専門職間の協調に対する態度がよりポジティブであると期待される。プロフェッショナリズムは，専門職間の階層的関係とは逆に，相補性を促進することは間違いない。

医師―看護師の協調の定義

医師―看護師の協調は,「患者ケアの計画の作成・実行について意思決定を行う看護師と医師が，協力して業務を行い，問題解決の責任を共有すること」と定義される（Baggs と Schmitt, 1988 年, p. 145）。我々はこの定義に基づき，医師―看護師の協調を測る尺度を開発した。患者ケアにおける医師―看護師の協調関係が重要であるにもかかわらず，それに関する実証的研究は十分に注目されてこなかった。これはひとつには，医師と看護師の両方に適用できる，適切な精神測定研究手段が得られなかったことによる。

医師―看護師の協調についてこれまでに発表された報告の多くは，事例報告に基づいていたり，精神測定分析のない，簡潔な質問票に対する回答に基づいている。専門職間の問題に対する医師・看護師の態度――グループ・ディスカッションにおいて表現された態度――についての包括的研究は，Weiss ら（1983年）によって報告された。医療―役割指標〔health-role index〕は Weiss と Davis（1983 年）が開発した。また，患者ケア決定の際の医師―看護師の協調を測定する簡易尺度（6 項目）が，Baggs（1994 年）によって開発されたものの，それは協調概念の多面的性質に対処できない表面的な手法であった。医師―看護師の協

第 7 章　プロフェッショナリズムの特定要素の測定：共感，チームワーク，生涯学習

調関係に向かう方向性を評価するあらゆる手法は，この関係がもつ，複雑で多次元的な性質を考慮に入れるべきである。

医師―看護師の協調関係に対する態度を測定する必要性に応えて，我々は，医師―看護師の協調に対する態度についてのジェファーソン尺度を開発した（Hojat と Herman, 1985 年；Hojat ら, 1997 年, 1999 年)。この尺度はもともと，看護師と看護業務に対する態度を測定するために開発されたものである（Hojat と Herman, 1985 年)。

妥当性

文献調査に基づき，医療における看護業務に対する態度について 59 の記述を作成し，6 名の経験豊かな医学教育および医療の研究者に提示し，看護および専門職間の協調に対する態度の測定との関連性について，記述それぞれの内容的妥当性を判断するよう求めた。彼らのコメントに基づき，38 項目を保持および修正した（この暫定版のさらに詳細な説明については，Hojat と Herman, 1985 年を参照されたい)。

その後，これらの項目を 15 名の正看護師および 5 名の医師から成る 20 名の評価者に提示し，病院ケアの状況における医師―看護師関係に適用できるかどうか，各項目の適切性を検討し判断するよう求めた。また，医師―看護師の協調関係に対する態度を測定するのに関連する項目を追加するよう促した。彼らの提言に基づいて，改定版には 25 項目が盛り込まれ，そのうちの 20 項目を精神測定の予備分析後に保持した（Hojat と Herman, 1985 年)。患者ケアの状況における，医師―看護師の連携に対する態度に注目するため，その後これらの項目をさらに修正した（Hojat ら, 1997 年)。

特に権威，自律性，患者モニタリングの責任，意思決定，役割期待の領域における医師―看護師の協調について，別の研究を行って，さらに修正を加え（Hojat ら, 1999 年)，精神測定の追加分析の後に旧版の 15 項目を残した。

「医師―看護師の協調に対する態度についてのジェファーソン尺度」最終版の項目（15 項目）について,「強くそう思う」から「まったくそう思わない」までの 4 ポイントリッカート型尺度で回答を得た。尺度はスコアが高いほど協調

関係についてよりポジティブな態度であることを示すものとした。

探索的因子分析（208名の医学生および86名の看護学生からのデータを用いた）の結果から，この研究手法の構成概念妥当性が裏づけされた。「医師―看護師の協調に対する態度についてのジェファーソン尺度」の顕著な基礎的因子（Hojatら，1999年）には，以下のものが含まれていた。

- 教育およびチームワークの共有（7項目）。例えば「教育期間中に医学生・看護学生はそれぞれの役割を理解するために，共同作業をすべきである」。
- 治療ではなくケア（3項目）。例えば「看護師は，患者のニーズのうち心理的側面について，それを推測し応答する資格がある」。
- 看護師の自律性（3項目）。例えば「看護師は，彼らの業務が依存する病院の支援サービスに関して，方針決定に関与すべきである」。
- 医師の優越性（2項目）。例えば「看護師の第一の職務は，医師の指示を実行することである」。

対照グループを用いて，尺度の基準関連妥当性を検討した。ある研究において我々の立てた予測は，医師―看護師関係をテーマとする学際的な教育プログラムが何もない場合には，その尺度において看護学生は医学生より有意に高スコアを取得するだろう，というものだった。この予測は支持され，尺度の妥当性についてのエビデンスとなった（Hojatら，1997年，1999年）。

比較文化的研究（Hojatら，2003年d）において，我々は「最小利害関心の原理」〔the principle of least interest：関係の維持継続に最も関心が低い者が関係を支配するという原理〕の仮説を検証するために，米国（医師118名，看護師84名），イスラエル（医師156名，看護師446名），イタリア（医師428名，看護師859名），メキシコ（医師148名，看護師287名）から成る，合計4カ国2,522名の医師・看護師の集団について研究した（WallerとHill, 1951年）。この考え〔最小利害関心の原理〕は，家族関係という状況に導入されたもので，その原理によれば力の強い地位にある者ほど協調関係を志向しない傾向にあると予測された。この予測

に基づき，我々は次のような仮説を立てた。すなわち，もし尺度が妥当であるならば，プロとしての社会—文化的な役割にかかわりなく，医師が看護師より協調関係志向において低スコアを取得するという仮説である。異なる文化では医師・看護師間の態度のギャップに違いがあるものの，我々の仮説は正しいことが確認された（Hojatら，2003年d）。同様の結果は，米国およびメキシコの医師・看護師を比較した，もうひとつの研究でも得られた（Hojatら，2001年c）。

さらに，社会化役割理論に基づいて（Austinら，1985年；Championら，1987年；Conway, 1978年；HardyとConway, 1978年；MeleisとHassan, 1980年；Ornstein, 1990年），プロとしての役割に関して相補的モデルが一般的な国（米国およびイスラエル）の看護師は，プロとしての役割において階層的モデルがより一般的であるイタリアおよびメキシコの看護師よりも，医師—看護師の協調に対してポジティブな態度を示す，と我々は予測した（Hojatら，2003年d）。この予測が正しいことも確認された。

信頼性

異なる4カ国の医師および看護師の α 係数を算出することによって，尺度の内部均一性信頼度を評価した。α 値はイタリアの医師が0.76，米国およびイスラエルの医師が0.78，メキシコの医師が0.86であった（Hojatら，2003年d）。この尺度における α 値は，医学生が0.84，看護学生が0.85であった（Hojatら，1999年）。

医師—看護師の協調についての結論

精神測定研究および記述的統計の結果をまとめたものを表7-1に示した。「医師—看護師の協調に対する態度についてのジェファーソン尺度」は，医療プロフェッショナリズムの指標としてだけでなく，医師—看護師の協調に対するポジティブな変化を促進することをめざした教育プログラムの評価（HojatとHerman, 1985年），個人差の研究（Hojatら，1997年, 1999年），異文化間比較（Hojatら，2001年c, 2003年d）にも使用できる。

医師の生涯学習：医師の生涯学習についてのジェファーソン尺度
〔JSPLL：Jefferson Scale of Physician Lifelong Learning〕

患者ケアとの関連で，生涯学習は医療のプロフェッショナリズムのもうひとつの重要な要素とみなされている。医学教育は医学部で始まり，卒後教育に及び，そして医師のプロとしてのキャリアにおいて一貫して継続されるプロセスである（AAMC, 1999年）。生涯学習者になるための準備を医学生で行う重要性については，AAMCのMedical School Objectives Project（MSOP）の3つの報告が各々明らかにしている。医療の実践において，プロフェッショナルとしての生涯を通じて間断なく学習する責任は，「プロフェッショナリズム」の重要な要素であると述べられてきた（Nelson, 1998年）。

生涯学習の定義

医師の生涯学習は重視されるにもかかわらず，誰もが受け入れるようなこの用語の定義はない。自主学習，独学アプローチ，主体的学習，能動的学習，独立学習，文脈に即した学習，生涯教育，通信教育などのさまざまな用語が，生涯学習を注釈する用語群に含まれている。これらの用語は，一般的特徴をいくらか共有しているかもしれないが，生涯学習に固有の特徴を同定せずに生涯学習を測定するのは困難であろう（Miflinら，1999年）。一部の研究者によると，生涯学習の重要な特徴には，個人的動機，知識の能動的探索を促す生涯学習の必要性の認識，情報探索スキルが含まれる（Bligh, 1993年；Knowles, 1975年）。Candy（1991年）は，生涯学習教育が正式な学校教育終了後も人々に独学を継続する能力およびスキルを与えることを示した。

生涯教育は，以下の定義にあるように複雑な概念である。

> 生涯教育とは，すべての役割・状況・環境において，一生を通して必要とされる，すべての知識・価値観・スキル・理解を自信・創造性・喜びをもって獲得するよう個人に促し，能力を与える，継続的な支援プロセスに

よる人間の可能性の開発である(Aspin ら,2001年,p. 592;Longworth と Davies, 1996 年参照)。

　この定義は広く検討されているが,上述したすべての概念(例えば,人間の可能性,継続的な支援プロセス,促すこと,能力を与えること,知識,価値観,スキル,理解,自信,創造性,喜び)を受け入れる尺度を開発することは困難である。研究目的のために,我々は予備研究での文献輪読とパネル・ディスカッションに基づき,生涯学習とは「学ぶことへの動機(素質)をもち,自身の学習する必要性(認知的側面)を認識する能力を有する個人において活性化される,一連の自己主導的活動(行動的側面)および情報探索スキル(能力)を含む概念である」と定義した。この定義における4つの重要な用語は,生涯学習に関する文献で頻繁に述べられているものであり,医師の生涯学習構築におけるそれらの重要性を強調するために傍点を付した。

　医療プロフェッショナリズムの構成要因における生涯学習の重要性にもかかわらず,その概念の操作的尺度と,医師から実証的に導き出される要素とを,どちらも提供してくれるような適切な精神測定的手法は未だ開発されていない。しかし Guglielmino は,リッカート型の58項目(例えば,「私は学ぶのが好きだ」など)を含む, Self-Directed Learning Readiness Scale (SDLRS;Guglielmino, 1977 年)を開発した。オリジナルの尺度から構成された28項目のみを含む SDLRS 短縮版(S-SDLRS)は,Bligh(1993 年)によって作成された。Oddi(1986年)は自主学習の予測因子を同定する別の尺度を開発したが,さらなる妥当性研究においては,尺度の裏づけとなる一貫した結果を得られなかった(Six, 1989 年;Oddi, 1990 年)。こうしたことから,精神測定の裏づけのある,医師の生涯にわたる測定手法が必要とされた。医師の生涯学習についてのジェファーソン尺度は,そのニーズに応えて開発されたものである。

妥当性

　原案は,尺度の合理的方法論(Reiter-Palmon と Connelly, 2000 年)と Delphi 技術の変法(Cyphert と Gant, 1970 年)を用い,文献調査およびふたつの予備研究

に基づいて作成された。開発の初期段階において，ジェファーソン医科大学の教員——医学部長が総括する医学教育研究チームのメンバーであり，医学教育研究に携わる教員——12名がたびたび会合を開き，関連文献の検討とディスカッションに基づいて，生涯学習，およびそれに関連した特徴の定義を作成した。例えば参加者それぞれに，読んだ文献内容と一致するように，生涯学習の特徴を述べた記述を作成するよう求めた。その結果，理論に基づき項目を選択する合理的評価尺度法を用いて，40の記述を提示した（Reiter-PalmonとConnelly, 2000年）。

その後，医師の生涯学習の定義に基づき，項目の内容的妥当性を判断するよう教員に求めた。この過程は3回繰り返され，また項目に対して適切な修正・追加・削除を行うよう求めた。彼らの提案を取り入れた後，この尺度の初版を作成した。これはリッカート型の40項目で構成され，各項目は1の「まったくそう思わない」から4の「強くそう思う」までの4ポイント尺度とされた。

次の段階では，簡略化したDelphi技術（CyphertとGant, 1970年）を用い，教員に40項目の質問票を独自に検討するよう求めた。これらの教員は異なる科から選ばれており，また，医学教育の研究者として知られていた。これらの40項目が，医師の生涯学習に関連がある行動や態度の代表的な領域をカバーしているかどうかの判断を彼らに求めた。さらに，各項目に回答し，医師の生涯学習を測定するうえでの関連性・明確さ・重要性を明示するよう求めた。

我々は，160名の医師を対象とした予備研究で使用した37項目の質問票を，回答者のフィードバックに基づいて改訂した（Hojatら, 2003年e）。この予備研究における精神測定の予備分析後，「医師の生涯学習についてのジェファーソン尺度」の最終版に19項目を入れた（Hojatら, 2003年e）。この尺度のスコアが高いほど，生涯学習に対する志向が強いことになる。National Board of Medical Examiner Edward J. Stemmler Medical Education Research Fundからの一部支援を受けて，2003年に始まった1年間の研究において，444名の医師（28％が女性）が最終版の19項目の尺度を用いた調査に参加した。尺度の基礎的要素を検討する探索的因子分析では，4つの重要な因子を得た。第1の因子を「プロフェッショナルな学習の信念および動機」と名づけた。この因子にお

第7章 プロフェッショナリズムの特定要素の測定：共感，チームワーク，生涯学習

ける最高係数の項目は，「医学は急速に変化しているので，新しいプロフェッショナル・スキルの知識および開発について常時更新する必要がある」であった。第2の因子は「学術的活動」を含む構成体であった。最高係数の項目は「私は主任研究者や共同研究者として積極的に研究を行う」であった。第3の因子は「学習機会への関心」と名づけた。最高係数の項目は「修了証明書発行の有無にかかわらず，私は自分の分野の症例検討会に定期的に出席する」であった。最後に，第4の因子は「情報探索の技術的スキル」と名づけた。最高因子係数の項目は「疑問に対する回答を見つけるためのアプローチとして私が好んでいるのは，適切なコンピュータのデータベースで検索することである」であった。

これらの因子は生涯学習の考え，およびその固有な特徴として他の論者が述べたことと，概念的に関連する (Bligh, 1993年；Candy, 1991年；Jennet と Swanson, 1994年；Knowles, 1975年；Nelson, 1998年)。また情報検索スキル・動機・自己開始（学習機会への関心，学術的活動。Candyによる記述，1991年）といった自主学習の能力・属性と，学習の必要性の同定（例えばプロらしさを学習する信念と動機。Jennet と Swanson による記述, 1994年）とも一致する。これらの研究結果は，文献で述べられた生涯学習の特徴と一致していることから，尺度の内容的妥当性が裏づけられた。

我々は，以下のような4つの基準尺度と医師のスコアの相関を調べることで，尺度の基準関連妥当性について検討した。

- 研究活動（4項目）。例えば「私は，自分が研究者であり，かつ臨床医であると思う」。
- 必要性の認識および内因性動機（4項目）。例えば「自分が何を学習する必要があるのかについて，医療の急速な進歩を考慮しつつ，容易に認識できる」。
- コンピュータ・スキル（3項目）。例えば「医学の進歩や発展に追いつくために, 医療で何が起きているのかを調べるネットサーフィンのスキルは，すべての医師にとって重要であると思う」。
- 外因性動機（2項目）。例えば「必要がなければ，ただ学ぶためだけに新

しいことを学習するのには興味がない」。

相関解析では，医師の生涯学習尺度の各因子は，その因子との概念的関連性がより強い基準尺度と最も高い相関関係にあることが示された。例えば尺度の「学術的活動」の因子スコアは，他のどの基準尺度よりも，基準尺度「研究活動」（$\gamma=0.78$）との相関関係が高かった（ちなみに，この尺度の因子と2番目に高い相関関係にあったのは，「コンピュータ・スキル」の基準尺度である。$\gamma=0.42$）。予想通り，尺度の「情報探索の技術的スキル」（$\gamma=0.57$）の因子スコア間の相関関係は，他のどの基準尺度よりも高値であった（この因子と2番目に高い相関関係にあったのは，基準尺度「研究活動」である。$\gamma=0.37$）。

医師の生涯学習尺度の合計スコアと，前述の4つの基準尺度との相関関係は，$\gamma=0.69$（研究活動）の高値から $\gamma=0.15$（外因性動機づけ）の低値までさまざまであった。合計尺度スコアと自己採点――「1（生涯学習にかかわっていない）から10（生涯学習を精力的に推奨する）までの尺度に基づいて，あなたは自分に…の評定を与える」――による生涯学習の全般指標との相関関係は，$\gamma=0.53$ であった。

さらに，対照グループにおける生涯学習尺度の平均スコアの検討では，論文を発表し，あるいは専門家同士の会議で研究結果を発表したり共同研究をする医師らは，この種の活動に関与していない医師と比較して「医師の生涯学習についてのジェファーソン尺度」の平均スコアは有意に高かった。これらの結果は，生涯学習活動について我々が期待していたことと一致し，尺度の妥当性を裏づける，さらなるエビデンスとなった。

信頼性

全体の尺度（19項目）に関する予備研究の α 係数値は 0.93 であった（Hojatら，2003年e）。2003年に44名の医師を用いて行った我々の研究においては，α 値が 0.89 で，検査―再検査信頼性が 0.91 であることが認められた（検査の間隔は約3ヵ月，検査―再検査，両方の尺度スコアを有する71名の医師）。この値における信頼性の推定値は，教育的尺度および心理学的尺度の許容範囲内であり，

第7章　プロフェッショナリズムの特定要素の測定：共感，チームワーク，生涯学習

したがって，「医師の生涯学習についてのジェファーソン尺度」の内部均一性信頼度とスコア安定性が裏づけられた。

生涯学習についての結論

　生涯学習は，プロフェッショナル教育において，最も頻繁に議論される概念のひとつとなった。これは，プロフェッショナルである人のすべてが積極的に奨励され，動機づけられ，プロとしての生涯を通して学ぶことができなければならないという考えのもとに成り立っている（McKenzie, 2001年）。我々は医師の生涯学習の研究において，生涯学習の多次元的かつ複雑な考えを概念化することを試み，医師の具体的な生涯学習を測定する手段を開発することを試みた。我々が知る限り，医師の生涯学習を測定するために計画されたものとしては，これは精神測定的エビデンスの裏づけがある，初めての手段である。表7-1にまとめたように，我々の研究結果からは，医師の生涯学習を医療のプロフェッショナリズムのプロフィールの要素として評価することが実現可能であると示唆される。

プロフェッショナリズム：システム一理論的アプローチ

　システム理論（AckoffとEmery, 1981年）は，医療プロフェッショナリズムなどの複雑な実体の多次元的構造の記述に使うことができる枠組みを提供する。医療プロフェッショナリズムは，一連の適切な精神測定的関連手法によって測定される，行動アウトプットシステムとみなされる。システムの理解を深め，最終的には各医師のプロフェッショナリズムの程度を評価するためには，システム内の要素が同定されなければならない。40年以上前にAllport（1960年）が示唆したのは，人間の人格とその行動的発現は，システム――動的，相互作用的要素から構成されるもの――とみなしうるということである。相互作用的要素の複合機能は，全体がその部分の合計よりも大きい全体性，すなわちゲシュタルトを生み出した（Lilienfeld, 1978年）。そのようなシステムは，すべての要素間の調和が存在する場合にのみ，十分に機能する。さもなければ，システ

ムは正常に機能せず，目標とする結果は生まれないであろう。

　システム理論が意味するところは，どんなシステムであっても，その全体を完全に理解するには，その構成要素についての理解が必要であるということである。例えば，家族療法の状況において，仮に家族をシステムとしてみる場合，効果的な治療的介入を行うには，治療プロセスにおいてすべての家族機能についての完全な理解と家族全員の参加が必要であることが提唱されている（Bateson, 1971年）。

　プロフェッショナリズムの測定に適用するシステム理論のアプローチのひとつとして，専門家の合意に基づいて，システムに盛り込まれるべきプロフェッショナリズムの要素領域を同定することが挙げられる。多くの医師の属性が，プロフェッショナリズムの要素に含めるよう推薦されてきた。それには利他主義・態度・思いやり・共感・倫理・人道主義・高潔・生涯学習・非認知的属性・医師―患者関係・人格・他人に対する敬意・医療チームメンバーとの関係が含まれる（Arnold, 2002年）。しかし，徹底したものを開発し，合意を得るためには，相当なリソースが必要と予想された。そのため我々が採ったアプローチは，プロフェッショナリズムを定義する要素一式について合意を待つのではなく，むしろ各要素にひとつずつ取り組むというものであった。

　プロフェッショナリズムの特定の要素を研究対象として選んだ後，評価手法開発の最初の段階は，確立された方法論で測定することができる行動の代表例を同定することである（自己報告，監督者の評定，同僚の評定，標準模擬患者のチェックリストなど）。例えば共感，チームワーク，生涯学習は，この章で取り上げたプロフェッショナリズムの要素である。全国集団と比較した，個人のプロフェッショナリズムに関する複数スコアのプロフィールを示すためには，尺度の全国基準を作成することが望ましい。また，医療プロフェッショナリズムの追加要素を同定し，かつプロフェッショナリズムのプロフィールに盛り込まれたそれらの因子を測定する手法を開発することは重要である。

　総括として，本章で述べた3尺度を医学部および研修医プログラムで活用できる，いくつかの機会について言及したい。これらの尺度は，個人の行動よりもむしろ共感・チームワーク・生涯学習に対する態度の測定を目的としている。

第7章 プロフェッショナリズムの特定要素の測定：共感，チームワーク，生涯学習

観察可能な行動の測定に至らない点を，この尺度の限界だとみなす人もいるかもしれないが，ときに人格の変容要因とみなされることもある態度・選好は，行動——人格の明示的要素——の発生において，重要な役割を果たすことが十分に証明されている（FishbeinとAjzen, 1975年）。それゆえ態度は個人の行動に重要な影響を及ぼすので，態度と行動は必然的に関連している（RosenbergとHovland, 1960年）。生涯学習スコアと研究の生産性との関係など，尺度の基準関連妥当性を裏づけるエビデンスが示唆するのは，尺度のスコアと尺度によって測定された属性の行動的発現との間に，関連性があることである。問題のある者は，データが自身の評価に用いられることを知っている場合，正直な回答をするかどうかが定かではないと思われるため，自己報告の実践的有効性に疑問をもつ読者もいるだろう。しかし，自己報告は態度についての妥当性のある測定法となるし，観察的評定尺度および独立した熟練観察者の努力が必要な他の手段よりも，ずっと効率的である。さらに，基準関連妥当性，弁別的妥当性，収束的妥当性を裏づけるエビデンスからは，これらの自己反復尺度が本来測定すべきものについて妥当性をもつ測定法であること，および予期する結果パターンが社会的理想によって歪曲されていないことが示唆される。

　クリニカル・クラークシップの調整者や研修医プログラムの部長は，プロフェッショナリズムの評価において，これらの尺度をどのように使えるのだろうか？　尺度は学生や研修医のグループを測定するのに適している。例えばクリニカル・クラークシップの開始時や，研修医プログラム1年目において，同僚グループの相対的順位を測定するためのベースライン評価に尺度を用いることもできる。各項目に対するスコアの分布および一連の回答は，クリニカル・クラークシップや研修医プログラムの目標のアウトラインを描く際の，研修医とのディスカッションの基礎として用いることもできる。また，その手法を医学教育の異なるレベルでの評価手法として用いて変化を検討したり，特定のテーマを目的とする教育プログラムの効果を評価したり，測定前—測定後評価デザインにおける改善法を評価したりすることもできる。

　結論として，医療プロフェッショナリズムは人道主義的・説明責任・卓越性といったサブシステムで構成される複雑なシステムであり，その各々には，実

用的に定義され，かつ実証的に測定される必要のある要素が含まれている。これは，医療のプロフェッショナリズムに関する，将来の研究における興味深い検討課題である。

謝辞

本章の作成と専門的編集の支援をしてくれた Caryl Johnston と Bethany Brooks に対して心から感謝の意を表する。なお，記述の精度については著者が全責任を負う。

参考文献

ABIM. Evaluation of humanistic qualities in the internist: by subcommittee of evaluation of humanistic qualities in the internist of the American Board of Internal Medicine. Annals of Internal Medicine, 1983; 99: 720-724.
Ackoff RL, Emery PE. On Purposeful Systems. Seaside, CA: Intersystems, 1981.
Adamson TE, Baldwin DC Jr, Sheehan TJ, et al. Characteristics of surgeons with high and low malpractice claim rates. Western Journal of Medicine, 1997; 166: 37-44.
Afflito L. Managed care and its influence on physician-patient relationships: Implications for collaborative practice. Plastic Surgical Nursing, 1997; 17: 217-218.
Allport GW. The open system in personality theory. Journal of Abnormal and Social Psychology, 1960; 61: 301-310.
Anastasi A. Psychological Testing. New York: Macmillan, 1976.
Arnold EL, Blank LL, Race KEH, et al. Can professionalism be measured? The development of a scale for use in the medical environment. Academic Medicine, 1998; 73: 1119-1121.
Arnold L. Assessing professional behavior: yesterday, today and tomorrow. Academic Medicine, 2002; 77: 502-515.
Aspin D, Chapman J, Hatton M, Sawano Y, eds. International Handbook of Lifelong Learning, 2001 (Parts 1 and 2). London: Kluwer Publishing.
AAMC. Contemporary issues in medicine—medical informatics and population health: report 2 of the Medical School Objectives Project. Academic Medicine, 1999; 74: 130-141.
Austin J, Champion V, Tzeng OCS. Cross-cultural comparison on nursing image. International Journal of Nursing Studies, 1985; 22: 231-239.
Avery JK. Lawyers tell what turns some patients litigious. Medical Malpractice Review, 1985;

第7章 プロフェッショナリズムの特定要素の測定:共感,チームワーク,生涯学習

2: 35-37.
Baggs JG, Ryan S, Phelps CE, Richardson JF, Johnson JE. The association between interdisciplinary collaboration and patient outcomes in a medical intensive care unit. Heart and Lung, 1992; 21: 18-24.
Baggs JG, Schmitt MH. Collaboration between nurses and physicians. Image: Journal of Nursing Scholarship, 1988; 20: 145-149.
Baggs JG. Development of an instrument to measure collaboration and satisfaction about care decisions. Journal of Advanced Nursing. 1994; 20: 176-182.
Baron-Cohen S. The Essential Difference. New York: Basic Books, 2003.
Bateson G. A systems approach. International Journal of Psychiatry, 1971; 9: 242-244.
Beckman GB, Markakis KM, Suchman AL, et al. The doctor-patient relationship and malpractice: Lessons from plaintiff depositions. Archives of Internal Medicine, 1994; 154: 1365-1370.
Bellini LM, Baime M, Shea JA. Variations of mood and empathy during internship. Journal of the American Medical Association, 2002; 287: 3143-3146.
Bertakis KD, Roter D, Putman SM. The relationship of physician medical interview style to patient satisfaction. Journal of Family Practice, 1991; 32: 175-181.
Blegen MA, Reiter RC, Goode CJ, et al. Outcomes of hospital-based managed care: A multivariate analysis of cost and quality. Obstetrics and Gynecology, 1995; 86: 809-814.
Blickensderfer L. Nurses and physicians: creating a collaborative environment. Journal of Intravenous Nursing, 1996; 19: 127-131.
Bligh J. The S-SDLRS: A short questionnaire about self-directing learning. Postgraduate Education for General Practice, 1993; 4: 121-125.
Campbell DT, Fiske DW. Convergent and discriminant validation by the multitrait-multimethod matrix. Psychological Bulletin, 1959; 56: 81-105.
Candy PC. Self-Direction for Life-Long Learning: A Comprehensive Guide to Theory and Practice. San Francisco, CA: Jossey-Bass, 1991.
Champion V, Austin J, Tzeng OCS. Cross-cultural comparison of images of nurses and physicians. International Nursing Review, 1987; 34: 43-48.
Conway ME. Theoretical approaches to the study of roles. In Hardy and Conway, eds. Role Theory: Perspectives for Health Professionals (pp. 17-27). New York: Appleton-Century-Crofts, 1978.
Cook TH. The effectiveness of inpatient case management: fact or fiction? Journal of Nursing Administration, 1998; 28, 36-46.
Costa PT Jr, McCrea RR. Revised NEO Personality Inventory (NEO PI-R) and NEO Five-Factor Inventory (NEO-FFI): Professional Manual. Odessa, FL: Psychological Assessment Resources, 1992.
Cyphert FR, Gant WL. The Delphi technique: a tool for collecting opinions in teacher

education. Journal of Teacher Education, 1970; 31: 417-425.

Davis MH. Measuring individual differences in empathy: Evidence for a multidimensional approach. Journal of Personality and Social Psychology, 1983; 44: 113-126.

DeMatteo MA. A social-psychological analysis of physician-patient rapport toward a science of the art of medicine. Journal of Social Issues, 1979; 35: 12-33.

Evans BJ, Stanley RO, Burrows GD. Measuring medical students' empathy skills. British Journal of Medical Psychology, 1993; 66: 121-133.

Fagin CM. Collaboration between nurses and physicians: no longer a choice. Academic Medicine, 1992; 67: 295-303.

Fields SK, Hojat M, Gonnella JS, Mangione S, Kane G. Comparisons of nurses and physicians on an operational measure of empathy. Evaluation & the Health Professions, 2004; 27: 81-94.

Fishbein M and Ajzen I. Beliefs, Attitudes, Intention and Behavior: An Introduction to Theory and Research. Reading, MA: Addison-Wesley, 1975.

Gibson SJ, Martin SM, Johnson MB, et al. CNS directed case management: Cost and quality in harmony. Journal of Nursing Administration, 1994; 24: 45-51.

Guglielmino LM. Development of the Self-Directed Learning Readiness Scale. Doctoral dissertation, University of Minnesota, 1977. Dissertation Abstracts International, 38, 6467A.

Hardy ME, Conway ME, eds. Role Theory: Perspectives for Health Professionals. New York: Appleton-Century-Crofts, 1978.

Herman J. Reading for empathy. Medical Hypothesis, 2000; 54: 167-168.

Hickson GB, Clayton EW, Entman SS, et al. Obstetricians' prior malpractice experience and patients' satisfaction with care. Journal of the American Medical Association, 1994; 272: 1583-1587.

Hogan R. Development of an empathy scale. Journal of Consulting and Clinical Psychology, 1969; 33: 307-316.

Hojat M, Borenstein BD, Veloski JJ. Cognitive and non-cognitive factors in predicting the clinical performance of medical school graduates. Journal of Medical Education, 1988; 63: 323-325.

Hojat M, Fields SK, Veloski JJ, et al. Psychometric properties of an attitude scale measuring physician-nurse collaboration. Evaluation and the Health Professions, 1999; 22: 208-220.

Hojat M, Fields SK, Gonnella JS. Empathy: comparisons of nurse practitioners and physicians. Nurse Practitioner, 2003a; 28: 45-47.

Hojat M, Fields SK, Rattner SL, et al. Attitudes toward physician-nurse alliance: comparisons of medical and nursing students. Academic Medicine, 1997; 72(suppl): S1-S3.

Hojat M, Gonnella JS, Nasca TJ, et al. Physician empathy: definition, components, measurement, and relationship to gender and specialty. American Journal of Psychiatry, 2002c; 159: 1563-1569.

第7章 プロフェッショナリズムの特定要素の測定:共感,チームワーク,生涯学習

Hojat M, Gonnella JS, Erdmann B, Vogel V. Medical students' cognitive appraisal of stressful life events as related to personality, physical well-being, and academic performance: a longitudinal study. Personality and Individual Differences, 2003b; 35: 219-235.

Hojat M, Gonnella JS, Mangione S, et al. Empathy in medical students as related to academic performance, clinical competence, and gender. Medical Education, 2002a; 36: 522-527.

Hojat M, Gonnella JS, Mangione S, et al. Physician empathy in medical education and practice: experience with the Jefferson Scale of Physician Empathy. Seminars in Integrative Medicine, 2003c; 1: 25-41, at 178.

Hojat M, Gonnella JS, Nasca TJ, et al. Comparisons of American, Israeli, Italian and Mexican physicians and nurses on the total and factor scores of the Jefferson scale of attitudes toward physician-nurses collaborative relationships. International Journal of Nursing Studies, 2003d; 40: 427-435.

Hojat M, Gonnella JS, Nasca TJ, et al. The Jefferson Scale of Physician Empathy: further psychometric data and differences by gender and specialty at item level. Academic Medicine, 2002b; 77: S58-S60 (suppl).

Hojat M, Gonnella JS, Xu G. Gender comparisons of young physicians' perceptions of their medical education, professional life, and practice: a follow-up study of Jefferson Medical College graduates. Academic Medicine, 1995; 70: 305-312.

Hojat M, Herman MW. Developing and instrument to measure attitudes toward nurses: preliminary psychometric findings. Psychological Reports, 1985; 56: 571-579.

Hojat M, Mangione S, Gonnella JS, et al. Empathy in medical education and patient care. Academic Medicine, 2001a; 76: 669-670, at 185.

Hojat M, Mangione S, Nasca TJ, et al. The Jefferson Scale of Physician Empathy: development and preliminary psychometric data. Educational and Psychological Measurement, 2001b; 61: 349-365.

Hojat M, Mangione S, Nasca TJ, et al. An empirical study of decline of empathy among third-year medical students. Medical Education 2004; 38: 934-941.

Hojat M, Nasca TJ, Gonnella JS, et al. An operational measure of physician lifelong learning: its development, components, and preliminary psychometric data. Medical Teacher, 2003e; 25: 433-437, at 198, 201.

Hojat M, Nasca TJ, Cohen MJM, et al. Attitudes toward physician-nurse collaboration: a cross-cultural study of male and female physicians and nurses in the United States and Mexico. Nursing Research, 2001c; 50: 123-128, at 194.

Hojat M, Veloski JJ, Borenstein BD. Components of clinical competence of physicians: an empirical approach. Educational and Psychological Measurement, 1986; 46: 761-769.

Hudson GR. Empathy and technology in the coronary care unit. Intensive and Critical Care Nursing, 1993; 9: 55-61.

Hunter KM, Charon R, Coulehan JL. The study of literature in medical education. Academic

Medicine, 1995; 70: 787-794.
Jackson SW. The listening healer in the history of psychological healing. American Journal of Psychiatry, 1992; 149: 1623-1632.
Jennet PA, Swanson RW. Lifelong, self-directed learning: why physicians and educators should be interested. Journal of Continuing Education in Health Professions, 1994; 14: 69-74.
Kay J. Traumatic deidealization and future of medicine. Journal of the American Medical Association, 1990; 263: 572-573.
Knaus WA, Draper EA, Wagner DP, et al. An evaluation of outcome from intensive care in major medical centers. Annals of Internal Medicine, 1986; 104: 410-418.
Knowles M. Self-Directed Learning: A Guide for Learners and Teachers. New York: Association Press, 1975.
Kosper KG, Horn PB, Carpenter AD. Successful collaboration within an integrative practice model. Clinical Nurse Specialist, 1994; 8: 330-333.
Kunyk D, Olson JK. Clarification of conceptualizations of empathy. Journal of Advanced Nursing, 2001; 35: 317-325.
Levinson W. Physician-patient communication: a key to malpractice prevention. Journal of the American Medical Association, 1994; 273: 1619-1620.
Levy J. A note on empathy. New Ideas in Psychology, 1997; 15: 179-184.
Lilienfeld R. The Rise of Systems Theory: An Ideological Analysis. New York: Wiley, 1978.
Longworth N, Davies WK. Lifelong Learning: New Visions, New Implications, New Roles for Industry, Government, Education and the Community in the 21st Century. London: Kogan Page, 1996.
Mangione S, Kane GC, Caruso JW, Gonnella JS, Nasca T, Hojat M. Assessment of empathy in different years of internal medicine training. Medical Teacher, 2002; 24: 371-374.
McKenzie P. How to make lifelong learning a reality: implications for the planning of educational provision in Australia. In Aspin D, Chapman J, Hatton M, Sawano Y, eds. International Handbook of Lifelong Learning (pp. 367-378). London: Kluwer, 2001.
McLellan MF, Jones AH. Why literature and medicine? Lancet, 1996; 348: 109-111.
McMahan E, Hoffman K, McGee G. Physician-nurse relationships in clinical settings: a review and critique of the literature, 1966-1992. Medical Care Review, 1994; 51: 83-112.
Mehrabian A, Epstein NA. A measure of emotional empathy. Journal of Personality, 1972; 40: 525-543.
Meleis AI, Hassan HS. Oil rich, nurse poor: the nursing crisis in the Persian Gulf. Nursing Outlook, 1980; 28: 238-243.
Miflin BM, Campbell CB, Price DA. A lesson from the introduction of a problem-based, graduate entry course: the effects of different views of self-direction. Medical Education, 1999; 33: 801-807.
Nelson AR. Medicine: business or professionalism, art or science? American Journal of

第7章 プロフェッショナリズムの特定要素の測定:共感,チームワーク,生涯学習

Obstetrics and Gynecology, 1998; 174: 755-758.
Neuwirth ZE. Physician empathy: Should we care? Lancet, 1997; 350: 606.
Nightingale SD, Yarnold PR, Greenberg MS. Sympathy, empathy, and physician resource utilization. Journal of General Internal Medicine, 1991; 6: 420-423.
Oddi F. Construct validity of the Oddi continuing learning inventory. Adult Education Quarterly, 1990; 40: 139-145.
Oddi F. Development and validation of an instrument to identify self-directed continuing learners. Adult Education Quarterly, 1986; 36: 97-107.
Ornstein HJ. Collaborative practice between Ontario nurses and physicians: is it possible? Canadian Journal of Nursing Administration, 1990; 3: 10-14.
Osler W. Aequanimitas, With Other Addresses to Medical Students, Nurses, and Practitioners of Medicine. 3rd ed. Philadelphia: Blakiston, 1932.
Peabody FW. The care of the patient. Journal of the American Medical Association, 1984; 252: 813-818 (originally published JAMA, 1927; 88: 887-882).
Prescott PA, Bowen SA. Physician-nurse relationships. Annals of Internal Medicine, 1985; 103: 127-133.
Price V, Archbold J. What's it all about, empathy? Nursing Education Today, 1997; 17: 106-110.
Reiter-Palmon R, Connelly MS. Item selection counts: a comparison of empirical key and rational scale validities in theory-based and non-theory-based item pools. Journal of Applied Psychology, 2000; 85: 143-151.
Rosenberg MJ, Hovland CI. Cognitive, affective, and behavioral components of attitudes. In Hovland CI, Rosenberg MJ, eds. Attitude Organization and Change (pp. 1-14). New Haven, CT: Yale University Press, 1960.
Rubenstein LZ, Josephson KR, Weiland GD, English PA, Sayer JA, Kane R. Effectiveness of geriatric evaluation unit. New England Journal of Medicine, 1984; 311: 1664-1670.
Schmidt IK, Svarstad BL. Nurse-physician communication and quality of drug use in Swedish nursing homes. Social Science and Medicine, 2002; 54: 1767-1777.
Sheehan KH, Sheehan DV, White K, Leibowitz A, Baldwin DC Jr. A pilot study of medical student 'abuse': student perceptions of mistreatment and misconduct in medical school. Journal of the American Medical Association, 1990; 263: 533-537.
Shein E. Professional Education. New York: McGraw-Hill, 1972.
Silver HK, Glicken AD. Medical student abuse: incidence, severity, and significance. Journal of the American Medical Association, 1990; 263: 527-532.
Simon SR, Pan RJD, Sullivan AM et al. Views of managed care: a survey of students, residents, faculty, deans at medical schools in the United States. New England Journal of Medicine, 1990; 340: 928-936.
Six J. The generality of the underlying dimensions of the Oddi continuing learning inventory. Adult Education Quarterly, 1989; 40: 43-51.

Spiro HM, Curnen MGM, Peschel E, St. James D. Empathy and the Practice of Medicine: Beyond Pills and the Scalpel. New Haven, CT: Yale University Press, 1993.

Sprague-McRae JM. The advanced practice nurse and physician relationship: Considerations for practice. Advanced Practice Nursing Quarterly, 1996; 2: 33-40.

Stephan WG, Finlay KA. The role of empathy in improving inter-group relations. Journal of Social Issues, 1999; 55: 729-743.

Sutherland JA. The nature and evolution of phenomenological empathy in nursing: a history treatment. Archives of Psychiatric Nursing, 1993; 7: 369-376.

Sweet SJ, Norman I. The nurse-physician relationship: a selective literature review. Journal of Advanced Nursing, 1995; 22: 165-170.

Thornton S, Thornton D. Facets of empathy. Personality and Individual Differences, 1995; 19: 765-767.

Waller W, Hill R. The Family: A Dynamic Interpretation. New York: Dryden, 1951.

Warner PM, Hutchinson C. Heart failure management. Journal of Nursing Administration, 1999; 29: 28-37.

Weiss SJ. Role differentiation between nurses and physicians: implications for nursing. Nursing Research, 1983; 32: 133-139.

Weiss SJ, Davies HP. The health role expectation under measurement of alignment, disparity and change. Journal of Behavioral Medicine, 1983; 6: 63-76.

White KL. Healing the Schism: Epidemiology, Medicine, and the Public's Health. New York: Springer-Verlag, 1991.

Zinn W. The empathetic physicians. Archives of Internal Medicine, 1993; 153: 306-312.

Faculty Observations of Student Professional Behavior

第8章
教員による学生のプロらしい行動の観察

John Norcini

　第1章で述べたように，教員による学生のプロらしい行動の観察は，効果的な評価の多くの特徴をもつようにデザインすることが可能である．すなわち，まず第1に，教員が複数の状況における個々人のあるがままの行動を観察する際には，複数の専門家の判断を盛り込むべきである．第2に，医療業務の状況依存的性質を考慮すると，評価が現実的状況で行われる点も重要である．第3に，この評価形式には教育的現場で当然生じる葛藤を伴う．最後に，評価システムの設計・実行・フィードバックに，学生を含め，かつ学生にその内容を説明することによって，透明性を確保することができる．本章では (1) 教員の判断を収集するためのアプローチを記述し，(2) 教員による観察に影響を及ぼす問題を提示し，(3) 実例を示し，さらに (4) 教員による学生評価プログラム実施の手順を概説することによって，その特徴を示す．

教員の判断を収集するためのアプローチ

　教員は，同僚に対して行うのと同様に，さまざまな方法で学生のプロフェッショナリズムについて判断するよう求められてきた（Norcini, 2003 年）。本章の目的のために，教員の判断を収集するアプローチをふたつの側面に分ける。第1の側面は，1回の面接によるパフォーマンスや日常のパフォーマンスの評価に関することで，第2の側面は，発生・質・適合性といった教員が行わなければならない判断の種類に関連するものである。

判断の根拠

1回の面接

　この評価形式において，教員は1回限りの特定のパフォーマンスについて判断を行うよう求められる。短縮版臨床技能評価（短縮版 CEX）〔mini-Clinical Evaluation Exercise〕はこうした評価形式の例である（Norcini ら, 2003 年）。教員は短時間の臨床面接の場面で，患者と接する研修医や学生を観察する。次いで教員は，多くの評価軸に従い，患者に対する学生のパフォーマンスの成績評価を行う。通常は，複数の異なる面接を集約して学生の包括的評価を作成するが，評価は最終的には特定のパフォーマンスの判断に基づいて行われる。

　1回の課題評価に基づいた判断には，教員が特定のパフォーマンスに注目し，学生を確実に観察できるという利点がある。しかし，医師のパフォーマンスが課題特異的，事例特異的であるので，事例や課題における一度のパフォーマンスから別のパフォーマンスを予測できないことは，繰り返し実証されてきた（Elstein ら，1978 年）。そのため，学生の包括的評価が信頼性のある結果を伴うためには，患者を用いた複数の異なる課題または面接に基づいてなされるべきである。

第8章　教員による学生のプロらしい行動の観察

日常のパフォーマンス

　より一般的には，教員は1回の面接ではなく，教員が抱く印象に基づいて学生を判断するよう求められる。具体的にいうと，教員は何年にもわたって学生の行為を検討し，かつ学生の日常のパフォーマンスに基づいて判断することを求められている。例えばDavisら（1986年）は，一般小児科の研修プログラムにおける各臨床ローテーションの最後に実施される，14項目の評定尺度を開発した。それは医学的知識，対人関係と専門職関係，教育に対する態度を評価するものであった。同様にReisdorffら（2003年）は，救急医療の研修医に対する86項目の全般評価票を開発した。その表はプロフェッショナリズムを含むあらゆる能力を網羅しており，3年のトレーニング期間中の研修医に適している。

　日常のパフォーマンスの評価に基づく判断は，多くの異なる活動をしている場での学生観察に基づいているという利点があり，これにより信頼性が高まるはずである。しかし，評価者が学生の評価される行動を直接には観察していない場合でも，これらについて判断がなされることはしばしばある（Dayら，1990年）。さらにその評価は，評価される特定の能力にかかわるスキルよりも，むしろ教員が学生に対して抱く一般的印象に影響される傾向がある。

判断の種類

　教員は，特定の行動がみられるかどうか，パフォーマンスの質はどうか，パフォーマンスが特定の目的に適っているかどうかについて，判断を行うよう求められる。

発生

　教員は特定のプロらしからぬ行動や重大なハプニングの発生を観察した場合，それを報告するようしばしば求められてきた。例えばPapadakisら（1999

年)は,プロらしからぬ行動例の報告に基づいた評価システムを考えた。教員は,フィジシャンシップ評価票〔図9-1, p.184〕を使用して,不適切に行動した学生を評価し,その逸脱行為の性質を明らかにする(例えば,「その学生が行為や情報を誤ったり偽ったりした」など)。

質

　教員は,学生のパフォーマンスの「質」を判断するよう求められることのほうが多い。こうした判断は,複数ポイント評価票に記録されることが多い。例えば,米国内科専門医学会(ABIM)の診療評定票は,プロフェッショナリズムの評定を「期待以下」から「期待以上」の9ポイント尺度評定に基づいて捉えるものである(表の実物はABIM 1994年を参照)。

　これらの判断の価値のカギとなるのは,評定プロセスに参加する教員の数である。教員評価者がまったく同じパフォーマンスを観察する場合でさえ,その厳密性が異なることについては,文献による十分なエビデンスが存在する(Noelら,1992年)。したがって評価を数名の教員で行うことは,信頼性のある結果をもたらすために必要である。例えばCarlineら(1992年)の報告によれば,学生の包括的臨床スキルについて信頼性のある評定を行うには,少なくとも7名の教員による観察が必要だという。臨床パフォーマンスの対人関係面の場合には,さらに多くの観察が必要で,こうした結果は評定者の経験およびクリニカル・クラークシップの場の相違に左右されなかった。Kreiterら(1998年)も同様の結果を得ている。

適合性

　教員が最も頻繁に要求されるのは,パフォーマンスの質,およびそれが特定の目的に対して十分であったか,というふたつの判断を同時に行うことである。例えば,ABIMの短縮版CEX評価票に集約されたプロフェッショナリズムの評定には,「不良」「良」「優」の基準点がある(Norciniら,2003年)。この評価票

第8章　教員による学生のプロらしい行動の観察

では，教員はパフォーマンスの「質」を判断し，かつそれが「研修医1年目の基準と比べて良いのか悪いのか」を決定するよう求められている。

こうした同時判断は，向上に関する判断が必要とされる学問的環境にもちろん適している。しかし，どちらの判断にもさまざまなミスが存在しうるため，両者を併用した場合，評価者の判断が不明瞭になることがある。例えば，妥当なパフォーマンスの質であっても，評価者が非常に高い基準をもっていた場合には，パフォーマンスは不良と判断されることがありうる。同時判断が実用的であるのに対し，個別判断は信頼性・妥当性の両方を向上させるものである。

教員による観察に影響を及ぼす問題

教員による観察は，プロフェッショナリズム評価の必須要素であるものの，特に評価測定が総括的評価に用いられる場合，役割の葛藤，利害関係，同等性という3つの問題が，結果の質に影響を及ぼす。

役割の葛藤

教員と学生の関係の本質は複雑である。教員は，一方では学生の学習に対して，他方では評価に対して直接の責任がある。例として，被評価者の利害に大きくかかわる総括的評価の場合，これらふたつの役割は直接衝突する可能性がある。ふたつの役割が存在する限り，教育と教員による観察との両方の質に悪影響を及ぼすことになる。

この葛藤を回避する方法はないが，その影響を軽減する方法が少なくともふたつ存在する。第1に，もし可能であれば，評価される学生の指導に直接携わっていない教員観察者を評価に充てるのが有用である。現在，教員は同僚の仕事の成果を評価していることが多いが，この方法を採れば，教員が自らの教育的取り組みの結果を評価する立場から外れることになる。第2に，教員評価者を匿名にすることで，相手にとって不利になる判断を行った場合に，対人関係に影響が及ぶのをある程度防ぐのも有用である。

利害関係

　利害関係が評価の質に影響を与えることについての先行研究はないものの，教員による観察は，利害関係から影響を受けると考えて然るべきである。特に，評価が学生に大きな影響を及ぼす場合，教員が不利な評価を行う可能性は少ない。
　この問題を完全に回避する方法はないが，これもまた，評価者の匿名性を確保することが有益かもしれない。また教員の判断を，一定の目的に適しているかどうかを見極めることではなく，学生のパフォーマンスの有無や質に限定するのも有用かもしれない。適合性の判断は，利害に必然的により大きくかかわるので，質や有り，無しに関する判断からはある程度の距離を置いたほうが，よりよい基準設定ができるだろう。

同等性

　教員による観察を用いる場合には，全学生の評価が同等になされているという内在的な仮定がある。しかし，この仮定に対しては少なくともふたつの脅威が存在する。第1に，学生が評価を受けている間にとる行動は同一ではないので，それゆえ同様な複雑さをもってはいない。患者の抱える問題が必然的に異なる臨床現場においては，それはほぼ確実な事実である。第2に，すでに述べたように，教員の厳密性が異なるために，まったく同じパフォーマンスの評価を，異なる教員が行った場合に，異なる評価を下すかもしれない。こうした問題のために，比較することができないスコアが導かれる可能性がある。
　繰り返すが，これらの問題を完全に回避する方法はない。しかし，教員の数を増やして，より幅広い範囲の活動を通じて学生を判断することで，その影響を軽減させるべきである。さらに教員をトレーニングし調整することは，教員間の厳密性の差を少なくする効果があるだろう。

実践例

評価プログラム

　プロフェッショナリズム領域において，特定の問題行動を有する学生や研修医を追跡する評価プログラムは，トレーニング中の学生が実際に何をするのかに注目する。ニューメキシコ大学医学部で開発され，使用された評価システムが，その一例である（Phelanら，1993年）。システムの目的は，認知的・臨床的スキル評価を補完するものとして，プロらしい特性についての継続的評価を行うことであった。

　同医学部では，問題のある学生についての印象を教員が定量化できる評価票を開発した。評価には7つの項目——（1）信頼性と責任感，（2）成熟度，（3）批評，（4）コミュニケーション・スキル，（5）正直さと高潔，（6）両親への敬意，（7）薬物依存や気分障害の徴候——がある。各項目には，それぞれ3つ以上の観察可能な行動がある。例えば成熟度については，（1）敬意をもって行動する，（2）非を認める，（3）欠点を直す対策をとる，（4）ストレスが溜まっているときに態度が悪く批判的になる，という行動である。このそれぞれの行動について，教員は「良」から「非常に問題あり」までの5ポイント尺度で学生を評定した。

　教員は問題のある学生を同定した場合，その旨を記入した用紙を学部長補佐に提出する。学生と組織を守るため，別の教員からその学生の行動についての懸念が書かれた第2の用紙が提出されるまでは，学校側は何も行動をおこさない。第2の用紙が提出された場合には，学部長補佐・学生指導委員長・学生とのディスカッションの後，改善プログラムが計画される。改善プログラムを順調に終了できなかった場合，組織の学事的懲戒手順が適用され，学業成績表に学生が示した問題が記載される。

　同校では，3年間に32名の学生（6%）について，少なくとも1回のプロらしからぬ行動があった旨の報告が出された。このうち22名の学生は1回のみの

報告であり，何の対処もされなかった。残りの10名の学生は，2回から14回の報告を受け，その平均は5回以上であった。10名のうち1名は最終的に退学し，残りの9名は卒業——うち3名はカリキュラムの標準的到達度に及んでいなかった——した。

短縮版CEX〔Mini-CEX〕

　短縮版CEXは，学生がプロらしく行動できるかどうかを実証する方法の一例である。これは，学生・研修医が実際の患者と接する際の臨床スキルを評価することを目的としている（Norcini, 2003年；Koganら, 2003年）。それぞれの短縮版CEXの面接では，教員は学生・研修医が行う短時間の臨床面接——入院患者，外来患者，救急部，またはそれ以外の状況において——を観察する。学生に次の段階を指示した後，教員はプロフェッショナリズム評価を含む評定票に記入する。

　人道主義的性質／プロフェッショナリズムの評価は，1～3が否，4が可，5～6が良，7～9が優の9ポイント尺度に基づいて記録される。人道主義的な性質／プロフェッショナリズムは「敬意・思いやり・共感を示し，信頼を構築する。また快適さ・謙虚・守秘義務・情報といった患者のニーズに応える」と述べられている。

　短縮版CEXを，21の内科トレーニングプログラムの1年目の研修医に対して実験的に適用した例がある（Norciniら, 2003年）。その結果，臨床的スキルの中でプロフェッショナリズムに最も高い評定が与えられていること，またトレーニング期間を通じて，その評価は上がっていく傾向があることが示された。全員——ただし「可」であった研修医を除く——に対する最終結果が合理的信頼性を獲得するには，約4回の面接で十分であった。短縮版CEXは，幅広い臨床状況において研修医を評価することができ，他の方法よりも多くの観察とフィードバックの機会を研修医に提供した。Koganら（2003年）による医学生を対象とした研究でも，同様の結果が得られている。

実施の手順

プロフェッショナリズム評価プロセスを実施するうえで，少なくとも5つの段階がある。それは，目的の特定，評価基準の開発，教員のトレーニングと学生への説明，プログラムの監視，そして日常的なフィードバックの提供である。

目的の特定

実施プロセスの第1手順は，評価の目的を文章で特定することである。目的の例としては，形成的評価（例えば「学生にフィードバックを与えること」），総括的評価（例えば「学生のプロフェッショナリズム評価を決定すること」），プログラム評価（例えば「プロフェッショナリズムのコースが効果的かどうかを判定すること」）などがありうる。目的によって内容・構成・基準・解析をどうするかが決まってくるので，目的の特定はそれらを決定する際の指針となる。加えて言えば，目的の特定は，意図されていない暗黙の目的を評価させることを，より難しくする。

ひとつの評価プログラムが，ふたつ以上の目的を有することがある（例えば，学生にフィードバックを与え，かつ学生に能力があることを保証するなど）。このように複数の目的を持ち，かつそれぞれが実現可能である場合には，むしろ各々の目的について個別に評価する手法を開発するのが最善である。例えば教員と学生は，学生へのフィードバックを意図した評価に対して，採点を意図した評価の場合などとはそれぞれ異なるアプローチをとるであろうし，収集されるデータの量や質も異なるであろう。両方の目的のために同じ評価の仕組みを用いると，どちらも理想的評価にならず，妥協が生じることになる。

評価へのすべての参加者には，評価者としてのパフォーマンスへの期待および評価対象とともに，その目的を伝えなければならない。このことは学生と教員のパフォーマンスに非常に大きな影響を与えるので，特に利害に大きくかかわる評価においては重要である。

評価基準の開発

プロセスの第2段階は評価基準の開発である。評価基準の開発には，プロフェッショナリズムの定義づけを皮切りに，以下のことが含まれる。すなわち評価プロセスの一部として，領域のどの側面を評価するのか，どの学生を評価するのか，いつ評価するのか，評価の過程でどの教員がどの程度かかわる必要があるのか，何がパフォーマンスの質に寄与するのか，適合性を判定することが評価目的である場合に何が是認可能な基準となるのか，などである。

こうした基準から評価プロセスの詳細が決まってくる。例えばデータ収集の方法と質，ならびに取り組む正確な内容，結果の集約方法，報告レベル，プロセスの他の部分が明確となる。

教員のトレーニングと学生への説明

本書の他の章で論じたように，プロフェッショナリズムについては多くの異なった定義が存在し，その概念の直感的理解も異なっている。それゆえ何を評価し，どのパフォーマンス基準を適用するかについて，教員が共通の理解をもてるようにトレーニングすることが重要である。これは多岐にわたる，あらゆる方法——資料の提供，研修会，用いる手段について教員間の差異を調整するセッションなど——を用いて達成される。

教員のトレーニングは重要であるが，学生が確実に2名以上の教員によって評価されることに代わるものはない。教員の数が増えることで，評価プロセスに異なった視点がもたらされるので，評価の妥当性が高まる。またこのアナログは，教員のトレーニング量を増やすよりも，測定ミスを減らす効果がある。もし実現可能であれば，3, 4名の教員が評価を行えばほとんどの場合十分であり，それ以上に教員を増やしても，妥当性はそれほど変わらないようである。

教員にトレーニングが必要なのと同様に，学生は自分に何が期待されているのかを理解する必要がある。評価の妥当性は，プロフェッショナリズムの定義，

評価の目的，評価に使われる基準について，学生があらかじめ教えられているかどうかに左右される。評価プロセスは学生にとって透明性のあるものにすべきであり，不満があれば評価者に訴えることができる仕組みを提供しなければならない。

プログラムの監視

一旦実行に移された後は，評価の結果を定期的に監視すべきである。また監視には，教員・学生双方からの，評価プロセスに対する全体的なフィードバックが含まれるべきである。適切に行われれば，両者からの入力情報は，データ収集の戦略と評価の仕組み，教員へのさらなるトレーニング，あるいは学生への情報提供と教育に対して変化をもたらすはずである。

同様に，評価プロセスの精神測定面を日常的に解析することが重要であろう。データは学生・教員の主張を支持ないし否定するかもしれないし，そうでなくともシステム使用者の入力からは独立した，彼ら学生・教員の関心領域を同定することができる。日常の解析には，評価の信頼性，項目解析，妥当性のチェックが含まれるべきである。

日常的なフィードバックの提供

全参加者に対し，日常的にフィードバックを行うべきである。教員が評価の要約データを受け取る際，理想的には，その評価を他の評価者（匿名）の評価と比較し，過度に厳格な評価者と過度に寛容な評価者を同定することは最も有用であろう。異常値を中央値に近づけるためには，通常はこの情報提供で十分である。しかし，これについては実行する教員がほとんどいないので，さらに懸命な努力が必要である。

同様に，学生はパフォーマンスについての長期にわたるフィードバックを受けるべきである。特に，学生がプロセスを通して収集された評定と報告を知らされている場合，このことは有用である。学生へのフィードバックは，同僚学

生（匿名）との比較ができ，教員との交流が可能な方法で行われるのが理想である。このやり方は，とりわけ問題のある学生にとって重要である。というのも，それによって向上する機会と向上するための方法が，学生に提供されるからである。

要約

学生のプロフェッショナリズムについて教員が行う観察は，ふたつの側面に分けられる。第1の側面は，1回の面接で学生のパフォーマンス，あるいは日常の学生のパフォーマンスに対する印象を評価するよう求められている教員の立場に関連している。第2の側面は，発生・質・適合性といった，教員が行わなければならない判断の種類に関連している。

役割の葛藤，利害関係，同等性という3つの問題は，結果の質に影響を及ぼすと考えられる。プロフェッショナリズムを評価する重大なハプニングへのアプローチは，学生の実際の行動に着目する。縮小版CEXは，学生がプロらしい行動を実際にとるための方法を知り，かつそれを実践できるかどうかを評価することを目的とした方法の一例である。

プロフェッショナリズム評価のプロセスを実施する手順は，(1) 目的を特定する，(2) 評価基準を開発する，(3) 教員をトレーニングし，また学生に説明する，(4) プログラムを監視する，そして (5) 日常的なフィードバックを行う，である。

参考文献

ABIM. Project Professionalism. Philadelphia: American Board of Internal Medicine, 1994.

Carline JD, Paauw DS, Thiede KW, Ramsey PG. Factors affecting the reliability of ratings of students' clinical skills in a medicine clerkship. J Gen Intern Med. 1992;7(5):506-510.

Davis JK, Inamdar S, Stone RK. Inter-rater agreement and predictive validity of faculty ratings of pediatric residents. J Med Educ. 1986;61:901-95.

第8章 教員による学生のプロらしい行動の観察

Day SC, Grosso LG, Norcini JJ, Blank LL, Swanson DB, Horne MH. Residents' perceptions of evaluation procedures used by their training program. J Gen Intern Med. 1990;5:421-426.

Elstein AS, Shulman LS, Sprafka SA. Medical problem-solving: an analysis of clinical reasoning. Cambridge, MA: Harvard University Press, 1978.

Kogan JR, Bellini LM, Shea JA. Feasibility, reliability, and validity of the mini-clinical evaluation exercise (mCEX) in a medicine core clerkship. Acad Med. 2003;78(10 suppl): S33-S35.

Kreiter CD, Ferguson K, Lee WC, Brennan RL, Densen P. A generalizability study of a new standardized rating form used to evaluate students' clinical clerkship performances. Acad Med. 1998;73(12):1294-1298.

Noel GL, Herbers JE, Caplow MP, Cooper GS, Pangaro LN, Harvey J. How well do internal medicine faculty members evaluate the clinical skills of residents? Ann Intern Med. 1992; 117:757-765.

Norcini JJ. Peer assessment of competence. Med Educ. 2003;37:539-543.

Norcini JJ, Blank LL, Duffy FD, Fortna G. The mini-CEX: a method for assessing clinical skills. Ann Intern Med. 2003;138:476-481.

Papadakis MA, Osborn EH, Cooke M, Healy K. A strategy for the detection and evaluation of unprofessional behavior in medical students. Acad Med. 1999;74:980-990.

Phelan S, Obenshain SS, Galey WR. Evaluation of the noncognitive professional traits of medical students. Acad Med. 1993;68:799-803.

Reisdorff EJ, Hayes OW, Reynolds B, Wilkinson KC, Overton DT, Wagner MJ, et al. General competencies are intrinsic to emergency medicine training: a multicenter study. Acad Emerg Med. 2003;10(10):1049-1053.

Using Critical Incident Reports and Longitudinal Observations to Assess Professionalism

第9章
プロフェッショナリズム評価のための重大な ハプニングの報告および縦断的観察の使用

Maxine Papadakis
Helen Loeser

　この章では，プロフェッショナリズムの測定——臨床状況外の観察者が個人を評価して行う測定——から，日常の医療業務環境にいる人達の観察へと移行する。自然な状況の中でなされた評価のほうが——人為的な現場状況でのパフォーマンスから実際のケアの状況を推定しないですむため——表面的妥当性がより高い。第2章で示した George Miller の評価のピラミッドになぞらえて（図2-2参照），本章では，学生が「単に知っている，どのようにしうるかを知っている，またはどうするかを示す」ことではなく，学生が「行う」ことを観察し，記述することから始めたい。
　状況内での評価とは，パフォーマンスについての1回限りの寸評（重要事象）であるか，教員に学生の長期的な（1カ月以上の）パフォーマンス行動を省察させるかのどちらかである。個々の教員は長期にわたり学生に密着することが多く，そのような縦断的評価ができる（第8章参照）。しかし，今日の多忙な臨床環境においては，しばしば教員は学生に短時間しか密着せず，したがって学生のパフォーマンスについての寸評を提供することになりがちである。1回限り

179

の重要事象は，特定の警鐘的な出来事について，非常に詳細な説明を提供する。これは，特に極端なパフォーマンスを示す学生の記述に有効である。本書で述べたいくつかの評価システムは，すべての学生間の比較を可能にするものであるが，重要事象の評価システム〔the critical incident system〕は，特に行動についての極端な異常値——すなわち教育指導者が途方もない時間を費やす学生——を対象にしている。

　重要事象を評価・測定する技法で，行動の目的・結果に注目しながら，実際の出来事について過去を振り返って評価するというやり方は，Flanagan（1954年）が導入したものである。後にNational Board of Medical Examinersで，ステップ3の臨床能力およびパフォーマンスレベルの定義を開発する際に，この技法が使われた（Hubbardら，1965年）。最近では，学生が共感と文化的変容の接点において，重要かつ挑戦的な体験学習を遂行するためのカリキュラム手法にも用いられている（Branchら，1993年）。またこの手法は，行動——特にその根底にある理由や仮定——の省察を通して，変容的学習を誘発しプロフェッショナリズムを促進するため（LichsteinとYoung, 1996年），あるいは臨床的行動や臨床業務の変化の根底にある因子を研究するため（Alleryら，1997年；BaernsteinとFryer-Edwards, 2003年）に用いられた。したがって重要事象の評価システムは，プロフェッショナリズムを評価するのに役立つと思われる。この手法は，特定の状況で観察された個々の出来事の評価を提供し，それについて詳細な説明が可能なものであるため，プロらしい行動を効果的に「十分に評価可能」なものにする。このことは特に重要である。というのも，学生達は複数の観察者に異なる長さの期間，観察されることがありうるし，評価者が観察の正しさに自信を持てず，また報復を恐れる可能性があり，さらに学生はさまざまな専門科を回る際に，異なるストレス要因と文化を経験する一方，個々のクリニカル・クラークシップはプロフェッショナリズムの能力を受け入れ，導入していないかもしれないからである。

　重要事象の評価システムでは，必ずしも1回の出来事がプロフェッショナリズムの意味を明確にするとは限らない可能性も考慮に入れている。これは，プロフェッショナリズムについての我々の定義および理解——白黒はっきりした

第9章　プロフェッショナリズム評価のための重大なハプニングの報告および縦断的観察の使用

特徴ではなく，むしろ行動の集合であり，すべての専門職の行動には欠如も含めて幅があるということ——と合致している。さらに，重要事象の評価手法では個人の行動を観察するので，「プロらしい行動」から「プロらしい特徴」にまで一般化してしまうという，しばしば生じるミスは必ずしも起こらない。

　結局のところ，学生のプロフェッショナリズム促進に関する医療系教員の能力は，長期にわたって学生のパフォーマンスに関する特定の情報を収集する能力次第である。多くの医学部では，小グループ体験，協調学習プロジェクト，地域密着型体験をカリキュラムに含めることが増えており，これらはプロフェッショナリズムの発達を観察する新たな機会を提供する。グループ活動の中では，問題を起こす学生の行動がより見えやすくなるので，こうした状況でなされた教員の観察には特に説得力がある。学生の医療キャリアの初期段階でこれらの問題を同定すれば，プロらしさの発達についてのフィードバックを，より時間をかけてできるようになるだろう。重要事象の縦断的追跡は，改善戦略の有効性を観察する優れた手段でもある。

　ニューメキシコ大学は，重要事象の批判的評価システムを開発し，学生のプロらしい特徴——すなわち責任感，信頼性，成熟度，自己評価，コミュニケーション，正直さ，高潔，および患者と同僚への敬意——を評価して，その領域に問題のある学生を同定した（Phelanら，1993年）。このシステムは，学生と評価者の両方を保護しつつ，問題行動の縦断的な報告を可能にするものであった。一度の発生が「誇張されて」しまわないように，収集した回答を用いて，ただ一度の出来事について公正な文書を作成できるようになっている。具体的には個々の教員は学生のネガティブ行動について記述書に記入し，それを学部長室に提出する。ある学生について異なる教員から少なくとも2回記述書が提出された場合，学生指導委員長と学部長補佐で会議が開かれる。会議の内容および作成された改善計画は文書化される。学生が改善プログラムで落第点を取った場合，大学の基準による学事的懲戒手順を実行し，学生の学業成績記録にその事実が文書で残される。このような報告のほとんどは，医学部での最初の2年間に，基礎科学の教員によって作成されたものであった（Phelanら，1993年）。

カリフォルニア大学サンフランシスコ校フィジシャンシップ評価システム

　重要事象の評価手法を使ったプロフェッショナリズム評価を我々が開始したのは，学生の重要事象についての報告を縦断的に監視し，プロフェッショナリズムに反する行動パターンが学問的な成績に反映される「フィジシャンシップ評価システム」が，カリフォルニア大学サンフランシスコ校（UCSF）医学部で導入された1995年のことである（Papadakisら，1999年，2001年）。フィジシャンシップに関する標準的な評価基準は，プロとしての責任を果たす能力，向上し適用する能力，および教員や事務職員と十分な関係を構築する能力である。

　このプロセスの中心となるのは改善であり，情報交換がカギとなる。我々のシステムでは，カリキュラム課および学生課の分離を活用した。これは重要なことなのだが，カリキュラム課では学生の学業成績が保存され，医学生のパフォーマンス評価（MSPE，かつての「医学部長の推薦状〔Dean's letter〕」）が作成されている。こうした担当課の分離により，教員はふたつのレベルで報告をすることになり，それゆえプロフェッショナリズムの問題について段階的に回答するシステムが構築されることになる。すなわち，まず学生課が重要事象について管理するため，教員はこれらの出来事が必然的に退学へつながることを気にせずに，些細なプロフェッショナリズムのハプニングさえも報告することができる。長期にわたり何度もこうしたハプニングがある場合には，より公式の回答——カリキュラム課の通知を含む——が出される。したがってこのような分離は，プロフェッショナリズムの問題について教員が報告する敷居を低くするための配慮といえる。実際のプロセスを以下に述べる。

教員の報告システム

　講義・実習コースまたは臨床ローテーション中に，学生のプロとしての行動について懸念を抱いた教員は，コースまたはクリニカル・クラークシップの責

第9章 プロフェッショナリズム評価のための重大なハプニングの報告および縦断的観察の使用

任者にその行動を報告する。責任者は学生の行動について調査を行う。その調査には通常，指導教官，学生小グループのリーダー，および講師との直接的コミュニケーションが含まれる。コースまたはクリニカル・クラークシップの責任者は，学生のプロらしさの発達に問題があると確信した場合，フィードバックを提供するために学生と面談し，UCSFフィジシャンシップ評価票の内容を再検討する（図9-1）。フィジシャンシップ評価票は，プロとしての行動について懸念される特定の領域を教員が確認するきっかけとなるもので，自由記述をさせて，教員と学生が問題について議論し，改善計画が開始されることを確実にするためのものである。学生はコースまたはクリニカル・クラークシップの責任者と，内容について議論する機会をもつことに同意し，評価票に署名するよう求められる。評価票には，学生が任意のコメントを書き込む項目も含まれている。学生はフィジシャンシップ評価票に対して反論する内容を書くこともでき，その場合，コース責任者が評価票を撤回する可能性もある。評価票は多くの場合，学生課担当学部長補佐に提出される。提出期限は学生が次のコースまたはローテーションを開始した後，8週間以内である。

UCSFの学生課担当学部長補佐は，クリニカル・クラークシップまたはコースの責任者がフィジシャンシップ評価票を保管している旨の報告を受ける。学生側は，以下のいくつかの対応，すなわち学部長補佐と評価について議論する，フィジシャンシップ評価票のさらなる検討を指導教官に求める，または学生厚生委員会——教員が任命した学生と教授会から構成される特別委員会——に再検討を求める，などの対応を取ることができる。いかなる場合でも，評価に妥当性がないと認められた場合には，提起された問題は撤回され，評価は訂正される。臨床トレーニングにおいては，学生が医師に必要とされる適切な個人的属性，およびプロらしい属性を実証できないために，クリニカル・クラークシップで不合格点を取る可能性もある。

ほとんどの場合，学部長補佐は解決困難な問題を同定し，助言し，改善を試みるために学生と面談する。学部長補佐は，必要であれば，しかるべき薬物乱用カウンセリング，あるいは精神科カウンセリングへ紹介する。四半期学課審査（進級）委員会の会議において，コースおよびクリニカル・クラークシップの

学生名		コース	

コース責任者		コース責任者の署名	

この評価票について学生と話し合った日 _____

本学生は下記の行動を示したため、フィジシャンシップが求める基準を満たすために、行動の改善が必要である：
この学生は，以下について，さらなる教育または支援を必要とする：（○で囲む）

1. 信頼性および責務
    a. 課された責務を完了させる方法を学ぶ（1年生から2年生）
    b. 学生が行動や情報を適切に示さなかったり、偽る（3年生から4年生）
    c. 学生は所定の締め切り日までに必須の責務を完了しない（全学年）
2. 自己開発および適応性
    a. 構造的フィードバックの受け入れ（1年生から2年生）
    b. 学生が傲慢な態度を示す（3年生から4年生）
    c. ストレスが嵩じたときに，学生は言葉遣いが悪くなったり，批判的になる（全学年）
3. 学生, 教職員, スタッフ, および患者との関係
    a. 学習環境における同僚学生との良好な関係を作る（1年生から2年生）
    b. 学生が患者やその家族との信頼関係を充分に作れていない
       （3年生から4年生）
    c. 学生は管理教職員やスタッフとの接触において，専門職の領域を尊重していない
       （全学年）
4. UCSF「医学生の原則に関する宣言」を守る（1年生から2年生のみ）
5. 医療チームのメンバーと充分な関係を作らない（3年生から4年生のみ）
6. この学生のカウンセリングを行う場合, 継続すべき行動の適切と思われる
   計画についてコメントして下さい．

以下の項目は学生が記入：
私はこの評価を読み, 私のコース / クリニカル・クラークシップ責任者と話し合いを行った

学生の署名		日付	

私のコメント；

図9-1　フィジシャンシップ評価票（臨床前、臨床、および通年用フォームからの見本）
完全版は USCF ホームページにて：http://medschool.ucsf.edu/professional_development/professionalism/index.aspx

第9章 プロフェッショナリズム評価のための重大なハプニングの報告および縦断的観察の使用

責任者は，学生のプロとしての成長の進捗について質問される。コースまたはクリニカル・クラークシップの責任者は，学生を支援するのに最も適した指導教官やクリニカル・クラークシップの施設を選択できるよう，学生の教育的ニーズについての通知を受ける。コースまたはクリニカル・クラークシップの責任者の教員は，学生1名につき1枚のみ，その学生に関するフィジシャンシップ評価票を提出することができる。年度を通してのコース——例えば，「患者ケアの基礎」といった科目——が開かれる場合には，フィジシャンシップ評価票をコースが開講中の各四半期ごとに一度提出することが可能である。

問題行動の早期の認識・改善を強化するために，医学部1年または2年時にフィジシャンシップ評価票を受け取る場合と，それを3年または4年のときに受け取る場合の学問的結果は異なるようになっている。最初の2年間は，フィジシャンシップ評価票は学生の正式なファイルの一部とされない。

臨床トレーニング期間に学生がフィジシャンシップ評価を一度受けたとしても，それについて MSPE の中で言及されることはない。2回目にフィジシャンシップ評価を受けた場合は，その学生を支援するために作成されたあらゆる指導計画とともに MSPE の中で言及される。フィジシャンシップ評価票を2枚以上受け取った学生は，学事的保護観察期間に入り，問題検討のために「学事規範委員会」〔Academic Standards Committee〕に委ねられることもある。「学事規範委員会」は退学を提言できる。「学事規範委員会」の提言は，学部長に最終指令を出すよう促す。その結果，医学部の方針に従って，教授会にその学生の退学が要求されるであろう。

さらに，学生が最初の2年間に（ふたつ以上のコースから）2回以上フィジシャンシップ評価票を受け取り，かつ3年または4年次のクリニカルクラークシップまたはローテーションでもさらに評価票を1回受け取った場合，それは不適切な行動パターンが持続していることを示している。この場合には，3年および4年次にフィジシャンシップ評価票がクリニカル・クラークシップからふたつ提出された場合と同様の学事的結果がもたらされる。

組織における報告システム

　コースまたはクリニカル・クラークシップの内でも外でも，学生は適切にプロらしい個人的な特徴を示すよう期待されている。プロにふさわしくない行動が授業や臨床トレーニングの外で認められた場合，学生は「大学当局」〔the central administration〕からフィジシャンシップ評価票を受け取るであろう。

　組織におけるフィジシャンシップ評価を下すのが正当とされる行動例には，以下のようなものがある。例えば「奨学金を得るために，学生は経済状況についての情報を偽った」，「カリキュラム課や学生課から何度連絡をしても，しかるべき方法で対応しない」，「臨床的責務──以下に限定されるものではないが，期日までに必要な予防接種を受けること，米国医師資格試験のステップ1, 2受験を予定に入れ，期限までに修了することなど──を果たすための要件を満していない」などである。

　懸案事項をまとめて評価票に記入するのは，コースまたはクラークシップの責任者ではなく，学務担当学部長補佐になるだろう。それゆえ，この種のフィジシャンシップ評価は，「組織におけるフィジシャンシップ」と呼ばれる。評価が記述するのは，プロとしてのパフォーマンスが改善されるべき領域，そして標準的なフィジシャンシップ評価基準と対応し，その基準を含む領域についてである。組織におけるフィジシャンシップ評価に対する苦情処理プロセスは，コースおよびクリニカル・クラークシップの責任者が提出したフィジシャンシップ評価票に対する苦情対応のプロセスと同様である。組織におけるフィジシャンシップ評価を受けた場合，コースおよびクリニカル・クラークシップの責任者からフィジシャンシップ評価を受けたのと同様の学事上の措置を受ける。

UCSFでの経験の解説

　通常の縦断的コースおよびクリニカル・クラークシップの評価票に加えて，UCSFは1995年にフィジシャンシップに関する重要事象の評価システムを開

第 9 章　プロフェッショナリズム評価のための重大なハプニングの報告および縦断的観察の使用

表 9-1　3 年生・4 年生 59 名におけるフィジシャンシップ評価票の分布

クリニカル・クラークシップ/コース	学生数	男性	女性
産婦人科	21	13	8
精神科	9	6	3
小児科	5	2	3
内科	9	8	1
老人内科	4	2	2
神経科	6	3	3
外科	1	1	0
家庭医学	7	3	4
他	13	8	5
総数	75	46	29

始した。2003 年までに, 3 年・4 年の医学生 59 名について, 75 枚のフィジシャンシップ評価票が提出された（表 9-1）。システムが拡大されこの評価票を含むようになった 1999 年以後, 1 年・2 年の医学生 12 名がフィジシャンシップ評価票を受け取った。これらの学生は全学生の 1% 未満である。1 名の学生のみが医学部の最初の 2 年間で 1 枚, 最後の 2 年間にもう 1 枚, フィジシャンシップ評価票を受け取った。しかしこのデータは, フィジシャンシップ評価票が用いられた時間枠が異なることを考慮するならば, 多少の歪みがある可能性がある。医学部の最初の 2 年間で, 1 枚を除くすべての評価票は, 小グループで臨床スキルを指導するコースから提出された。医学部の 3 年・4 年で評価票が提出された場合の最も多い理由は,「プロとしての責任が果たせていない」（評価票の 75%）で, 次に多いのが,「自己改善と適応性について努力不足」(40%), そして「医療チームメンバーと関係を結ばない」(40%) であった。医療チームメンバーと関係を結ばないと評されたのは, 学生の 12% のみであった（学生に対して, フィジシャンシップ評価票のカテゴリーが複数列挙される場合もある）。「プロとしての責任が果たせていない」カテゴリーの予測される典型には, 朝の回診に何度も遅刻する学生や, 研修期間中の教育セッションを無断欠席する学生が挙げられる。「自己改善と適応性について努力不足」と評される学生で最も多

かったのは，批判を受けるのに防御的であり，自分の不備に気づかず，変化することに抵抗がある，あるいは傲慢であることであった。「医療チームメンバーと関係を結ばない」のカテゴリーに入る学生は，医療チームに適応するのが難しく，無礼な態度を示し，階層的構造に対し挑戦的にふるまう学生であった。

興味深いことに，クリニカル・クラークシップ全体では，フィジシャンシップ評価票はランダムに提出されたわけではなかった。産婦人科のコア・クリニカル・クラークシップでは最も多くの評価票が提出された一方，外科のコア・クリニカル・クラークシップからの評価票数は最低だった。しかし，これらのクリニカル・クラークシップは多くの類似性を共有している。両者とも，主に複数の施設で行う外科領域の入院患者のクリニカル・クラークシップであり，学生は担当の場所で長期間観察される。異なった環境と異なるストレス要因のために学生が違う行動をすること，評価者も異なる優先順位をもっていることを考慮すると，多数の評価票が提出された差の理由は，各専門科の「文化」に集約される可能性がある。産婦人科において問題行動を示したとされた学生で，男性の割合が大きかったのは，この理論と一致する。

学務担当学部長補佐との面談において，学生は問題行動についての話を聞くのはこれが初めてであると反論し，これらの懸念について教員から以前に聞いたことはないと一貫して訴える。彼らはまた，同定された問題はおおむねその通りだと同意するが，それに対する評価は誇張されていると感じる。典型的に学生は，フィジシャンシップ評価票あるいは結果として起こる学事上の措置という，自らの行動に対する処分が正当だとは思わないが，他の医学生に適用するフィジシャンシップ評価の戦略や基準は受け入れる。

ニューメキシコ大学とは対照的に，我々は3年・4年次のローテーション期間中に，多数の評価票が提出されるのを経験している。過去には印象深いことに，最初の2年間ではプロらしからぬ行動をするとはみられなかった学生が，3年・4年次になってそう同定されたことがあった。しかし，さらに緻密で縦断的な観察をする機会が教員に与えられ，その観察結果が我々の新しいカリキュラムにもたらされるならば，このパターンが変化する可能性もあると思われる。またこれら臨床科出身の教員は，良好ではない行動を記録することについて経

第9章　プロフェッショナリズム評価のための重大なハプニングの報告および縦断的観察の使用

表9-2　3年・4年次に2,3回のフィジシャンシップ評価票を受け取った
　　　　11名の学生の結果分布

医学部長の手紙〔推薦状〕〔dean's letter〕において言及	2
マッチング終了後に研修プログラムへ通知	1
登録末梢	1
退学	2
話し合いを経て一定期間の出席停止	2
その他*	3

＊当初，対応方針作成までの間に何も学事上の措置がとられなかった

験がある。我々の組織では，良好ではない行動の記録について，ふたつの選択肢が残されている。

　フィジシャンシップ評価票を2枚以上受け取った学生は，プロらしさの発達に著しく欠けている点があると確信される（表9-2）。進級委員会で議論される際に，コース責任者はこれらの学生のことをよく知っており，学生の問題に関するこれら教育者の意見はおおむね一致する。フィジシャンシップ評価システムがない場合には，我々の組織はこのような学生を進級させ，卒業させただろう。またこれらの学生の多くは，同定された問題に対する責任を取らないか，そうした問題を「所有」していることを認めず，むしろ彼らは評価者が不公平または不正確であると考えていると思われる。さらに学生は，同定された行動に関するフィードバックをまったく受け取っていないと述べる。したがって，1回目のフィジシャンシップに関する報告の記録は，彼らの問題が持続的性質であることを強調するのに役立つ。ふたりの学生の例で，フィジシャンシップ評価システムが，当初は休学しようと考えていなかった学生に健康上の理由で休学することを決心させるのに役立ったという報告がある。フィジシャンシップ評価の複数の報告に基づいて，問題行動を有する学生に医学部を退学するよう伝える仕組みがあることは，彼らがメンタルヘルスケアを受けるために医学的な理由で休学したり，医師になるという決定を慎重に考えるために時間を取るきっかけとなった。医学部へ復学した際に，プロらしからぬ行動が継続する

場合には,こうした学生は退学となる可能性が高い。

重要事象の報告の信頼性および妥当性

最も信頼性の高い観察は,異なる評価者が,同じやり方で同一行動を同時に観察・評価することで得られる観察である。これは医学教育の現実の世界ではめったに行われない。また研究によれば,医師のパフォーマンスは患者ごとに異なるので,信頼できる評価には,複数回の面接で情報を得る必要があるという (Norcini, 2003 年)。Ramsey ら（1993 年）は信頼性係数が 0.70 に達するほど信頼性の高い同僚評価を得るには,11 名の同僚からのパフォーマンス評価が必要であると推測した。こうした数字が,学生のプロフェッショナリズム評価にも適用できるかどうかは明らかではない。プロフェッショナリズムの妥当性を観察をするための,より現実的なモデルでは,評価者が長期にわたって同様の行動を観察できなければならない。これは UCSF システムに組み込まれている。加えて,個々の評価者はフィジシャンシップ評価票を提出できず,評価票はコースまたはクリニカル・クラークシップの責任者だけが,プロらしからぬ行動の観察の正確性を調査した後に提出することができる。このプロセスにより観察の妥当性が高められる。しかし,それでも観察の妥当性は自明ではない。したがって段階的応答の仕組みがシステムに組み込まれている。すなわち,懲罰的な学事上の措置をもたらす場合には,フィジシャンシップ評価票が少なくとも 2 回提出されなければならない,というものである。

UCSF のフィジシャンシップ評価システムの妥当性を確認するため,我々は 1940 年代までさかのぼって,UCSF の医学生のうち,卒業後に州医事当局による懲戒処分を受けた者の医学部在学中のパフォーマンスを示す,さまざまな指標を検討した。評価の基準は,現在の評価システムを実施した場合に学生のファイルの中に記載されるであろう「プロにふさわしくない」とする旨のコメントが,フィジシャンシップ評価票を作成するレベルにあるかどうかとした。また,大学時代のグレード・ポイント・アベレージ (GPA),医学部共通入学試験 (MCAT) スコア,医学部進学課程を 1 回でパスする能力,米国医師資格試験ス

表 9-3 懲戒処分の予測因子

予測因子	オッズ比	CI(95%)	P 値
男性	2.24	0.87〜5.77	0.09
大学時代の GPA	0.76	0.32〜1.78	0.53
MCAT 下位四分位点	0.75	0.34〜1.65	0.47
医学部の科目をひとつ以上落とした	1.53	0.66〜3.55	0.33
フィジシャンシップ評価票による プロフェッショナリズム深刻度ランク	2.32	1.22〜4.44	0.01

テップ1に合格する能力といった,医学部でのパフォーマンス以前の変数が,州医事当局によるその後の懲戒処分と関連があったかどうかを検討した。このような学生のプロフェッショナリズムのスキルと,基礎知識または受験といった医学部進学以前の学問的分野の成績との間に,相関関係は認められなかった。すなわち,フィジシャンシップ評価票を通して同定した学生は,他の学生よりも基礎知識や臨床スキルにおいて問題があるわけではない。プロらしからぬ行動がフィジシャンシップ評価票の基準に達した学生は,他の学生よりも州医事当局によるその後の懲戒処分を受ける可能性が2倍以上である傾向が認められた(表9-3;Papadakis ら,2004年)。この結果により,プロフェッショナリズムの評価における UCSF システムの妥当性は高まり,さらに重要なことには,学生は医学部を卒業するためにプロフェッショナリズムに関する能力を習得しなければならないという確信の妥当性も高まった。医学部でのプロらしからぬ行動は,卒業後の医師によるプロらしからぬ行動を,初期段階で警告するサインである。この結果が強調しているのは,医学部在学中の改善戦略,およびその結果については,極めて多くの研究が必要だということである。

プロフェッショナリズム評価の法的文脈

我々のフィジシャンシップ評価システムでは,同定された問題に対して段階的に対応する。すなわち,2名の学生は主にフィジシャンシップによる評価シ

ステムにより退学となったのに対して，別の学生も同様に退学となりそうだったところを自主退学が認められた。David Irbyらによる退学の法的問題についての重要な調査で，医学部からの退学手続きは学業不振か懲戒のどちらかであることが明らかになった (Irbyら，1981年；IrbyとMilam, 1989年)。

　学業不振による退学には，学生の学業成績および臨床パフォーマンスにおけるプロフェッショナルな評価が関与する。*Horowitz*事件 (1978年) では，学業成績以外の要素も，学業不振による退学の十分な根拠となることが米国最高裁の判決で認められた。「個人の健康および迅速な反応は，病歴を聴取し疾患を診断する能力と同じ程度に，学生が良い医者になるかどうかについて医学部が判定する際の重要な要素となるだろう」(IrbyとMilam, 1989年, p. 641；*Horowitz*, 1978年)。懲戒退学には，学校の規則や方針を破ったかどうかに関する実情調査が含まれ，刑事訴訟と類似している。懲戒退学と比べて，学業不振による退学については，裁判所によって扱いが異なる。学業不振による退学については，裁判所は組織におけるプロとしての学問的判断に注目し，適正手続きの問題にはそれほど注目していない。懲戒退学は，もっと厳密な適正手続きの要件および審判手続きに従わなければならない。フィジシャンシップのスキル達成は，学問的カリキュラムにおける中核的能力のひとつであるため，フィジシャンシップ評価システムおよびそれに起因する退学は，学業不振による退学として扱われる。フィジシャンシップ評価システムは，公平・公正な扱いに関する法的問題に備えており，我々の経験 (および我々の弁護士の経験) からすると，フィジシャンシップ評価システムの適用は，学業不振による退学の適正手続きの要件を満たしている。我々はフィジシャンシップ評価システムを8年間実施してきたが，苦情や司法審判も生じている。問題行動のある学生が新たに同定された際には，この一連の経験を組織における先例として参照することができる。したがって，学生は方針だけでなく，先例に基づいて公平・公正な扱いを受ける。

　最後に，プロらしからぬ行動についての文書が，裁判所で名誉棄損と認定される可能性はないか，と教員から質問されるかもしれない。裁判所は，ネガティブな評価は名誉棄損にはあたらないことを認めている (IrbyとMilam, 1989年；*Kraft*対*William Alanson*, 1985年)。「医学部内で使用する目的で，評価を受

第9章 プロフェッショナリズム評価のための重大なハプニングの報告および縦断的観察の使用

けることについての暗黙の了解が学生側にあるため，またその記述は評価に関連しているため，そして結果の公表は関係者に限定されていたため，教員は絶対的特権によって保護されていた」(Irby と Milam, 1989 年，p. 642)。

裁判所は次のように述べた。

> 学術的資格認定を求めており，かつ良好なパフォーマンスがその資格認定を受けるための必要条件であると通告された者は，その者への監督責任を問われ起訴された者による率直な評価に同意する…学生のパフォーマンスに関する率直な評価が，学部外の第三者に伝えられたものでなく，また悪意をもってなされたのでなく，プロらしさについての判断を誠実に実践してなされたのであれば,その評価は擁護されるであろう(Irby と Milam, 1989 年，p. 642；*Kraft* 対 *William Alanson*, 1985 年)。

また，学生が示した不十分なパフォーマンスについての情報や観察を書面に残すことに消極的な教員から，そうした情報を口頭で得たクリニカル・クラークシップやコースの責任者にとって，繰り返し起こる厄介な問題も存在する。Irby と Milam (1989 年)

> 教員のコメントを教務ファイル記録欄に記入し，かつ教員メンバーにそのコピーを送るよう，コースやクリニカル・クラークシップの責任者に促すべきである。その情報は，観察教員が署名した評定票と同じくらい，大学の意思決定に有効的である。なぜなら，その情報から導かれた決定は，教員のプロとしての判断に根づいており，全体の記録に基づいている。すべての関連情報は価値があり，かつ有用である (Irby と Milam, 1989 年，p. 642)。

UCSF の経験から学べること

我々は継続してこのプロセスから学習し,集合的アプローチを改良している。

193

最も大きな難題のひとつは，依然として，コース責任者のレベルにおいて関連情報をタイムリーに収集することである。フィジシャンシップ評価票の提出期日を次のコース開始後8週間までに延長し，またオンライン評価システムを実行して以降，この問題は改善された。また，フィジシャンシップ評価票の提出はコース評価の完了より先行してもよいことを，コース責任者に明示した。多くの学生はカリキュラム外活動の関係で，追加的な国際的体験，研究室中心の研究，あるいは地域プログラムの開発などに参加することがあるため，彼らが実際に登録しているかどうかにかかわらず，医学生としての立場を明確にし，彼らの行動についての期待を明らかに示すのが重要であることを，我々は認識している。

学生レベルにおけるフィジシャンシップ評価を着実に確立したところで，我々の次の課題は，研修医および教員に対する一連の基準と結果を提示することである。この段階は学生に対する責任を果たすことでもある。その目的で，まず第1に，学生が記入する個々の研修医・教員に関する各評価に，次の2項目を挿入した。(1)「私は，この指導医（または研修医）に敬意をもって扱われた。」(2)「私は，この指導医（または研修医）が他の者（学生，研修医，スタッフ，患者）を敬意をもって扱うのを観察した。」

重要事象の報告システムを確立するための計画表

同様の評価システムを確立したいと望む組織は，いくつかの重要な段階を踏まなければならない。第1に，指導部が，これが医学部の中核的価値である，という明確な意志表示をすることが基礎となる。第2に，警鐘と考えるべき事例や模範的な学生が合意を推進する場合，評価システム確立のプロセスは，より迅速に実行される可能性が高い。第3に，この評価システムの責任および管理者についての指導部の明確な見解がカギとなる。第4に，このプロセス全体を通して，幅広いコースにおいて指導部および学生の関与が必要である。最後に，評価システムの基準およびガイドラインを広めることに加えて，教員の職能開発の重要な側面として，潜在的障害——例えば，異なった教育文化を有す

第9章 プロフェッショナリズム評価のための重大なハプニングの報告および縦断的観察の使用

る複数の施設,複数の評価者,評価の期限を過ぎた提出,ネガティブ・パフォーマンス記載に対する評価者の抵抗,評価者の主観的観察の妥当性に関する不確かさ――に取り組まなければならない。

参考文献

Allery LA, Owen PA, Robling MR. Why general practitioners and consultants change their clinical practice: a critical incident study. BMJ 1997; 314: 870.

Baernstein A, Fryer-Edwards K. Promoting reflection on professionalism: a comparison trial of educational interventions for medical students. Acad Med 2003; 78: 742-747.

Branch W, Pels RJ, Lawrence RS, Arky R. Becoming a doctor-critical incident reports from third-year medical students. N Engl J Med 1993; 329: 1130-1132.

Flanagan JC. The critical incident technique. Psychol Bull 1954; 51: 327-358.

Horowitz, 435 U.S. 78, 91 n.6 98. T. 948, 955-6 n.6, 1978.

Hubbard JP, Lefit EJ, Schumacher CF et al. An objective evaluation of clinical competence: new techniques used by the National Board of Medical Examiners. N Engl J Med 1965; 272: 1321-1328.

Irby DM, Fantel JI, Milam SD, Schwarz MR. Legal guidelines for evaluating and dismissing medical students. New Engl J Med 1981; 304: 180-184.

Irby DM, Milam S. The legal context for evaluating and dismissing medical students and residents. Acad Med 1989; 64: 639-643.

Kraft v. William Alanson White Psychiatric Foundation. 498 A.2d 1145-1149(D.C. App.), 1985.

Lichstein PR, Young G. "My most meaningful patient." Reflective learning on a general medicine service. J Gen Intern Med 1996; 11: 406-409.

Norcini JJ. Peer assessment of competence. Med Educ 2003; 37: 539-543.

Papadakis MA, Hodgson CA, Tehranni A, Kohatsu ND. Unprofessional behavior in medical school is associated with subsequent disciplinary action by a state medical board. Acad Med 2004; 79: 244-249.

Papadakis MA, Loeser H, Healy K. Early detection and evaluation of professional development problems in medical school. Acad Med 2001; 76: 1100-1106.

Papadakis MA, Osborn EH, Cooke M, Healy K, and the University of California, San Francisco School of Medicine Clinical Clerkships Operation Committee. A strategy for the detection and evaluation of unprofessional behavior in medical students. University of California, San Francisco School of Medicine Clinical Clerkships Operation Committee. Acad Med 1999; 74: 980-990.

Phelan S, Obenshain SS, Galey WR. Evaluation of the noncognitive professional traits of medical students. Acad Med 1993; 68: 799-803.
Ramsey PG, Wenrich MD, Carline JD, Inui TS, Larson EB, LoGerfo JP. Use of peer ratings to evaluate physician performance. JAMA 1993; 269: 1655-1660.

Content and Context of Peer Assessment

第 10 章
同僚評価の内容と状況

Louise Arnold
David Thomas Stern

　臨床医学教育の現在の環境では，学生・研修医との直接的接触に医学教員が費やす時間は少ない。したがって，より多くの時間を共有し，チームとして近くで一緒に働く同僚間でのほうが，多種多様なプロらしい行動やプロらしからぬ行動を，学習者が実証する機会は多くなりそうである。さらに，プロらしい行動——責任，効果的コミュニケーション，対人関係における敬意，徹底，利他主義——のいずれもが，同僚に直接影響を及ぼし，また教員や他の監督者よりも同僚がそれらの行為から容易に推測・観察しうる価値を表している。

　本章の目的において「同僚」とは，トレーニングや専門的知識が同一レベルで，互いに形式的権力を行使せず，組織における同一の階層的状態を共有する者のことを指す。同僚間にあるこうした非階層的関係のおかげで，上下関係に伴う気兼ねのバイアスの影響を減らしながら，同僚間で本当の行動と真のフィードバックの両方を促進することができる。同僚に自分に対する自らの感情を評価するよう求める計量社会学とは対照的に，同僚評価とは，評価課題に関連した互いの特徴や行動を，同僚に判断するよう求める技法である（Kane と

Lawler, 1978 年)。

　1920 年に出現した同僚評価は，軍人グループの中でリーダーを特定する方法として，第二次世界大戦中にかなりの関心を集めた。その後の数十年間に，パフォーマンス評価を改善する必要に迫られた民間労働組織もまた，同僚評価の有用性を認識した。行動についての同僚評価は，以下の状況において特に有用であることが示されている。すなわち (1) 同僚が互いの行動について固有の見方をもっている，(2) 同僚は互いの行動を正確に把握・解釈することができる，(3) グループメンバーの行動評価の有効性を向上させる必要性がある，という状況である (Montgomery, 1986 年)。同僚評価は，グループ参加スキル，ライティング・スキル，プレゼンテーション・スキル，プロフェッショナル・スキルといった評価について，あらゆる教育レベルで用いられてきた (Topping, 1998 年)。同僚評価が医学教育界に進出したのは，ふたつの機関で医学生に同僚〔同級生〕の臨床パフォーマンスについての判断をさせた，1950 年代半ばのことである (Kubany, 1957 年；Small ら，1993 年)。現在，同僚評価は多くの領域でパフォーマンス評価に用いられているが，本章の目的は，どのようにすれば，診療業務を行う医学生・研修医・医師間のプロフェッショナリズム評価において，同僚評価がポジティブな貢献を果せるかを探究することである。

　本章では最初に，同僚評価で取り上げるプロフェッショナリズムの原則を同定し，次いで同僚評価に関する研究——その独自の視点，同僚評価を引き出すために用いた方法，それらの精神測定特性，同僚評価の使用において，それら特性がもつ意味など——に目を向ける。また診療業務にかかわる医学生・研修医・医師の評価プロセスの基準部分となる同僚評価の例を挙げ，最後に同僚評価の重要な状況を探究して本章を終える。

同僚評価におけるプロフェッショナリズムの原則

　医療プロフェッショナリズムについての同僚評価は，たいてい学習者や臨床医のパフォーマンスに関する，より総合的な評価の一部として行われることが多く，プロらしい特定の行動様式，あるいは単一領域としてのプロフェッショ

ナリズムの特徴づけを目的に行われることは少なかった。これらの評価は，2種類に分けられる能力の記述——技術的な知識やスキルと，これに対する，非技術的・人道主義的な対人関係上の性質やスキル，といったもの——を用いていたし，またそのような結果となるのが典型であった。同僚が検討した，これらの非技術的特徴・スキル・行動の例には，高潔，責任感や誠実性，自己改善への関心，専門職への懸念，患者との信頼関係，思いやり，共感，敬意，対人関係スキル，人道主義的コミュニケーション，疾患の心理社会的側面の管理，などが挙げられる。これらの医師や医学生の能力の非技術的側面を構成する性質は，第2章でプロフェッショナリズムの定義の中心として述べた，プロフェッショナリズムの原則と関連している。同僚評価は，同級生の能力に関する一般的記述子（例えば「望ましい研修医の適性」といったもの）を使って行われることがあり，そうした表現は技術的能力だけでなく，プロフェッショナリズムの原則についての洞察ももたらしてくれる（Small ら，1993 年；McCormack, 2004年）。また，測定手法の最後におかれた全般的評価項目により，能力の特定の技術的側面・非技術的側面についての判断をまとめる手段として，評価者に同僚のプロフェッショナリズムを評価するよう，うながすものもある（Dannefor, 2003年）。

　医療における同僚評価についてなされた1998年の検討では，特にプロフェッショナリズムおよびヒューマニズムの領域において，同僚評価が学習者のパフォーマンスに関する他の情報を補足すると考えられることが結論された（Holmboe と Hawkins, 1998年）。我々が次に着目する問題は，この一般化の正しさ，およびその根底にある潜在的理由である。

同僚評価の使用を支持する研究

同僚に特有な視点

　同僚評価の利点に関するひとつの理由は，同僚が評価プロセスに独自の視点をもちうるという点にある。同僚は，そうでない人に比べて，異なった行動を

観察するだけでなく，観察した同一行動について他の人とは異なる視点を提供する（Borman, 1978 年）。医学部志望者・医学生・研修医・臨床医に関する研究では，パフォーマンスについての同僚評定が，個人の特徴および対人関係に関する情報を，医学的知識や医療スキルを測るような他の測定法とは独立して，あるいはそれを補う形で提供できることが実証された（Leape ら，1976 年；Schumacher, 1964 年；Linn ら，1975 年；Kegel-Flom, 1975 年；Thomas ら，1999 年；DiMatteo と DiNicola, 1981 年；Ramsey ら，1993 年）。具体的には，入学審査プロセスに同僚を関与させたある研究では，同僚評価がもたらした定量的・定性的情報は，医学部進学課程諮問委員会・大学教員・医学部進学課程の成績のそれぞれから得られた志望者の情報を補うものであった（Leape ら，1976 年）。医学生の成績に関する研究では，カリキュラムの成績，委員会によるスコア，医学部 4 年生の同僚評定といった大多数の測定法は，医学的知識といった単一の側面から情報を取得していることが明らかにされた（Schumacher, 1964 年）。しかし同研究では，同僚評定および 4 年生の成績で，もうひとつの要素である患者関係スキルをある程度測れることも指摘されている。それゆえこの研究では，医学生の対人関係のスキルについて，同僚が有力な情報源であると結論づけられた。大学院レベルの医学教育において，研修医の対人関係スキルに関する同僚評価は，教員・患者・自己評価による評価と平均 3％ しか一致しなかった（DiMatteo と DiNicola, 1981 年）。臨床業務における医師の同僚評価の研究では，同僚の人道主義的性質についての評価と認定医・専門医資格スコアとの関連が弱かったのに対して，同僚の知識についての評価と認定医・専門医資格スコアとの関連は中等度であったことが認められた（Ramsey ら，1993 年）。

一方で，同僚同士が互いの行動について固有の視点をもっているかについて，疑問を投げかける研究もいくつかある。ある研究では，研修医の対人関係スキルを含む同僚評価が，対象とするパフォーマンス領域に関係なく，教員評価と正の直線関係にあったと述べられている（Davis, 2002 年）。同僚評価の特有性を探究した他の研究では，医学生の同僚評価が，後の研修医期間における学生のパフォーマンスの違いを説明できなかったのに対して，医学部における成績，および同じ評価票で教員が行った評定では，その違いを説明できたという

(Arnoldら，1981年）。

　しかしながら一般には，キャリア全体にわたって，同僚が互いのパフォーマンス——特にプロフェッショナリズムに関連した行動——について特有な情報を有することのエビデンスを，確かに各種のデータは示している。この特有な情報が，より多くの行動を観察する機会をもっていることに由来するのか，それともまったく固有の視点に由来するのかは，いまだ論争中の問題である。ある研究において，4年間のコースを通して，同じ学生グループと密接に仕事をした教員による評価は，学生と一時的にしか接していない他の教員による評価よりも，予測的妥当性が高かった（Arnoldら，1981年）。また，医学以外の分野での同僚評価に関して行われたいくつかの研究は，同僚のパフォーマンスに関する固有の情報を提供する同僚の能力に，疑問を投げかけた（Hollander, 1978年；Lewinら，1971年）。実際，ある研究では，相互評価における同僚の有用性は，固有の認識をもっていることよりも，むしろ他人のパフォーマンスを観察する機会があることに由来すると示された。

　研究者によるエビデンスに加えて，医学生のほうが教員よりも学生のパフォーマンスを観察する機会を得やすいので，相手の行動を正確に評価できるという強みがあるという考えを，学生自らが主張している（Arnoldら，2004年）。学生は，同級生達は教員がいると良い態度をとるが，同僚〔同級生〕だけでいると気を緩めてしまうとコメントしている。学生は自分達自身について，同僚の失敗をカバーし「代役を務め」たりしなければならないため，同僚の無責任さが招いた結果を直接経験する可能性が高いと考えている。学生は，教員・研修医がより真剣に患者ケアに集中しているため，臨床業務の構造自体が，教員・研修医による医学生の観察をはばむ障壁となっているとも述べている。学生はカリキュラム外の非公式な出来事など，教員がアクセスできないさまざまな状況で互いを観察する機会をもつという，前述の研究エビデンスに，学生は同意している（Hundertら，1996年）。

　しかし学生達はまた，相互観察における同僚の利点には限界があると警告している（Arnoldら，2004年）。不適切な言葉などのプロらしからぬ行動は頻繁にみられるため，学生達はそれに気づかない可能性があることを認めている。し

たがって，学生によると，相互観察をするには，同僚は仲間の行為を観察するよう動機づけられなければならない。技術的スキルの評価において，学生は観察のための専門的知識が教員や研修医に及ばないと感じるものの，プロフェッショナリズムの原則に関連した行動——正直さ・高潔（例えば「試験での不正」），責任（例えば「チームの一員であること」），敬意（例えば「患者をバカにしないこと」），ケア・援助（例えば「他の学生を指導すること」）——については，よりうまく観察することができると主張する（Arnoldら，2003年a）。

つまり，適切な手段と動機づけがあれば，同僚評価は被評価者のパフォーマンスについて，他の評価者の判断を補足する情報をもたらしてくれるので，医療におけるプロフェッショナリズム評価を探究するための有用な手段であると思われる。

同僚評価の方法

評定，推薦，序列，投票，定性的意見は，すべて同僚評価において用いられてきた。「評定」では，グループの各メンバーが尺度を用い，他のメンバーが示す一連の特定の行動，パフォーマンス，または特徴について判断をする。「推薦」では，グループの各メンバーがグループメンバーのうちの何人かを，特定のパフォーマンスの特徴や性質に関する最優秀者として指名する。「序列」では，グループの各メンバーが，その他のメンバーについて，特定の行動の特徴に関し最優秀者から最下位まで順位をつける。同僚による「投票」では，学習者それぞれに小グループのメンバー数と同数の投票権を与え，評価に関連した行動や性質を示す程度に従って，グループメンバーに投票を割り当てるよう指示する。

評定は，医療キャリアの全段階を通して，同僚によるフィードバックを引き出すために最も頻用されてきた方法である。また稀ではあるが，推薦，推薦や評定が序列に変更されたもの，および投票が医学生に用いられてきた（Kubany，1957年；Smallら，1993年；McCormack，2004年；FrankとKatcher，1977年）。序列（DiMatteoとDiNicola，1981年；Reiterら，2002年）や定性的意見（WendlingとHoekstra，2002年）のみに依存する同僚評価は，医療においてはほとんど使用されない。

ほとんどの場合，評価票はリッカート型尺度に基づいており，小グループあるいは臨床現場において，同僚のパフォーマンスの全般評価を提供するよう回答者に求めるものである（Norcini, 2003 年）。録音された患者面接で実証されるコミュニケーション・スキルといった，特定の課題における同僚のパフォーマンスを判断するように求めるものも，少数ながらみられる（Rudy ら，2001 年）。このような評価票では，被評価者が特定の特徴や行動を示しているかどうか，被評価者のパフォーマンスの質はどうであるか，あるいは，被評価者の特徴や行動がその特定の目的に適しているかどうか，といった点を判断するよう，同僚に指示することができる（Norcini, 2003 年）。

同僚評価の精神測定の特徴

評定

　同僚評価のすべての方法のうち，評定は最も一般的であり，信頼性・妥当性のエビデンスから，最も支持される方法である。医療での同僚評価について行われた 18 の研究のうち，その半分以上が，信頼性統計を報告している。集合内相関分析に基づく評定者内の信頼性は，医学生の研究における 0.5，0.52 の中等値（Arnold ら，1981 年）から，研修医の対人関係スキルについての特定の評定における 0.9 の高値（Davis, 2002 年）まで，多岐にわたっている。一般化可能性分析では，信頼性係数 0.7 を達成するには 6 名（Violato ら，1997 年）から 11 名（Ramsey ら，1993 年）の同僚医師が必要であることがわかった。医学生・研修医・臨床医が使用した同僚評価の手段は，アルファ係数が 0.93〜0.96 である項目に関して，高い内部整合性を実証しているようである（Arnold ら，1981 年；Thomas ら，1999 年；Violato ら，1997 年）。しかしこれらの係数の強さは，ハロー効果（すなわち，例えば臨床的知識など，いくつかの側面で好成績を取る学生が，関連性が必ずあるわけではないにもかかわらず，例えばプロフェッショナリズムなど他の領域で高い評定を受けること）の存在も示している可能性もある。2 週間のコースの検査—再検査信頼性は，同僚の知識と対人関係スキルについての評定に

おいて0.9と高値であった（Linnら，1975年）。結論としては，医療における同僚評定は良好な信頼性があると思われる。

医療における同僚評定のバイアスに関する研究結果は，かなり楽観的な見方をもたらしている。医学生における同僚評価に関する研究では，同僚評定と人種・性・出身地や被評価者の社会階級との間に，関連性は認められなかった（Arnoldら，1981年）。一方で，統計的に有意な関連性の程度は低値ではあったものの，臨床医における同僚評定は，同僚が患者と共有する時間の長さ，および医療業務の規模に関連していた（Lipnerら，2002年）。予想された通り，同僚評価者が被評価者に紹介した患者数は，同僚評定における最強の予測変数であった（Ramseyら，1993年）。医療での同僚評定において，友情や好感度が果たす役割については研究されていない。

全体として，同僚評定は良好な表面的妥当性・内容的妥当性・構成概念妥当性・併存的妥当性・予測的妥当性があると思われる。同僚評価に関する調査研究の半分以上は，同僚評定の手段を構成する項目を記述するか，既存の記述を再現するものであった。少なくとも3分の1は，手段――以前に信頼性・妥当性に関して研究された手段，また専門家あるいは参加教員が入念に開発した手段――についての，彼ら自身の研究に基づいたものであった（例えば，Arnoldら，1981年；Linnら，1975年；Davis, 2002年；DavisとInamdar, 1988年；Ramseyら，1993年；Violatoら，1997年）。多くの場合，それらの研究は学生・研修医・臨床医についての同僚評定の因子分析を通して，構成概念妥当性を証明した。典型的な解析結果では，評定のバラつきの大部分（40～75%）を説明する知識／技術スキルの特徴と，対人関係・人道主義的・関係・高潔の特徴という2因子解が得られた（Linnら，1975年；Thomasら，1999年；Ramseyら，1993年；Schumacher, 1964年）。

同僚評定の併存的妥当性は，同僚評価の回収と同時期に測定された他のパフォーマンス指標の評定――成績・共通試験・認定試験・教員による評定・看護師による評定を含む――によって検討された。予想された通り，学生の関係スキルについての同僚評定と成績・共通試験スコアとの関連性は弱く（Linnら，1975年），研修医の同僚評定と共通試験スコアの関連性は存在しなかった（Van

Rosendall と Jennett, 1994 年)。特に注目すべきは，研修医の同僚評定とプロフェッショナリズムの特定の原則――責任感・対人関係・ヒューマニズム――についての教員評定の間に，中等度から高度の関連性が存在することである (Davis と Inamdar, 1988 年；Risucci ら, 1989 年；Thomas ら, 1999 年)。臨床医に関して同僚・看護師が行った評定では，責任感の評定で中等度の関連性，思いやりの評定では強い関連性がみられるなど，中等度から高度の関連性が存在した (Ramsey ら，1993 年)。

同僚評定の予測的妥当性に関しては，医学生の同僚評定のみに重点を置いた，ごく少数の研究がある。これらの研究では (Arnold ら, 1981 年；Korman と Stubblefield, 1971 年)，学生がインターンや研修医となった際，医学生の同僚評定とプロフェッショナリズムの原則を含む臨床パフォーマンスについての教員評定との間に，弱から中等度の関連性があることがわかった。

妥当性のエビデンスとして提供された，これらのデータパターンの解釈はさまざまであり，矛盾に満ちている。同僚評定と他の測定法の間の低い関連性は，特有な，または相補的なパフォーマンス測定法としての同僚評定の妥当性を裏づけるために引き合いに出される場合もある。中等度の関連性は，各測定法が評価プロセスに何か特別なものをもたらしていることの表れとして解釈される。同僚評定と他の測定法の間の強い関連性は，強い妥当性の根拠とみなされるが，その場合は同僚評定の必要性が問われるという問題も提起する。これらのデータパターンにかかわっている数名の研究者は，本章の著者とともに，併存的妥当性のある適切な検査として，同僚評定を他の測定法と関連させて実践することに疑問を抱いている。他の測定法との関連性が弱いか，まったくないことを理由に，同僚評定の妥当性を検証する方法は特に疑わしい。というのも，関連性がないことは何も証明しないからである。さらに，(学生・研修医・医師で比較すると) 医師としての経験が増すにつれ，同僚評定と他の測定法間の関連性が強くなる傾向があることから，同僚評価を使用する際には，社会化プロセスから影響を受けるという問題も提起される (Arnold ら, 1981 年；Morton と MacBeth, 1977 年；Rudy ら, 2001 年；Sullivan ら, 1999 年；Davis と Inamdar, 1988 年；Risucci ら, 1989 年；Thomas ら, 1999 年；Davis, 2002 年)。この問題は，教員

が同僚評価を用いて，すでに専門職に従事することを選択した学習者のプロフェッショナリズムについて，同僚間特有の情報を得る場合に，特に注意すべきことである。要するに，同僚評価の妥当性を比較するための究極の判断基準は存在しないと思われる。同僚評価がもたらすのは，医師のプロらしい行動についての固有の見解である。

推薦

　優れた，プロらしい行動を示す同僚の推薦は，卒業賞などにおいて長年にわたり行われている。しかし推薦の精神測定特性に関する研究は，同僚評定と比較して未熟である。医学教育での同僚推薦に関する研究5件のうち3件は，より包括的な臨床能力の評価の一部として，プロフェッショナリズムの原則を検討したもので（Kubany, 1957年；Small ら，1993年；McCormack, 2004年），1件はリーダーシップの性質（Frank と Katcher, 1977年），もう1件は一連の特定可能な行動としてのプロフェッショナリズムに注目するものであった（Panszi ら，2000年）。評定者内信頼性について報告された3件の研究では，同僚推薦の結果について係数平均0.89が得られ（Kubany, 1957年），卒業生の10〜15％が，高い一致度で将来能力のある医師になることが特定された——ただし，残りの卒業生の間で違いは特定されなかった（Small ら，1993年；McCormack, 2004年）。各学生に対するポジティブおよびネガティブな推薦を，ひとつの数字スコアに変換して行われた予備研究において，一般化可能性理論から，6つの同僚評価で信頼性係数0.75の推定値を得られることが示された（Panszi ら，2000年）。同僚推薦の手段，および検査—再検査信頼性に関する項目の内部整合性については，特に述べられていなかった。

　2件の研究は，医学部4年生（Kubany, 1957年）および解剖コースの医学部1年生（Frank と Katcher, 1977年）における同僚推薦で，バイアスの存在を検討した。1件では同僚評価が友情・面識から比較的独立していたのに対して（Kubany, 1957年），もう1件では同僚のリーダーシップの質を判断する男子学生の間に，性別による固定観念が確立していた（Frank と Katcher, 1977年）。

妥当性に関しては，2件の研究で因子分析をした結果，医学部4年生の間で同僚推薦の構成妥当性が確認された (Small ら，1993年；McCormack, 2004年)。この研究では，早期の同僚評価と4年生の同僚評価との間に有意な相関関係がみられ，また同僚評価と基礎科学グレード・ポイント・アベレージ〔GPA〕の間，および National Board of Medical Examiners (NBME) パート1の成績と入学時データとの間でもわずかな，ないしは有意でない相関関係を得た(Small ら，1993年)。それらの2件の研究で得られた併存的妥当性の統計は，同僚評価と他のパフォーマンス測定法——例えば臨床グレード・ポイント・アベレージ〔GPA〕($r=0.40$；Small ら，1993年) および臨床パフォーマンスに関する講師評定——の間に，中等度の統計学的有意水準における相関関係を示した ($r=0.44$；Kubany, 1957年)。また，同僚評価と NBME パート2のスコアの間の相関関係は，相対的に弱かった ($r=0.28$；Small ら，1993年)。同僚推薦の妥当性の最も適切な指標が，試験スコア・成績・講師評定との相関関係の大きさであるのかについては，たびたび問題になっている。仮に，行動に対する固有の視点についての他の研究，および同僚自身のコメントが正しいとすれば，とりわけその疑問はもっともである。

　同僚を推薦する任務は，記入する評価者にとっては比較的容易であるが，評定よりも実施および採点が難しい作業となる。コンピューター上の推薦票，およびデータ解析用の関連プログラムが最近になって開発されたことで，このプロセスは今後，さらに一般的に利用しやすくなることが期待できる (McCormack, 2004年)。

序列

　序列法を用いた同僚評価は，医療では稀である。複数の専門科の研修医に関するある研究では，同僚評価を収集するために序列に依存してきた (DiMatteo と DiNicola, 1981年)。この研究の結果から，同僚序列は信頼性があり，因子分析に基づいて構成概念妥当性を有することが分かった。すなわち，因子分析では，技術的スキルの特徴と対人関係スキルの特徴という代表的な2因子解が得

られ，後者は同僚評価における変動の大部分を説明するものであった。この結果は，技術的特徴が多くの変動を説明する同僚評定の因子分析とは対照的である。研修医の同僚序列と教員・患者による評価の間の低い相関関係（0から0.33までの範囲）は，あらためて，教員および他の要因からの評価に対して，同僚評価の構成概念妥当性の測定を実行することに疑問を投げかける。しかしこの研究においては，序列が医療における同僚のパフォーマンスを評価するための信頼性・妥当性のある手法であるという提案について，これを支持するために使用可能なデータがほとんどない。さらに，数名以上の同僚序列においてパフォーマンスを比較するという評価者の任務は，極端な場合を除いて，技術的に難しい。多くの学生がいる場合，序列は優れた者とそうでない者の推薦に集約してしまう可能性もあり，また差がわずかな場合，序列は分布の中心に集約してしまう可能性もある。

投票および定性的意見

同僚評価の方法としての投票および定性的意見の，精神測定特性に関する情報は非常に少ない。微生物学の学習に最も貢献した学生に関する投票を行った医学生に関する研究では，基礎科学の学年に行うこれらの同僚評価が，4年生の能力についての同僚評価と最も密接に――中等度ではあるが――関連する測定法であることが示された（Smallら，1993年）。

医療における同僚評価の使用について，精神測定的特徴がもつ意味

同僚評価についての研究では，この手法に信頼性があることが示唆されている。同僚評価の妥当性を確立する基準変数が不十分であるため，独立妥当性を特徴づけ，かつ理解するための創造的な方法が求められているものの，同僚評価には中等度の妥当性があり，プロフェッショナリズムの評価課題に相補的視点をもたらしうるものである。同僚評価は，手法そのものの特性として，評価を行う同僚集団の差により識別の度合が左右される。

同僚評定は，各グループメンバーに関する特定の情報を求めている場合には，とりわけ適切な方法である。グループの全メンバーの情報が入手可能という意味で，評定はフィードバックを行う形成的評価のための，最も有用な同僚評価法である (Kane と Lawler, 1978 年)。他の方法と比較し，評定はグループの他メンバーのみが入手しやすい被評価者の情報に対して，最も敏感である。一方で，同僚はさまざまなパフォーマンス，または性質の全体を通じて被評価者について判断するため，評定は他の方法よりも妥当性が低い。また，全般的性質に関する評定尺度に伴うバイアスの問題が起こりやすい。行動上の固定尺度，および評価者のトレーニングは，これらの問題に対処する助けとなるだろう。

　同僚推薦は，連続体の中の両端――ポジティブまたはネガティブのどちらかの端――にいるグループメンバーを特定するのに最適である (Kane と Lawler, 1978 年)。結論を述べると，推薦はグループの全メンバーのパフォーマンスおよび特徴についての情報をもたらさず，この技法は全参加者へフィードバックする仕組みとして使用するのにはあまり適していない。また面識や友情バイアスに影響を受けるかもしれず，それらを考慮することが，評価されるパフォーマンスや性質とは関係がないものへの考慮になる場合には，特に問題となる。

　同僚序列は，その定義により，グループの全メンバーのパフォーマンス・レベルの範囲全体を識別するような判断となる。しかし，序列はまれにしか研究されておらず，また数名以上の周縁部にいる人を，評価者が識別するのは難しい。同様に相対序列の技法が，将来における同僚評価に有用であるかどうかについては，補足研究の結果が待たれる。

　用いられている方法が何であれ，同僚グループの大きさ，およびその文化は，さまざまな形で評定に影響を及ぼす可能性があるため，同僚評価のグループ間比較を行う際には注意が必要である (Kane と Lawler, 1978 年)。医療では，例えば，ある学生グループ内で他のグループよりもネガティブな同僚評価が頻繁にみられたが，その差は指導医のリーダーシップ・スタイルのためだったという研究がある (Arnold ら, 1981 年)。

　さらに同僚評価の使用は，妥当性に大きく影響を及ぼす可能性がある。利害に大きくかかわる評価の一部としての同僚評価では，パフォーマンスについて

誇張した判断がなされる可能性があるといわれている（Hay, 2003年）。以下の実証的エビデンスから，この見解の信憑性が高まる。すなわち，多くの臨床医は同僚から高い評定を受けており，低い評定はほとんど受けていない（Ramseyら，1993年；Hallら，1999年）。評価が利害に大きくかかわらない場合でさえ，研修医の同僚を評定するときには，尺度の中間の評価をするのが普通である（Kegel-Flom, 1975年；Van Rosendallら，1994年）。その一方で，プロフェッショナリズムの原則に関連した領域を含めて，研修医間の同僚評定は指導者の評定よりも低い値にとどまっていた（Van RosendallとJennett, 1994年）。

実践例

評価の標準実施手順としての同僚評価は，いくつかの医学部のカリキュラム初期の小グループにおいて行われている。例えば，ある薬理学のコースにおいて，学生は必修プロジェクト完遂のために集められた小グループの同僚の参加態度について評定する（Cuddyら，2001年）。コースの終了時に，各学生は期末試験成績に寄与する同僚評定をまとめたコンピュータ・プロフィールを受け取る。また，別の微生物学のコースにおいて，学生は小グループで一緒に作業した同僚の協調学習スキルを評定している（Smallら，1993年）。守秘義務に関する評価の目的は形成的であり，ネガティブな意見を管理者や他の教員が共有することはなく，学生が問題に取り組むのを支援するために用いられる。

ミズーリ大学カンザスシティ校医学部においては，30年以上にもわたって，産婦人科クリニカル・クラークシップおよび内科の年間必修ローテーション中の学生が，同僚を評価してきた（Arnoldら，1981年）。3年間，毎年内科をローテートするため，学生は技術的発達およびプロらしさの発達の縦断的状況を，同僚評価を通して知ることができる。以前は，評価は匿名であったが，最近では，気まぐれな悪意ある報告を防ぐために，評価に署名するよう学生に求めている。2年前，同僚（と教員）が記入する臨床パフォーマンス評価票を改訂し，特に米国内科専門医学会（ABIM）のプロフェッショナリズムの定義に基づいた評定尺度を盛り込む形に改訂した。それ以来，プロらしい行動に関するネガテ

ィブな報告を学生進級委員会が受けとるのは、ほとんど同僚からとなった。

フロリダ大学医学部で、長年にわたって使われた別の同僚評価システムは、4年進級予定者および4年生のプロらしい能力を評価することを目的としていた（Smallら、1993年）。そのシステムは推薦に基づいており、クラスの上位10～15％を優秀であると認定する。その情報は、これら上位成績優秀者の医学部長推薦状に記される。著者によれば、いくつかの研修医プログラムは、このような同僚評価に留意し、それによって、好ましい同僚評価がない場合に受けたであろう研修よりも望ましい研修を、数名の学生が受けることができた。過去数年の間にシステムは拡大し、学生の人道主義的性質を述べた項目を含むようになった。Arnold P. Gold Humanism Honor Societyへの学生選出に、これらの評価を用いる米国の医学部の数は増えつつある。

ある家庭医学の研修医プログラムでは、同学年ではない同僚研修医による同僚評価を収集するために、教員のファシリテーターが主導するディスカッション方式を使用している（WendlingとHoekstra, 2002年）。教員ファシリテーターは、同僚の意見をもとに各研修医に関する報告書を準備し、適時、その報告書について各研修医と1対1でディスカッションをする。その報告書は、研修医のファイルに保存される。月ごとに書かれる正式なローテーション評価には、同僚からのフィードバックで生じた研修医のパフォーマンスの変化に関する、同僚の認識およびコメントが含まれている。

ABIMの再認定プロセスの一部として臨床医は、最低10個のプロらしい一連の特徴に関する、同僚評定を患者評定および自己評定と比べるための、同僚評価モジュールへの参加を選択することができる（Lipnerら、2002年）。このモジュールの合格標準は存在せず、その目的は受験者に患者ケアの質について省察させ、ケアの質を向上させることを支援することにある。

同僚評価の「実施環境」

同僚評価のプロセスは、なぜその実施において実施環境の考慮が重要なのかについて、最も明確な一例を示す。同僚評価に対する学習者および臨床医の反

応，そして同僚評価の開始・継続・報告に用いられる手順は，同僚の報告する評価の正直さに影響を及ぼしうる。例えば，同僚評価の結果が医学部退学や診療業務からの解雇につながる可能性がある場合，評定者は真の評価を提供することに消極的となる。

同僚評価のプロセスにおける参加者の反応は，積極的から無関心，そして消極的まで，さまざまである。医学生はそのプロセスに興味を示した（Linn ら，1975 年）。同僚評価に関するいくつかの懸念に対応がなされていれば，学生は参加しようという積極的意志を示した（Arnold ら，2003 年 b）。実際，医学生は同僚に対するフィードバックを提供してきた（Rudy ら，2001 年；Cuddy ら，2001 年；Arnold ら，1981 年；Small ら，1993 年；McCormack, 2004 年）。同僚評価に参加した研修医は，その価値を目の当たりにした（Thomas ら，1999 年；Wendling と Hoekstra, 2002 年）。同僚評価研究において，臨床医の4分の3は，この手法がヒューマニズム，コミュニケーション，心理社会的患者管理の評価に使用されるべきであると考えた。ABIM の資格取得者は驚異的な人数ではないものの（1999 年から 2002 年までで 356 名），再認定のプロセス中に同僚評価を受けることを選択した。一方で，医学生は同僚評価に関する研究に参加することを拒否した（Linn ら，1975 年）。参加に対する顕著な拒否および低回答率は，研修医による同僚評価に関する研究においても直面した深刻な問題であった（Thomas ら，1999 年）。研修医に関するもうひとつの研究では，評価は成績の一部とされず，かつ匿名だったにもかかわらず，同僚評価に対して強い抵抗があった（Van Rosendall と Jennett, 1992 年）。さらに，もうひとつの研究でみられた相互批判に対する研修医の拒否は，同僚評価に対する消極性の現れであった可能性がある（Davis, 2002 年）。

同僚評価をプロフェッショナリズム評価の重要な手法とするならば，消極性の根拠を理解することは重要である。学生は「告発」（Rennie と Crosby, 2002 年）および「互いに密告すること」（Arnold ら，2003 年 a）に対して，より一般的な文化的反感を示した。研修医と同様に，学生は，医療チームの同僚間にある，デリケートではあるが，極めて支援的な関係を，同僚評価が混乱させるかもしれないことを恐れている（Van Rosendall と Jennett, 1992 年；Arnold ら，2003 年

a)。臨床医は，別の医師の生活を脅かすかもしれないという懸念から，同僚批判に乗り気でなく，積極的に自己規制することが示された（Friedson, 1970年）。

評価を取り巻く環境，および実施プロセスに細心の注意を払うことは，同僚評価への参加に対する参加者のためらいを払拭するかもしれない。評価が支援的環境——それには，同僚報告に対する学校の責任ある態度，教員が一貫して重視するプロフェッショナリズムの行動基準，メンバーが相互に指導し合いながらプロフェッショナリズムの問題を探究することに好意的な学生グループ，などが含まれる——の中で行われるならば，医学生は誠意をもって参加する可能性がある（Arnoldら，2003年b）。学生によると，学生と教員の間の密接な関係，学生を信頼する親しみやすい実施者，および学習者の改善を目的とした評価の価値は，いずれも同僚評価の推進につながる環境の一部である。さらに，プロフェッショナリズムの意味を探究する教育，プロらしい行動に対する期待を明示する教育，プロフェッショナリズムのフィードバックや葛藤の解決についてのトレーニングを提供する教育，同僚評価の重要性を強調する教育，同僚評価の教員へのモデル提示を行う教育などが，同僚評価に対する学生の積極性を促すと学生は述べている（Arnoldら，2003年a）。

さらに，学生が参加に興味を示すかどうかは，誰がその評価に関与しているかに依存しており，またその使用・内容・匿名性・タイミング，ならびに評価が必要かどうかによるという（Arnoldら，2003年a）。匿名性，および同僚評価が学生と医療チームとの間の現行の信頼関係に及ぼす効果は，誠実な参加のカギを握っている。さらに，同僚評価は，洞察力が特に優れていると自認できる領域を含む場合，学生はより積極的に相互評価を行うであろう。同僚評価の特徴とともに，その実施環境や教育について説明することは，学生にとって同僚評価票の詳細よりも重要である。要するに同僚評価は，システムに参加する者の考えと生活を反映したものでなければならない。

学生の意見は，この分野の研究者からのアドバイスと一致する。例えば，システム設計においては，その方法自体ではなく，それが適用されるグループおよび状況の特徴が最優先の検討事項である。したがって，同僚評価は，評価される同僚グループのニーズと能力に焦点を合わせなければならない（Kaneと

Lawler, 1978年)。さらに，それが同僚に特有の情報を提供する場合，評価のための一連の特徴は明確に定義され (KaneとLawler, 1978年)，同僚が最もよく観察・解釈できる特徴や行動に注目しなければならない。

同僚評価プロセスを実行する際は，評価の目的を書面ではっきりと記述しなければならない，ということが示唆されてきた (Norcini, 2003年)。評価基準は明示的に示され，参加者に公表されなければならない。また評価のトレーニングを提供すべきであるし，評価の結果を観察し，フィードバックを全参加者に提供すべきである。さらに目的の達成を確実に知るため，プロセスは継続的に研究されるべきである。

要約

プロフェッショナリズム評価のあらゆる包括的プログラムにおいて，同僚評価は重要な役割を果たすはずである。また利用可能な手段の信頼性・妥当性は，同僚評価の導入を正当化するのに十分である。特に，プロフェッショナリズムの領域において優秀なパフォーマンスを示す者を同定する「推薦」の手段を用いることは，卓越性を実証した者に報いるのに適切かつ有用であろうと思われる。また，この種の評価は，「不可」である者を同定するためにも使えると考えられるが，ただし，こうした使い方については十分に研究されていない。推薦システムは，グループの全メンバーに対して有効ではないため，こうした状況においては評定尺度を利用するのがより適切であろう。やや非精神測定的ではあるものの，同僚評価の評定システムも可能であると思われる。いずれにせよ，評価システムは同僚が受け入れられるものでなければならず，すなわち彼らの懸念——同僚評価は，卓越性に報いるためか，形成的フィードバックのために使用されるべきだという考え——に対応するものでなければならない。同僚は通常，被評価者の利害に大きくかかわる評価に参加することには消極的であるため，総括的決定において同僚からの情報を使っても，うまくいかないようである。

同僚評価を教育的システムに盛り込むプロセスは，利害関係者を同定し，被

評価者をそのプロセスに巻き込むことから始めるべきである。早期に同僚評価の使用とその匿名性について決定しておくことは，参加者の懸念を緩和するのに役立つ。同僚評価の目的がふたつ以上――例えば，形成的評価および総括的評価――ある場合は，それぞれに対してまったく別のシステムを使うことを薦めたい。なぜなら同僚データの使途は，参加者の回答に非常に強い影響を及ぼすからである。利害関係者――特に評価を受ける同僚――もまた，評価手段が高い妥当性を示すことを保証するために，特定の状況において観察可能なプロらしい行動の種類について，情報提供をすることができる。プロセスにかかわる懸念――評価の頻度，参加者へのフィードバック，管理や監視についての懸念――は，実施前に十分に対処されるべきである。最後に，被評価者が自分に向けられている期待を自覚し，プロらしい行動の観察・促進に用いられるシステムを理解するためには,評価を学業成績評価に結びつけることが必須である。

参考文献

Arnold L, Kritt B, Shue C, Ginsburg S, Stern DT. Towards Assessing Professional Behaviors of Medical Students through Peer Observations. Research in Medical Education Conference, Washington, DC, 2003a.

Arnold L, Kritt B, Shue C, Ginsburg S, Stern DT. Toward Assessing Professional Behaviors of Medical Students through Peer Observations. Final Report to the Stemmler Fund for Medical Education, National Board of Medical Examiners, Philadelphia, PA, July 30, 2003b.

Arnold L, Kritt B, Shue C, Ginsburg S, Stern DT. Peer assessment provides unique insight into professional behavior: the students' perspective. Research In Medical Education Conference, Association of American Medical Colleges, Boston, MA, November 2004.

Arnold L, Willoughby L, Calkins V, Gammon L, Eberhart G. Use of Peer Evaluation in the Assessment of Medical Students. J Med Educ 56; 1981: 35-42.

Borman WC. The Rating of Individuals in Organizations: An Alternate Approach. Org Behav Hum Perform 12; 1974: 105-124. Quoted in: Kane JS, Lawler EE III. Methods of Peer Assessment. Psychol Bull 85; 1978: 555-586.

Cuddy P, Oki J, Wooten J. Online Peer Evaluation in Basic Pharmacology. Acad Med 76; 2001: 532-533.

Dannefor E. Ways to Identify and Assess Humanism in Applicants, Medical Students, Residents, and Practicing Physicians: Assessing Humanistic Growth and Mission. Presented at the Arnold P. Gold Foundation Barriers to Humanism in Medicine Symposium VI New York, NY, January 17-20, 2003.

Davis JD. Comparison of Faculty, Peer, Self, and Nurse Assessment of Obstetrics and Gynecology Residents. Obstet Gynecol 99; 2002: 647-651.

Davis JK, Inamdar S. Use of Peer Ratings in a Pediatric Residency. J Med Educ 63; 1988: 647-649.

DiMatteo MR, DiNicola DD. Sources of Assessment of Physician Performance: A Study of Comparative Reliability and Patterns of Intercorrelation. Med Care 19; 1981: 829-842.

Frank HH, Katcher AH. The Qualities of Leadership: How Male Medical Students Evaluate Their Female Peers. Hum Rel 30; 1977: 403-416.

Friedson E. Profession of Medicine: A Study of the Sociology of Applied Knowledge. New York, Dodd, Mead, and Co, 1970.

Hall W, Violato C, Lewkonia R, Lockyer J, Fidler H, Toews J, Jennett P, Donoff M, Moores D. Assessment of Physician Performance in Alberta: The Physician Achievement Review. CMAJ 161; 1999: 52-57.

Hay JA. Tutorial Reports and Ratings. In: Shannon S, Nocterm G, eds. Evaluation Methods: A Resource Handbook. Hamilton, Ontario: McMaster University (1995). Reprinted in: Norcini JJ. Peer Assessment of Competence. Med Educ 37; 2003: 539-543.

Hollander EP. Peer Nominations on Leadership as a Predictor of the Pass-Fail Criterion in Naval Air Training. J Appl Psychol 38; 1954: 150-153. Quoted in: Kane JS, Lawler EE III. Methods of Peer Assessment. Psychol Bull 85; 1978: 555-586.

Holmboe ES, Hawkins RE. Methods for Evaluating the Clinical Competence of Residents in Internal Medicine: A Review. Ann Int Med 129; 1998: 42-48.

Hundert EM, Douglas-Steele D, Bickel J. Context in Medical Education: The Informal Ethics Curriculum. Med Educ 30; 1996: 353-364.

Kane JS, Lawler EE III. Methods of Peer Assessment. Psychol Bull 85; 1978: 555-586.

Kegel-Flom P. Predicting Supervisor, Peer, and Self Ratings of Intern Performance. J Med Educ 50; 1975: 812-815.

Korman M, Stubblefield RL. Medical School Evaluation and Internship Performance. J Med Educ 46; 1971: 670-673.

Kubany AJ. Use of Sociometric Peer Nominations in Medical Education Research. J Appl Psychol 41; 1957: 389-394.

Leape LL, Palubinskas AL, Steindler J, Wild B, Dalrymple W. Peer Evaluation of Applicants to Medical School. J Med Educ 51; 1976: 586-588.

Lewin A, Dubno P, Akula W. Face-to-face Interaction in the Peer Nomination Process. J Appl Psychol 55; 1971: 495-497. Quoted in: Kane JS, Lawler EE III. Methods of Peer

第10章　同僚評価の内容と状況

Assessment. Psychol Bull 85; 1978: 555-586.
Linn BS, Arostegui M, Zeppa R. Performance Rating Scale for Peer and Self Assessment. Br J Med Educ 9; 1975: 98-101.
Lipner RS, Blank LL, Leas BF, Fortna GS. The Value of Patient and Peer Ratings in Recertification. Acad Med 77; 2002: S64-S66.
McCormack WT. Can Peer Assessments Serve as a Tool to Provide Consistent Measures of Humanistic Qualities? Available at: http://www.pathology.ufl.edu/~mccormac/MedEduc.html. Accessed August 20, 2004.
Montgomery BM. An Interactionist Analysis of Small Group Peer Assessment. Small Group Behav 17; 1986: 19-37.
Morton JB, MacBeth WAAG. Correlations Between Staff, Peer, and Self Assessments of Fourth-Year Students in Surgery. Med Educ 11; 1977: 167-170.
Norcini JJ. Peer Assessment of Competence. Med Educ 37; 2003: 539-543.
Panszi S, Gruppen L, Grum C, Stern DT. What Do Peers Know About Professionalism? Presented at the Research in Medical Education Conference, Group on Educational Affairs, Association of American Medical Colleges Annual Meeting, Chicago, IL, November 1, 2000.
Ramsey PG, Wenrich MD, Carline JD, Inui TS, Larson EB, LoGerfo JP. Use of Peer Ratings to Evaluate Physician Performance. JAMA 269; 1993: 1655-1660.
Reiter HI, Eva KW, Hatala RM, Norman GR. Self and Peer Assessment in Tutorials: Application of a Relative-Ranking Model. Acad Med 77; 2002: 1134-1139.
Rennie SC, Crosby JR. Students' Perceptions of Whistle Blowing: Implications for Self-Regulation. A Questionnaire and Focus Group Survey. Med Educ 36; 2002: 173-179.
Risucci DA, Tortolani AJ, Ward RJ. Ratings of Surgical Residents by Self, Supervisors, and Peers. Surg Gynecol Obstet 169; 1989: 519-526.
Rudy DW, Fejfar MC, Griffith CH III, Wilson JF. Self- and Peer Assessment in a First-Year Communication and Interviewing Course. Eval Health Prof 24; 2001: 436-445.
Schumacher CF. A Factor-Analytic Study of Various Criteria of Medical Student Accomplishment. J Med Educ 39; 1964: 192-196.
Small PA, Stevens B, Duerson MC. Issues in Med Educ: Basic Problems and Potential Solutions. Acad Med 68; 1993: S89-S98.
Sullivan ME, Hitchcock MA, Dunnington GL. Peer and Self Assessment During Problem-Based Tutorials. Am J Surg 177; 1999: 266-269.
Thomas PA, Gebo KA, Hellmann DB. A Pilot Study of Peer Review in Residency Training. J Gen Int Med 14; 1999: 551-554.
Topping K. Peer Assessment Between Students in Colleges and Universities. Rev Educ Res 68; 1998: 249-275.
UCSF. Professionalism. Available at: http://medschool.ucsf.edu/professional_development/

professionalism/index.aspx. Accessed June 20, 2005.
Van Rosendall GMA, Jennett PA. Resistance to Peer Evaluation in an Internal Medicine Residency. Acad Med 67; 1992: 63.
Van Rosendall GMA, Jennett PA. Comparing Peer and Faculty Evaluations in an Internal Medicine Residency. Acad Med 69; 1994: 299-303.
Violato C, Marini A, Toews J, Lockyer J, Fidler H. Feasibility and Psychometric Properties of Using Peers, Consulting Physicians, Co-workers, and Patients to Assess Physicians. Acad Med 72; 1997: S82-S84.
Wendling A, Hoekstra L. Interactive Peer Review: An Innovative Resident Evaluation Tool. Family Medicine 34; 2002: 738-743.

Using Reflection and Rhetoric to Understand Professional Behaviors

第11章
プロらしい行動を理解するための省察および
レトリックの使用

Shiphra Ginsburg
Lorelei Lingard

　前章では，倫理的理解，コミュニケーション・スキル，ヒューマニズムと説明責任の希求を評価する際の重要な問題を取り上げた。重大なハプニングの報告および教職員・同僚による観察について書かれた第8章から第10章はすべて，個人がプロらしい行動を観察・評価するための方法を提案している。しかし，プロフェッショナリズムは，専門職の原則および価値観を維持する能力だけでなく，特定の状況の中で競合する価値同士の折り合いをつける能力を伴うものである。Coles（2002年）が述べたように，プロらしい診療業務には，（絶対的な意味において存在しないかもしれない）「正しい」回答を見出すことではなく，むしろ自分が置かれた状況において「最善」のものを見極める臨床医の業務が含まれている（第3章）。そのような，折り合いをつけるという本性を理解するなら，「学生が何をしたか？」または「学生がどのような選択をしたか？」以上の質問をする必要がある。すなわち，我々は「学生がなぜその行為を選択したか？」または「学生はどのように行為を正当化したか？」を質問せねばならない（RestとNarvaez, 1994年；Burke, 1969年）。

学生のプロらしい行動を理解する方法として省察を探究する利点は何だろうか？　まず，省察は，医療専門職に対する学生の態度と，彼らが属する新しいコミュニティーとそこから寄せられる期待とのかかわりにおいて，彼らの中で確立しつつあるアイデンティティの方向性とを理解するための手がかりとなる。また，省察は，解決困難な専門職のジレンマに取り組む際に学生が用いる推論のパターンも明らかにできる。個人が行う選択は，我々が観察する結果に必ずしも表れるわけではないため，行動の背後にある推論の探究は重要である。指導医に命じられて患者に診断を伝えない学生を例にとると，確かにその行為は正直ではないが，その行為は指導医からの評価を懸念するから行われたのか，それとも，患者から必ず受けるであろう質問のすべてに応えることができそうになく，患者と話ができる先輩医師を見つける前に自分が患者と話した場合，起こってしまうかもしれない不必要な苦痛を避けるために行われたのか（Ginsburgら，2004年）？　行動――患者にうそをつく――からは，学生がなぜそう行動したのかという理由はわからない。この学生の推論戦略を理解するためにどのような方法が使えるだろうか？　どのようにして，我々はこれらの戦略を測定し，あるやり方が他のやり方よりも優れていると判断できるのか？

　プロフェッショナリズムへの観察手段として省察を取り上げた文献は，大きく分けて2種類ある。ひとつは，学生のプロらしい態度および識別情報を解明する研究，もうひとつは，推論および実践知――行為を必要とする状況において知識・態度を適用して判断する――を調査する研究である。これらふたつの領域について述べた後，この種の省察が評価に使用される方法について端的に述べることにしたい。

学生の態度，アイデンティティ，認識

　医学生・研修医は自身の発達をどのように捉えているのだろうか？　このことは，プロフェッショナリズムの開発について我々に何を伝えることができるのか？　医療トレーニング中の態度の変化についての自己報告に関して多くの研究が行われている（Rezler, 1974年；Wolfら, 1989年；Flaherty, 1985年；第3章

第11章 プロらしい行動を理解するための省察およびレトリックの使用

参照)。学生によれば,シニシズムが増えたという。また,学年が進むにつれて倫理原則が損なわれ,失われていく感じがしたと報告している(Feudtnerら,1994年;Testermanら,1996年;Satterwhiteら,2000年)。しかし,より患者の役に立てていると感じ,患者の身をより案じるようになったなど,ポジティブな態度が増えたとする研究が少なくともひとつある。また,標準道徳推論検査を使い,医療トレーニング中の変化はまったく認められなかったと示す研究もある(Feudtnerら,1994年;Patenaudeら,2003年;第5章参照)。性差について評価したある研究グループは,女性の卒業生が男性の卒業生よりも,医師として「理想的な属性」を獲得したと感じている可能性が高いということを明らかにした(ClackとHead, 1999年)。プライマリ・ケアの研修医を対象とした興味深い研究では,研修の異なる時点で小論文を集めたところ,その叙述態度に変化が現れたことを示した。これらの研修医は,トレーニング開始時には中核的価値およびプロとしてのアイデンティティを模索していたが,2年目にはそれが幻滅や絶望に変わり,3年目に希望や調和の光が差すようになっている(Bradyら,2002年)。

　こうした研究は,トレーニング中の態度の変化の記録として非常に有用であり,教育プロセス自体が,実は,学生のプロらしさの発達に意図せぬネガティブな影響を及ぼす可能性があることを示唆する。しかし,これらの研究の多くは,過去を振り返って検討するトレーニング終了調査であるか,履修要件に小論文を含むものであったため,学生の報告に偏りすぎている可能性がある。それに加えて,研究の多くは個人よりもむしろグループを検討しているため,評価のために特定の学生についての結果を導き出すことが難しい。

　しかし,Niemiらによる興味深い研究は,個々の医学生がどのように自身をプロとして考えるのかを理解するうえでの洞察をもたらしてくれる。彼の研究のひとつでは,1年目の学生が書いた学習ログ,および既存のプロトコルに基づいた「プロとしての自己認識の段階」面接を使用した(Niemi, 1997年)。プロらしい選択についての認識が他のグループよりもはっきりしていた「熱心な省察者達」は,専門職に関して最も明確な見解を示した。一方で,学習ログに不十分でまとまりのない情報しか記さなかった学生は,医学部の退学を考える

傾向にあり，面接でもプロらしくある責任および教育的責任を回避した。その後の研究では，Niemi らは医学部の初日に書かれた小論文を調査して，初日の医学生が自らをプロとしてどう表現するかを報告した（Niemi ら，2003 年）。これらの小論文は，例えば，内省的 対 排除的，理想的 対 現実的といったいくつかの軸に従って分類された。専門職を高い地位・絶対的専門的知識・権威をもつとみなした学生は，将来の成功について，より理想主義的な期待を抱く傾向があった。指導病棟における医療の現実に直面したとき，こうした学生は適応がより難しいだろう，と彼らは仮定したが，追跡データはまだ発表されていない。こうしたアプローチは他の者は取っておらず，複雑な構成物を二分することの妥当性については若干疑問の余地があるものの，彼らのデータは，学生の記述事項とプロとしての自身に対する見方との間に，重要な潜在的関連性があることを示唆している。こうした自己認識と実際の行動の関連性は，さらなる調査をするにあたって実りの多い領域である。

　Niemi らが理想のプロフェッショナルに焦点をあてたのとは対照的に，我々の研究グループは，プロフェッショナリズムの「欠如」についての学生の認識に注目した。これらの研究は，何がプロらしい行動で何がプロらしくない行動であると学生が考えているのかについて我々に洞察させた。ある研究では，フォーカス・グループの医学生達に，彼らが目撃した，または関与したプロフェッショナリズムの欠如について議論するよう求めた（Ginsburg ら，2002 年）。フォーカス・グループの議論の記録をグラウンデッド・セオリー分析にかけてわかったのは，学生が欠如を記述するときに使う表現を，欠如の行為——例えば，コミュニケーションの妨害，患者を物とみなすこと，または説明責任——に注目した 6 つのカテゴリーに容易に分類できることである。学生達の報告は，敬意，正直さ，利他主義といった抽象的な言葉を用いて支持されることが多いプロフェッショナリズムの標準的な定義や要素の中に，容易に位置づけることができないものだった。

　このアプローチの実例として，あるフォーカス・グループでの議論で出された以下の一節を検討してみたい。

第11章　プロらしい行動を理解するための省察およびレトリックの使用

「結局この女性はここで亡くなることもありうるから，そうなったら医師が訴えられるから，これはすごく重要なことなのよ。」ともちかけて，患者の前で訴訟について話し始める看護師を私はみた。患者の前で，その人が死ぬかもしれないという事態について議論していたのだけど，その女性の夫が医療過誤を弁護する弁護士であることがわかったんだ。…看護師は実際解雇されたんだけど，夫が大学に別の訴訟を起こす恐れがあったため，復職することになったんだ。

ここで記述された欠如は，他人への敬意のなさと分類され，学生および患者の両方に敬意を払わなかった看護師の落ち度の現れである。しかし，学生自身の言葉に注目するならば，別の側面がみえてくる。つまり，学生が，我々の意識を，欠如の行為——コミュニケーション——に向けるような言葉——「話す」「持ちかける」「議論する」——を使っていることである。このアプローチ——定義よりもむしろ行動に注目し，学生自身の枠組みに基づいたアプローチ——は，抽象的なものを操作可能にし，おそらく学生自身の現実をより反映したものである。抽象概念ではなく行動によってプロフェッショナリズムを組み立てることで，我々は，プロらしい行動を理解するための，より状況に結びついた，現実的な枠組みを手に入れることができるかもしれない（GinsburgとStern, 2004年）。

この行動に基づく枠組みは，クリニカル・クラークシップの学生の省察を用いて開発され，その後，前クリニカル・クラークシップ（2年生）の学生を対象とした研究において妥当性が確認された（Ginsburgら，2005年）。興味深いことに，これらのふたつのグループ間にはいくつかの重要な違いがあった。例えば，3年生は，クリニカル・クラークシップ・データにまったくみられないような同僚が起こした欠如について，より積極的に報告していたようだが，同時に，欠如の原因となった可能性がある幅広い状況についてはしばしば検討しそこねていた。

薬物中毒治療のセンターを訪れた際，パートナーとうっかりはぐれてしまった女子医学生が，男性患者のグループの中に取り残されてしまい，彼らが彼女

に個人的な質問をし始めたという以下の例について検討してみよう。

> 彼女は優しい子だったので，ただ「よし，ちょっとだけ彼らと話してみよう」と考えた。…会話がどんどん進み，彼らは彼女をデートに誘うところまでこぎつけた。彼女がそこまでふるまってしまったことが私には信じられなかった…彼女は自分の個人的な生活に関する多くの情報を漏らしていた…彼女がそこから抜け出したときは，非常に気落ちしていて，同時におびえていた。彼女はおびえていた（Ginsburgら，2005年）。

この出来事の報告の際，話者は，その学生が患者に自分の個人情報を漏らしたのは大きな欠如だとみなしている。しかし，欠如につながった状況を検討したり，学生をひとりにした監督者の責任を問うたりせず，学生を非難している。実際に話者は，クラスの多くの者が「彼女のしたことが信じられなかった」と述べている。この相対的に近視眼的な見方において，学生は，欠如が起こる幅広い状況および枠組みが見えない可能性がある。個人を非難するこの傾向は，より内省的な分析を犠牲にして成り立つことが多い。加えて，前クラークシップの学生は，プロフェショナリズムについて「医療特異的」視点ではなく，より「一般的」視点——医学部の教員および他の医療従事者についても考慮した視点——をもつ傾向にある。学生は自分達を数多くのプロ集団のひとつとみなしているように思われるが，この考え方は，トレーニングが進むにつれて縮小していくようにみえる。

教育者が異なった段階において，このような認識の違いがあることを知っておくのは重要である。というのも，トレーニング段階の考慮なしには，学生のプロらしさの発達について適切な指導・評価を行えないからである。これらの違いは，いくつかの他の研究においても示されてきた。例えば，ある研究で，1年目の学生が，どのようにプロフェッショナリズムを示すか検討するよう求めた場合に，前クリニカル・クラークシップの学生は，プロフェッショナリズムについて，他の学年の学生とは違う要素を強調した（Rudyら，2001年）。前クリニカル・クラークシップの集団にとって，最も重要な要素は，学習に専念す

第11章　プロらしい行動を理解するための省察およびレトリックの使用

ることであり，続いて敬意（同級生に対しても向けられる），守秘義務，聴くこと，身なり，礼儀，およびチームワークとなるが，この優先順位は最も下の学年の学生という彼らの立場を正確に反映している。それに対して，医療研修医は第一に能力を挙げ，続いて敬意，共感，正直さ，および責任を挙げた（BrownellとCote, 2001年）。整形外科医のグループは高潔，信頼性，および責任を挙げた（Rowleyら，2000年）。驚くべきことに，利他主義について，研修医は28項目から成るリストの26番目に挙げ（BrownellとCote, 2001年），整形外科医は20項目のうち19番目に挙げ（Rowleyら，2000年），学生はまったく言及していない（Rudyら，2001年）。他の違いも記録されている。前クリニカル・クラークシップの学生は，途中でプロフェッショナリズムの感覚を失ってしまったと報告された先輩学生よりも，専門的で倫理的な問題に対する感受性をもっていることがわかった（Satterwhiteら，2000年；Testermanら，1996年）。前クリニカル・クラークシップの学生は，自己規制および「内部告発」に対する，より強い意欲と責任感をもっていた（RennieとCrosby, 2002年；Ginsburgら，2003年a）。というわけで，教育および評価について，我々は，学習者が「プロらしい」と考えることを理解しなければならないだけでなく，学習者がプロらしさから除外している項目にも留意し，そのギャップを埋める適切な教育を行うよう保証しなければならないようである。

　全体としてみると，一連の研究は我々に，医療の専門職に関する学生の態度，および，彼らが属する新しいコミュニティーとの関係において，発展中のアイデンティティの方向性について，非常に有用な知見を与えてくれる。例えば，学生および研修医の態度は教育的プロセスを通して変化すると思われるという知見，学生の記述は自己認識の段階に関連しているという知見，そしてプロフェッショナリズムの欠如に関する学生の認識は彼らの現実を理解する有用な枠組みを提供するという知見などである。しかし，これらの研究は，自己認識と実際の行動の直接的な関連を実証するようには設計されていない。これらの直接的な関連については，さらに研究されるべき重要な領域として残されている。

推論と実践知

　学生の省察についての他の主な研究領域は，専門家のジレンマを通して学生がどのように推論するか，そして，これらの推論プロセスは適用されたプロらしい判断力や実践知の発達の特徴をどのように現すのかを探究する研究である。実践知とは，適切な目標およびその達成手段を定めるために個人が使う実践的な知恵のことを指す。

　過去5年間，我々の研究プログラムは，専門家のジレンマの中で行った推論・意思決定について学生が口頭・筆記で語ったことを解析するというプロフェッショナリズム研究のアプローチを採用してきた。これは，思考と行為を結びつける方法であり，また，目にみえるもの——臨床トレーニング中に示される具体的行動——の下にもぐりこみ，学生がある行為を行うか行わないか自問自答するときに使われる態度・討論・動機づけの複雑な編み目を集約する方法である。このアプローチの理論的基礎を提供するために，推論および省察にむけた我々の焦点の根底にあるレトリックの理論の教義について端的に議論しておきたい。

　レトリック学〔弁論学〕は学生の推論戦略を発掘および解析する手法を提供する（LingardとHaber, 1999年）。レトリックは議論を通して相手を説得する手段を詳説する方法として，数千年間使用されてきた（Aristotle, 1984年；Toulmin, 1964年；Burke, 1945年）[1]。「説得」としてのレトリックの一般的概念は，論理構造——社会的存在者が自分自身と他人に対する物事について語り，納得させるのに使われる論理構造——の理解を求める大きな学術的プロジェクトに端を発する。評価プロジェクトとレトリックの関連性は高い。アリストテレスの学生達が学んだのは，結局のところ，自身および哲学対話の相手の議論スキルを評価することであった。プロフェッショナリズム評価への適用は初期段階にあるものの，レトリックがプロらしい推論について，重要で複雑な側面を明らかにする可能性は十分にある。我々は言語的存在者であるので，我々の認識および行動は言語に依存しており，言語なしには，我々はこの世界を解釈することも

第11章 プロらしい行動を理解するための省察およびレトリックの使用

それに参加することもできない (Burke, 1966 年)。我々の行動は，社会環境をどのように「語る」かによる，つまり，言語とは我々の現実を反映し，現実を形作るものなのである。したがって，専門家のジレンマについての学生の語りをとおして，医療の世界における学生の役割についての学生の認識——そして，構造——を観察することができるのである。学生が，プロらしい行為を行うべきか行わざるべきかを自問自答するとき，彼らの語りは，それまでに蓄積した実践的な知恵——実践知——を反映しているのである (Pelligrino と Thomasma, 1993 年)。

　レトリックの理論は説得——自身の説得および他人の説得——のプロセスの根底にあるパターンを検討する。言語，特に叙述言語および記号言語は，社会的・学問的存在者において説得の重要な要素である。学生の省察を研究することは，学生が医療のプロとして自ら語るときに利用する説得の手段を探究することである (Burke, 1969 年)。叙述パターン——学生が話を表現する方法，特定の行為を擁護または，反対して討論を形成する方法——は，どんな論理で学生の行為が生み出されるのかを示唆している。ふたつの弁論の概念が，ここでは特に重要である。その概念とはすなわち，「動機」の機能，そして「唯名論的評価」の役割である。

　Kenneth Burke は，可能な行為——行いうると個人が認識する行為——に影響を及ぼす態度・感情・イデオロギーを認識する行為の理論が必要であると主張して，「動機」論理と人間の行為には重要な関連があるとした。Burke はそれにより，態度は行為を形成するだけでなく，行為の代わりにもなるという，Richards の「初期行為としての態度」という考えを裏づけた (Burke, 1969 年)。Richards の考えの例として，患者の然るべき同意なしに，ある治療が行われかけたのをみた学生が調査研究のために書いた記述を検討してみよう。観察していたこの学生は恐怖感でもって，「やってはいけない，と却下されるのではなく，むしろグループの皆がこの治療を行うという案を大いに受け入れ，積極的に賛成していることを認識して，私は動揺した」。学生自身は欠如に介入せず，代わりにプロフェッショナルの欠如が起こったことに対する「恐怖」の態度を示した (Lingard ら，2001 年)。

動機についての弁論の理論がもつもうひとつの重要な側面は，討論や論理によってある動機が別の動機よりも重要であることを示したり，関連した動機群からある動機を選択したりするための，複雑な方法ということである。この方法によって，討論が簡略化され，かつ説得力が増す（Burke, 1969年）。意思決定が複雑な場合，しばしば話を簡略化し，ある側面や別の側面に着目することで，我々の行為および解釈は決定される。例えば，ある研究では，監督者が学生の行動を判断する際，行為の背後にあると推定された動機を考慮することが多いことが認められた（Lavineら，2004年）。監督者からみて，学生が，患者ケアのため，自身の学習のため，チームのために行動していると思われた場合，その行動はポジティブに判断されたが，仕事をサボるため，表面だけよくみせかけるために行動していると思われた場合には，同一行動がネガティブに判断された。監督者が学生に対して，しばしばその場で下す判断は，ある程度，基本的属性のミスを反映する。基本的属性のミスとは，その行為をもたらした状況の影響を過小評価し，個人の特徴・態度が行動に反映する度合いを過剰評価する傾向のことである。しかし，それらは同時に，討論・行為から我々が判断する際に，表現されたり，もしくは原因とされた動機は容易に簡略化され，常に説得力をもつことを我々に思い起こさせてくれるものでもある。

　第2の概念，すなわち「唯名論的スクリーン」は，人間の推論における言語の役割に着目する。Burkeは，言語を使用する存在者が物をどう名づけるかは，その物の認識の仕方，その物との関係においてどう行動するかに影響を及ぼすと論じている（Burke, 1966年）。言語の構造的性質ついてのこの議論は，プロフェッショナリズムについて学生が物語ることがいかに重要でありうるかに対して，我々の注意を向けさせる。なぜなら，そのようなことについて語り，省察するときに，学生は，プロとしての人格，主な動機，議論，専門家のジレンマに直面する立場に立ったとき将来に適用される実践知または実践的な知恵を，記述するだけでなく，自分の中に作り上げているのである。我々の研究の中にあった，以下の例を検討してみよう。患者の予後が悪化したことを誰もその患者に伝えなかったので非常に憤慨した，とある学生が報告した。ではなぜ自分で患者に伝えなかったのか，と彼女に尋ねると，彼女はこう言った。「私は

第11章 プロらしい行動を理解するための省察およびレトリックの使用

学生です。そんなことが言える立場ではありません！」（Ginsburgら，2002年）。話者の学生にとって，「学生」としてのスクリーンはこの事象の構成のカギとなる部分である。いってしまえば，彼女が「チームのメンバー」または「患者支援者」というスクリーンを用いることも可能だったのであり，その場合には，この話において彼女が自分で構築した立ち位置は根本的に違うものになったであろう。「唯名論的スクリーン」の比喩を使用することで，我々はどんな用語の選択の根底にも付随する修辞に目を向ける。なぜなら，ひとつの用語によって，ある状況のすべてのニュアンスを捉えることは不可能であるからである。すべての用語，また学生が話を伝える際に行うすべての選択は，現実を「選択，反映，および偏向させる」ために作用する。

　この点において，唯名論的スクリーンの概念と唯名論的動機の概念は関連したアイデアである。他の学生の小論文から取り出した以下の例を検討してみよう。「これら最後の出来事は，ローテーションの最終日に起こったが，私は感情を適切に抑えられる心境でなかったので，あえてインターンとの議論を避けた」。学生が述べた推論，つまり「研修医に対抗したら感情が爆発してしまう」は，「ローテーションの最終日」というフレーズの利用から示唆できる別の理由，つまり，研修医に対抗してしまうと学生は評価に影響するかもしれないという不安を隠している可能性もある（Lingardら，2001年）。実際に，この一節は「偏向」の例として記載された。学生は話に用いる用語を選択する際に，いくつかの側面を他より重要なものとして選択し，その用語に特定の態度・信念を反映させ，その状況において学生が軽視したい側面から目をそらそうとする。選択，反映，偏向といった行為は，医療において容認されていること・貴重とされていること，または容認されていないこと・禁じられていることについての学生の印象を理解するうえで，非常に大きな手がかりとなる。

　以上の例で指摘したように，我々は既述のレトリックの理論に基づいて，学生がどのように考えるかを探究し理解することを目的としていくつかの研究を行った。その研究では，プロとして困難な状況に直面した学生がとる推論戦略を検討した。我々の最初の研究は，クリニカル・クラークシップの学生が提出した小論文——学生がみた，あるいは関与したプロフェッショナリズムの欠如

ひとつについて書かれた小論文――をレトリック分析したものである（Lingardら，2001年）。枠組みを開発するために行った研究では，以前の研究のとは若干異なる小論文のサンプル――採点を目的とする履修要件としてではなく，我々の研究のために特別に匿名で書かれたもの――を用いて妥当性を確認した（Ginsburgら，2003年b）。これらの研究の両方において，学生は自分の経験を報告する際に，遭遇したジレンマを「再度語る」ことができるように推論戦略を行使することが認められた。ほとんどすべての場合，学生は見下すような態度をとったり（例えば，慷慨したり，または状況から手を引いたり），「アイデンティティの流動性」（学生とケア提供者といった，ふたつ以上の潜在的役割の間で迷うこと）を引き起こすことで，書かれた欠如を自分から「切り離して考えていた」。見下しも，行為に置き換わる態度の強力な例のひとつであり，一方，アイデンティティの流動性における学生の言語の選択は，学生が専門家のジレンマについていくつかの方向性を選択し，別の方向性から偏向していることを明らかにする。この解離が生じるのは理解できる。なぜなら，解離は駆け引きの余地を生み，欠如または理想的な枠組みを再度語るために学生が必要とする心理的距離の不調和を低減するからである。興味深いことに，この研究において，学生は，ときに欠如の進行を防いだり，しばしば，欠如がもたらした結果に対応したりして，何らかの形で欠如に「関与する」ことも多かった（例えば，患者を慰めたり，状況を当局に報告するなど）。これらのデータがさらに明らかにするのは，こうした状況において，学生は違和感・無力感を感じるものの（Cleverら，2001年），受身の傍観者ではなく，プロの行為者として浮上し，その感情にかかわらず行動することが多いことである。学生が，欠如を防ぐことよりも，起こってしまった欠如の結果に対処するほうを好むことは，正しいことを行うこととチームの弱いメンバーとしての自分を守ることという時折葛藤する動機のバランスを彼らがとっていることを示唆する。

　この種の研究は，それゆえ，学生の「行為中の省察」ではなく「行為についての省察」とSchön（1983年）が述べたかもしれない事柄――すでにためされてしまった行為について，学生が事後に行う合理化または正当化――を洞察させる。しかし，この種の解析は過去を振り返る性質のものであるので，我々が

第11章 プロらしい行動を理解するための省察およびレトリックの使用

評価しているのは「リハーサル」レベルでの学生の推論戦略である。というのも，学生は小論文を書こうと選択するときまでに，行為を省察し合理化する十分な時間があるからである。また，学生は，自分はそこで適切に行動したと感じた「欠如」を選択的に報告している可能性もあり，我々の理解も歪曲しているかもしれない。そうではあるが，「私はただの学生です」などの唯名論的スクリーンは学生の現実の選択および偏向を示すので，議論で用いられる言語パターンは確かに推論プロセスを理解するうえでの手がかりとなる。そして，何を話すかは自己選択によるので，学生全員を標準化する方法はない。次に報告する一連の研究では，行為をした瞬間にその行為について検討する場合，学生がどんな要素を重くみるかを探求することによって，後知恵バイアスの問題を最小化しようと試みている。学生の「リアルタイム」の動機を理解することは，効果的なフィードバックおよび評価の開発に必須である。

　最近のある研究において，ある学生がプロとして難しい状況に置かれ，何か行動しなければならない，という場面のビデオ映像を5つ学生に見せた（Ginsburgら，2003年a）。ひとつの例は，指導医の外科医から，患者に診断を伝えないよう言われたばかりの学生の映像で，次のシーンでその学生は患者から検査所見がどうであったか尋ねられている。研究対象の学生に，自分だったら次に何を行うか，またその理由について議論するよう求めた。学生が示唆した行為を解析してわかったのは，学生は自分に可能な多くの選択肢を視野に入れており，そしてその選択肢の多くを実生活において妥当なものだと考えていることである。しかし，より興味深いのは，学生がその行為について挙げた理由のほうであった。さらに，学生の動機の視点についてのグラウンデッド・セオリー分析は，原則（抽象的概念や理想的概念，例えば，正直さ），情動（気持ちや感情），または含意（患者，学生，または他人のための行為の潜在的結果）に照らして行為を検討するよう学生が動機づけられていることを明らかにした。これらの原則および含意は，専門職の理想と公言されるものもあるが（例えば，正直さ，自己規制），指導医への服従または敬意など「公言されていない」とみなされるものもある。これらの原則は，公然とは表現されないものの，学生に明確に認識されており，正当とみなされうるし，クリニカル・クラークシップおよび専門職

において成功するために非常に重要である可能性さえある．しかし，それらは確かに我々の明示的な専門職や教育における検討課題の一部として公に議論されていない．しかし，これは議論されるべきである．なぜなら，レトリック理論によれば，態度——行為自体を作り，ときにその代用となる態度——を直接的に形成するのは動機だからである．

どの特定の「含意」が学生を動機づけるかをさらに詳しく検討した際，我々は第三のカテゴリーを発見した．それは，学生がどう行動するかを判断するときに，しばしば自分にとって，その行為のもつ含意を検討しているということであるが，これは公言されないどころか，利他主義の理想と矛盾しているとして，我々の専門職が積極的に否認していることである．中核的な動機および動機間の緊張に対する意識は，プロとしての困難な状況における学生の推論を評価するうえで考慮すべき重要な変数である．公言されず否認される影響の存在を否定するよりも，学生の推論に対するこれらの影響の効果を引き出す評価戦略を考案することを目的とすべきである．それによって，我々は学生のプロらしい判断の発達について信頼できる評価尺度に近づくことができる．

この研究は，内科および外科の指導医となる教員医師に対して再度行われ，同じジレンマにおいて学生がすべきと思うこと（およびその理由）を医師に判定させた（Ginsburgら，2004年）．解析は依然進行中であるが，予備研究の結果では，教員も学生がとりうる多くの選択肢を視野にいれており，同じ原則・感情・含意に照らしてもいることが示唆されている．異なると思われるのは，学生に対して教員が抱く信頼感——何が良くて，何が悪いかを「知って」いるのか，自身の直感に従う気骨を有するのかについて——である．この視点は，行為を行う際の動機および態度の役割を教員が暗黙のうちに理解していることを示唆している．

推論評価のためのヒューリスティック

これらの概念は，学習者のプロフェッショナリズムを評価する実践的方法においてどのように用いられるのだろうか？　重ねて言うと，このことを明確に

第11章　プロらしい行動を理解するための省察およびレトリックの使用

検討した研究はほとんどないが，他の（例えば，非医療）現場で行われた研究に加えて，重要な理論的文献もいくつかある。

例えば，診療業務においてプロが行う判断の種類に階層が存在する可能性があることを理論化した著者がいる。Coles（2002年）は，プロが判断をする4つの幅広い方法を示した。それは，直覚的「私は今何をするのか？」，戦略的「私は今何をするだろうか？」，省察的「私は今何ができるか？」，審議的「私は何をすべきか？」という4つの方法である。階層は存在するものの，この種の判断は新米からプロに至るまで必ずしも段階的に進行するわけではない。臨床医は直覚的判断が最良である状況を未だに見出すかもしれないし（例えば，「救急医療」），新米は適切に挑戦された場合に熟考を示すことができるかもしれない。我々の知る限りにおいて，この枠組みは評価の手段として今のところ用いられていないが，学生がプロとしての難しい状況においてどのように意思決定を行うかを捉える有用な方法である可能性がある。

別な領域でも，非常に関連性の高い研究として，内省的判断という概念を扱った文献が挙げられる。KingとKitchener（1994年）およびWood（1983年）は内省的判断モデルについて詳述し，青年期の学生および大学生を対象としたいくつかの研究を行って，そのアプローチの妥当性を証明した（LoveとGuthrie, 1999年；Kitchenerら，1993年）。彼らは内省的判断を「構造が不明確な問題の解決に関する知識の基礎についての推論」と定義した（Wood, 1983年）。これら構造が不明確な問題に対する「正しい回答」はなく，有資格専門家でさえもそれらについて意見の対立を示すことが予測される。

簡潔に述べると，KingとKitchener（1994年）は，内省的推論を行う個人の能力には発達段階があることを示唆している。「前内省的思考」の間，知識はひとつの具体例に限定され，人は正しい回答と間違った回答があると考える。この段階の学生は，知識自体が不確かであることを認識していないため，構造が不明確かつ複雑な問題に対して困惑するとは限らない。彼らは正しい回答が存在する（またはするであろう）と仮定しており，彼らの知識は主に権威者または自身の観察から得たものである。「準内省的思考」の段階において，学生は不確実性要素を認識し，いくつかの状況を問題含みとみなす。しかし，立場を作り上

げ正当化することと,ただ意見を強く主張することとを区別できていない。「内省的思考」の最高レベルにおいて,学生は複雑な問題について正当化可能な結論に達することができる。彼らは知識の不確実性を認識しているが,問題にかかわるさまざまな側面の入手可能なエビデンスおよび意見を統合することによって判断を構成できると確信している。

　これらの研究における推論の評価には,いくつかの構造が不明確な問題について判断をまとめ,かつ決定の裏側にある仮定について話すよう対象者に求める,内省的判断のインタビュー(RJI)〔Reflective Judgment Interview〕が主に用いられてきた(Wood, 1997年)。RJIは人手がかかり,最低2名の認定評定者によって,ひとつひとつ手で採点されなければならない。大学生を対象にして広範囲に研究され,集団追跡能力,カリキュラム変化および他の教育的経験に対する反応を評価する能力に関して,RJIは,その信頼性が認められた。興味深いことに,比較的高いレベルの学生(例えば,高校生に比べて上級レベルの大学生および大学院生など)が,ジレンマ間の推論において多くのばらつきを示した。これが示すのは,おそらく,異なるジレンマによって学生が異なる段階での推論を強いられる可能性があることである。Colesが示したように,道徳的推論モデルとは対照的に,RJIは個人が尺度の一点,または全状況内の特定の一段階にいるとは考えていない(Coles, 2002年;Kitchenerら,1993年)。実際に,Fischer(1980年)は個人が機能するふたつのレベル——人が判断を行うことができる最高レベルである最適レベル,そして人が一般的に機能する機能レベル——が存在すると示唆している。スキルは環境と独立して存在するのではなく,内省的推論をする個人の能力は,評価される状況によって異なると論じられている。状況の支持および状況内での実践によって,より高い段階の推論を達成することが可能であることを,彼らはさらに示唆している。

　内省的判断を評価する他の方法も試された。例えば,約1万人の大学生を検査したReasoning Around Current Issues(RCI)検査において,5つの論争中の問題を踏まえて書かれたふたつの小論文を区別し,どちらがより高いレベルの推論をしたかを判定するよう対象者に求めた(P. K. Wood, K. S. KitchenerとL. Jensen, 個人的なやりとりによる, 2003年)。第2段階では,対象者に,内省的判

第11章 プロらしい行動を理解するための省察およびレトリックの使用

断の理論に従った推論において，異なる洗練度合を示す10の記述を読んでもらい，問題についての自分自身の考えとどれくらい似ているかという観点から各記述を評定するよう求めた。これらの検査は採点が比較的容易であり，全般学力を補正した場合ですら，異なったレベルの大学生と大学院生の差を実証することが可能である。

こうした研究のひとつにおいて，医学部新入生のグループを評価したところ，彼らは大学生と上級の大学院生の間の得点を得た（P. K. Wood, K. S. Kitchener と L. Jensen, 個人的なやりとりによる，2003年）。この結果は別として，我々の知る限りでは，内省的判断の評価は医療専門職の教育では行われていない。しかし，学生の推論戦略に関する解析から分かったことと類似点がいくつかある。例えば，ジレンマによって学生の推論戦略が異なることが分かっている。実際に，このばらつきのために，我々は各学生のデータを解析することができず，代わりに特有なシナリオの視点から，グループにまとめた学生のデータを解析した（Ginsburg ら，2003年a）。それにもかかわらず，おおむね高いレベルで推論していると思われる学生が何人かいた。この学生は，例えば，正しい回答が存在しないジレンマが存在し，その場合にどう行動するかを判断するには，異なった原則と含意を考慮しなければならないことを認識していた。RCI 検査は構造が不明確なこの種のジレンマを推論する能力の測定法として，信頼性・妥当性のあるものとなりうるか，またカリキュラムの介入に対する反応を評価できるかを確かめるために，医学生に対するその使用について研究することは価値があるだろう。

このアプローチを採用するためにどのようなプロセスが必要か？

本書で示した他の方法とは対照的に，プロらしい推論についての解析は未成熟である。実践現場での幅広い適用にはまだ早いものの，その解析は，他の手段では明らかにできないプロフェッショナリズムの重要な側面を理解するうえでの特有な手がかりとなる。本章で我々は，プロとして難しい状況に置かれた学生の意思決定を理解する方法として，省察とレトリックを用いた我々のアプ

ローチの根底にある理論の概説および解明を試みた。医学生や研修医のプロフェッショナリズムを評価する目的にこれらのアプローチを適用するには，以下の領域においてさらなる研究が必要である。

　第1に，異なったカリキュラムを有する学校間で差が存在するかどうか判定する（例えば，従来の学習法 対 問題に基づいた学習法）など，他の医学部集団における主要な動機および推論パターンの一般化の可能性を確認することは重要である。また，我々の研究はカナダで広く行われてきたので，カナダ，米国，および国際的に，医学部間の文化の差が存在するかどうかを判定することも重要である。第2に，上記の方法は，例えば，ビデオに録画されたシナリオ，半構造的面接，インタビュー記録の定性分析といった人手の必要なアプローチになる傾向がある。筆記式またはコンピューター方式でも研究対象から同じ程度の豊富な回答を引き出せることが示されるならば，この種のアプローチを使用する実現性は非常に増すであろう。さらに，評価尺度など採点の問題はまだ取り組まれていない。開発される枠組みは，簡素かつ容易に適用されるものであるべきであり，推論のレベルに関して，また個人の動機への重要な知見に関して，学生間の区別が可能でなければならない。探究を必要とするもうひとつの領域は，さまざまな状況を通しての個人の推論戦略の安定性に関連している。上記で論じたように，高い推論レベルにおいては低い推論レベルと比べて状況間に相関関係がないと思われ，推論能力を評価する際に検討すべき重要因子は状況自体の意味である。医学生を対象とした我々自身の研究はこの理論を裏づけると思われるが，信頼性・妥当性のある評価方法を構築するためには，使用する事例の最適数および最適範囲（例えば，難易度または不確実性度）を判定するさらなる研究が必要である。最後に，これらのアプローチは，我々に個人の態度，レトリック推論，および動機に関する正確な知見を与えることができるが，診療業務でのプロらしい行動を忠実に予測するという類の評価能力の判定には，さらなる研究が必要である。これらの問題のいくつかについては，我々の研究室で進行中の調査研究において，探究が進められているところである。

第 11 章 プロらしい行動を理解するための省察およびレトリックの使用

〔注〕
1. アリストテレスが主張したエトス・パトス・ロゴスという古典的な手法から (Aristotle, 1984 年), Toulmin の主張・根拠モデル (Toulmin, 1964 年), Burke によるドラマティズムの 5 つの構成要素 (Burke, 1945 年) といった, より最近のヒューリスティックまで, レトリックは, 言語・知識・行為の関連性を探究する強力な手段を提供する。

参考文献

Aristotle. Rhetoric. Roberts RW, trans. In: The rhetoric and poetics of Aristotle. New York: Modern Library, 1984; 12-19.
Brady DW, Corbie-Smith G, Branch WT Jr. What's important to you? The use of narratives to promote self-reflection and to understand the experiences of medical residents. Ann. Intern. Med. 2002; 137: 220-223.
Brownell AKW, Cote L. Senior residents' views on the meaning of professionalism and how they learn about it. Acad. Med. 2001; 76: 734-737.
Burke K. A grammar of motives. New York: Prentice-Hall, 1945.
Burke K. Language as symbolic action: essays on life, literature, and method. Berkley, CA: University of California Press, 1966.
Burke K. A rhetoric of motives. Berkley, CA: University of California Press, 1969.
Clack GB, Head JO. Gender differences in medical graduates' assessment of their personal attributes. Med. Educ. 1999; 33: 101-105.
Clever SL, Edwards KA, Feudtner C, Braddock CH. Ethics and communication: does students' comfort addressing ethical issues vary by specialty team? J. Gen. Intern. Med. 2001; 16: 560-566.
Coe RM. Process, form, and substance: a rhetoric for advanced writers, 2nd ed. Englewood Cliffs, NJ: Prentice Hall, 1990.
Coles C. Developing professional judgment. J. Cont. Educ. Health Prof. 2002; 22: 3-10.
Feudtner C, Christakis DA, Christakis NA. Do clinical clerks suffer ethical erosion? Students' perceptions of their ethical environment and personal development. Acad. Med. 1994; 69: 670-679.
Fischer KW. A theory of cognitive development: the control and construction of hierarchies of skills. Psychol. Rev. 1980; 87: 477-531.
Flaherty JA. Attitudinal development in medical education. In: Rezler A, ed. The interpersonal dimension in medical education. New York: Springer, 1985; 147-182.

Ginsburg S, Kachan N, Lingard L. Before the white coat: perceptions of professionalism in the pre-clerkship. Med. Educ. 2005; 39: 12-19.

Ginsburg S, Regehr G, Lingard L. The disavowed curriculum: understanding students' reasoning in professionally challenging situations. J. Gen. Intern. Med. 2003a; 18: 1015-1022.

Ginsburg S, Regehr G, Lingard L. To be and not to be: the paradox of the emerging professional stance. Med. Educ. 2003b; 37: 350-357.

Ginsburg S, Regehr G, Lingard L. Basing the evaluation of professionalism on observable behaviours: a cautionary tale. Acad. Med. 2004; 10(suppl): S1-S4.

Ginsburg S, Regehr G, Stern DT, Lingard L. The anatomy of the professional lapse: bridging the gap between traditional frameworks and students' perceptions. Acad. Med. 2002; 77: 516-522.

Ginsburg S, Stern DT. The professionalism movement: behaviors are the key to progress. Am. J. Bioethics 2004; 2: 14-15.

King PM, Kitchener KS. Developing reflective judgment. San Francisco: Jossey-Bass, 1994.

Kitchener KS, Lynch CL, Fischer KW, Wood PK. Developmental range of reflective judgment: the effect of contextual support and practice on developmental stage. Dev. Psychol. 1993; 29: 893-906.

Lavine E, Regehr G, Garwood K, Ginsburg S. The role of attribution to clerk factors and contextual factors in supervisors' perceptions of clerks' behaviors. Teach. Learn. Med. 2004; 16(4): 317-322.

Lingard L, Garwood K, Szauter K, Stern DT. The rhetoric of rationalization: how students grapple with professional dilemmas. Acad. Med. 2001; 76: S45-S47.

Lingard L, Haber RJ. Teaching and learning communication in medicine: a rhetorical approach. Acad. Med. 1999; 74: 507-510.

Love PG, Guthrie VL. King and Kitchener's reflective judgment model. N. Dir. Stud. Serv. 1999; 88: 41-51.

Niemi PM. Medical students' professional identity: self-reflection during the preclinical years. Med. Educ. 1997; 31: 408-415.

Niemi PM, Vainiomaki PT, Murto-Kangas M. "My future as a physician"-professional representations and their background among first-day medical students. Teach. Learn. Med. 2003; 15: 31-39.

Patenaude J, Niyonsenga T, Fafard D. Changes in students' moral development during medical school: a cohort study. Can. Med. Assoc. J. 2003; 168: 840-844.

Pelligrino ED, Thomasma DC. The virtues in medical practice. New York: Oxford University Press, 1993.

Rennie SC, Crosby JR. Students' perceptions of whistle blowing: implications for self-regulation. A questionnaire and focus group survey [comment]. Med. Educ. 2002; 36: 173-179.

第11章 プロらしい行動を理解するための省察およびレトリックの使用

Rest JR, Narvaez D. Background: Theory and research. In: Rest JR, Narvaez D, eds. Moral development in the professions: psychology and applied ethics. Hillsdale, NJ: Erlbaum Associates, 1994; 1-26.

Rezler A. Attitude changes during medical school: a review of the literature. J. Med. Educ. 1974; 49: 1023-1029.

Richards IA, Ogden CK. The meaning of meaning: a study of the influence of language upon thought and the science of symbolism. New York: Harcourt, Brace, & World, 1923.

Rowley BD, Baldwin DC Jr, Bay RC, Karpman RR. Professionalism and professional values in orthopaedics. Clin. Orthop. Rel. Res. 2000; 378: 90-96.

Rudy DW, Elam CL, Griffith CH. Developing a stage-appropriate professionalism curriculum. Acad. Med. 2001; 76: 503-504.

Satterwhite RC, Satterwhite WM, Enarson C. An ethical paradox: the effect of unethical conduct on medical students' values. J. Med. Ethics 2000; 26: 462-465.

Schon D. The reflective practitioner: how professionals think in action. London: Basic Books, 1983.

Testerman JK, Morton KR, Loo LK, Worthley JS, Lamberton HH. The natural history of cynicism in physicians. Acad. Med. 1996; 10: S43-S45.

Toulmin S. The uses of argument. Cambridge: Cambridge University Press, 1964.

Wolf TM, Balson PM, Faucet JM, Randall HM. A retrospective study of attitude change during medical education. Med. Educ. 1989; 23: 19-23.

Wood PK. Inquiring systems and problem structure: implications for cognitive development. Human Development 1983; 26: 249-265.

Wood PK. A secondary analysis of claims regarding the reflective judgment interview: internal consistency, sequentiality and intra-individual differences in ill-structured problem solving. In: Smart J, ed. Higher education: handbook of theory and research. Bronx, NY: Agathon, 1997; 243-312.

The Use of Portfolios to Assess Professionalism

第12章
プロフェッショナリズムを評価するポートフォリオの使用

Kelly Fryer-Edwards
Linda E. Pinsky
Lynne Robins

ポートフォリオを使ったプロフェッショナリズムへの取り組み

　医療研修医が登場する TV の人気シチュエーション・コメディ *Scrubs* において，患者がインターンに安心感を求める場面がある。彼女は尋ねた。「あなたは名医ですか？」彼は熱心かつ真剣に答えた。「それに答えるにはまだ早すぎる。」このインターンは，ほとんどの研修医が味わうジレンマに直面している。彼の目標は良い医者になることであるが，彼が医学部で経験するのは，コース成績および進歩を評価する公正な一般評価に限られている。組織の圧力によって生じる個人的不安は，まだ学習していないことを知ったかぶり，自身の知識不足を人目から隠すことを促す可能性があるため，良い医師になることに対する彼の熱意が，プロとしての発達を阻害する可能性がある。教師は医学生がすでに知っていることと，今後さらに学習する必要があることを，区別できないかもしれない。教師は，学生を「生涯学習者」であるはずの者と認識してはいるものの，徹底した正直な自己評価や目標設定のトレーニングを受けていない

ので，教科書の最初から終わりまで読むといった，非目標的学習をひたすら行うべきであると考えて対処するのである。

　これらのシナリオは，評価の包括的システム——学習者におけるプロとしてのスキルの発達を促進し，かつ意味のある評価および改善を提供するために用いられる包括的システム——の必要性を明らかにする。本書を通して論じてきたように，プロフェッショナリズムには，基礎的要素を構築し，願望について熟考し，診療業務において実際に原則を適用することが含まれている。プロフェッショナルのポートフォリオは，これらの特徴に取り組むことができる手法のひとつの例であるため，プロフェッショナリズムを教える教師にとって興味深いものであるだろう。

　本章で我々は，ポートフォリオの実用的定義を提供し，どのようにポートフォリオがプロフェッショナリズム評価に特に適しているのかを議論し，学問的医療におけるポートフォリオの使用について書かれた関連文献を検討し，研修期間におけるポートフォリオの使用のケーススタディを提供し，成功したポートフォリオプログラムの重要な要素を概説し，ポートフォリオプログラムを実行する手がかりとなるものをいくつか述べる。我々は一貫して，形成的評価の基礎としてポートフォリオを使用することと，包括的評価のためにポートフォリオを使用することを区別する。既存の理論，文献および経験によれば，ポートフォリオは，プロとしての発達を促進する役割と同様に，学習者の態度・スキル・行動・価値観の発達の模範を示すという役割を十分に果たす。

ポートフォリオとは何か？

　ポートフォリオは，選択的領域での進歩・達成を記録し省察するという学習者の役割にある個人から，目的をもって収集されたエビデンスの集積である。ポートフォリオは，達成をファイリングするだけでなく，それ自体が省察のための道具となる。

　ポートフォリオというアイデアは，プロを育てる教育においては目新しいものではない。歴史的に見て，視覚的な芸術家は，これまでの学びを振り返り，

表現する方法としてポートフォリオを使用してきた。ポートフォリオによって，芸術家は，自分の作品を振り返り，目標を設定し，作品に基づいて目標を継続的に修正し，時間を超えて自身の進歩を直接観察することができる（Jones, 1994 年；Parboosingh, 1996 年）。ポートフォリオを開発するという課題は困難ではないものの，複雑ではある。芸術家は，現在のスキルと将来こういう仕事をしたいと思う目標との間のギャップを同定する。彼らは，どの作品が一番うまく成果が発揮されているかを判断する批評眼を養わなければならず，他人に自分の作品への好意をもたせるような，彼の原則の中にある適切な基準を意識していなければならない。彼らは，作品を検討し，作品の深さと範囲が現れている例を選ばなければならない。彼らはそうすることによって，自分のスキルや限界を深く理解するようになる。ポートフォリオを作ることで，芸術家は，芸術家としての自分がいかなる者であるのかを作り上げる。

　視覚芸術家には省察のための有形の制作物があるという利点がある。作品を検討することで，自分でも進歩をみることができる。医療においては，検討すべきその種の有形制作物を持ち合わせていないものの，トレーニングを受けている最中の教師が，その指導活動を可視化するためにポートフォリオのアプローチを採用している教師教育の分野から，学ぶことができるかもしれない。医療と同様に，教えることは，試験の採点だけでは十分捉えることができない多面的活動である（Black ら，1994 年）。臨床医であり，教育者でもある教員は，プロとしての成長と達成の検討・省察・実証を可能にするために，指導のさまざまなエビデンス（例えば，シラバス，学生の評価，教育理念書，授業の省察）で構成されるティーチング・ポートフォリオの作成を開始している（Beecher ら，1997 年；Simpson ら，1997 年）。芸術家と同じように，教師は，長年にわたる教師としての成長を振り返り，どこで学び，卓越するようになったのかを省察して，ティーチング・ポートフォリオに含めるエビデンスを選択する。ポートフォリオを用いて，教師は，強みをみつけられるのと同様に，今後，取り組むべき限界や欠陥をみることができる。

　ポートフォリオは，学習者主導型評価の統合システムを構成する。このシステムは，プロフェッショナリズムを含む複雑かつ多面的なスキルや能力につい

表 12-1　医学教育のためのポートフォリオ項目サンプル

プロフェッショナリズムの目標
学習計画
標準化された患者評価および実際の患者評価
ビデオ部門
自己評価票
同僚フィードバック
内省的演習
小グループ・指導における，教員からの形成的フィードバック
教職員の評価票

て形成的・総括的評価をするのに十分適しており，また，学習者のニーズの同定，学習経験の詳細，学習した新しいスキルの実演を強調する。形成的および総括的機能は，ワーキング・ポートフォリオおよびパフォーマンス・ポートフォリオの2種類を描くことで区別される。ワーキング・ポートフォリオは進歩・プロセスの感覚を提供し，一方，パフォーマンス・ポートフォリオは最終的な制作物を示す。ポートフォリオのこの両側面を開発することは成功のために重要である。ポートフォリオ自体は，ウェブ上ファイルから三穴バインダーまでさまざまな形態をとる。また，それは，口頭および書面の形式，ビデオ撮影，重大なハプニングの語りといった多くの項目から構成される（項目サンプルとして表 12-1 参照）。世界中の革新的な医療プログラムは現在，ポートフォリオを医学生から生涯医学教育（CME）プログラムまでの各発達段階におけるプロとしての能力の実例として用いている（Ben-David ら，2001 年；Challis, 1999 年；Mathers ら，1999 年）。

プロとしての発達における省察の役割

　医師になる過程で体験学習は主要な部分を占める。省察によって臨床業務の経験は学習となる。すなわち，経験の記述を経験からの学びの理解へと変えることこそが，重要な知的作業なのである（Kolb, 1984 年；Smith と Irby, 1997 年）。

第12章　プロフェッショナリズムを評価するポートフォリオの使用

John Dewey が簡潔に示したように,「我々は,行動し,それで自分は一体何をしたのかを認識することで,学習する」「まずみて,次に自分で行い,そして後輩に教える」という格言に表現されている医療・医学教育のペースは,人が自身の経験を学習のレベルに引き上げるのに必要な内省的時間をほとんど提供しない（Westberg と Jason, 1994 年, 2001 年）。しかし,次第に教育者はプロらしい能力と省察の密接な関連に注意を向けるようになっている（Epstein, 1999 年；Irby, 1992 年；Pinsky と Irby, 1997 年；Pinsky ら, 1998 年）。

　内省的実践家についての研究では,省察は,行為に先立つ省察,行為中の省察,行為後の省察,という3つの期間に分類される（Schon, 1983 年）。行為に先立つ省察は,資料を整理・準備し,戦略や診断的・治療的アプローチを選択し,特定の患者に合わせてケアの方法を検討するなど,事象前の準備を含む。事前に目標設定することは,さらなる学習領域を同定し,アプローチの有効性を測定する方法を開発するのに役立つ。行為中の省察は,ある活動をしている最中に行われる思考や問題解決の過程を示す。また,随時行為を観察し,状況の進展に対して,すぐさま適応していくことも含む。ケアの現場におけるエビデンスに基づいた情報源が必要だという認識も含む。熟考的な省察とは活動の後に生じる,後に計画や行為を導く行為の省察のことである。ポートフォリオは,更新された目標設定に対するこの反復プロセスを促す触媒となり,行為中の省察スキルを長期にわたって促進することができる。

教育の原則と実践

　学習者が自主型,目標重視型,問題指向型または実践指向型であり,その学習がこれまで学んだスキルや知識への深い認識を即時に含む場合,その学習はより効果的になるという知見は,教育者間の一般的な考えであるが,議論の的でもある（Knowles, 1984 年, 1988 年；Norman, 1999 年；Brown, 2001 年）。社会的学習理論によると,体験学習ならびに観察とモデリングが新しい行動やスキルを身につけるために必要である（Bandura, 1970 年；Vygotsky, 1978 年）。発達的視点は,生きた事前知識のうえに新しい知識が結合されることで,最もよく学

体験学習サイクル

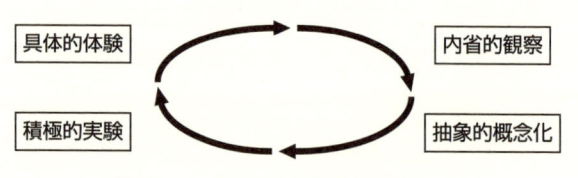

```
具体的体験  →  内省的観察
   ↑              ↓
積極的実験  ←  抽象的概念化
```

図 12-1　Kolb による体験学習サイクル

習がすすむことを示唆した。このような知識の積み上げには，そのプロセスのために特別に設けられる熟考時間が必要である。学習が最もよくすすむのは，学習者が積極的に個別の意義を見出す場合である（Kinzie, 2005 年）。というのも，それにより，学習が表面レベル——外部評価目的のためだけに示される——にとどまらず，内在化されうるからである。

　目標重視型学習，学習者中心型学習および体験学習は，効果的学習が行われる状況に必須な要素である。特に外来医療における学習を検討した Kolb（1984 年）の研究および Smith と Irby（1997 年）の研究によれば，体験学習とは具体的な個人的経験，省察，抽象概念，一般化，そしてその学びの含意を検証することを含む周期的プロセスであるという（図 12-1 参照）。このプロセスの中心には，省察が臨床業務の経験を学びに変えるという仮説がある。したがって，ポートフォリオ作成における重大な知的作業とは，経験の記述をその経験から得た学びの理解へと変えることである。

　教育者は，さまざまな環境下で学習者がプロとして上手に行動できるようにする「深みのある」学習を促進するための効果的な手段として，ポートフォリオを推進する（Snadden と Thomas, 1998 年）。学習者が自身の経験をもっと楽に解釈できるよう，その経験を学習活動と結びつけることで，深みのある学習が可能になる。事象を省察・解釈する学習者を支援することで，彼らに，解釈の根底にある原則・考え・概念を認識させることができる。

第 12 章 プロフェッショナリズムを評価するポートフォリオの使用

医療におけるポートフォリオの使用

英国の教育者は医療専門職におけるポートフォリオの開発の先駆者である（Snadden ら，1999 年；McMullan ら，2003 年）。医学部から CME まで医療トレーニング・医療業務の各レベルで，ポートフォリオは実行されてきた。早期予備研究において，英国の Postgraduate Education Allowance（PGEA）は CME の要件を満たす柔軟な標的手段としてポートフォリオを用いた実験を行った（Challis ら，1997 年；du Boulay, 2000 年；Mathers ら，1999 年）。この研究において，それぞれの医師は，自身の学習目標を同定し，どのようにしてその目的を達成し実証するかについて大まかに述べた。医師は各々指導者と面談し，適切な目的および目的を達成するための現実的手段を検討した。このプロセスに組み込まれている構造的省察は，従来の講義中心の CME コースで教育者が取り入れる受動的アプローチとは一線を画す強みとみなされた。

当然のことながら，PGEA の経験において同定された欠点とは，時間および指導者の可用性であった。しかし，参加者が達成した深みのある学習と個人的熟達は，取り組む価値が十分にあると感じられるものだった。さらに，認定機構は臨床医の生涯教育を評価する際に実体性のあるものを検討することができた。CME 単位の出欠表の署名（現在のモデル）以上に，ポートフォリオは医師のプロらしさの開発を観察する手段を提供する。

ポートフォリオに基づく評価の信頼性を実証しようとした O'Sullivan らは，州立大学医学部の主要な関連団体で行われた精神科研修医教育プログラムにおいて実証プロジェクトを運営した（O'Sullivan ら，2002 年；Cogbill ら，2005 年）。研修プログラムは，研修医に自身の能力が最も良く発揮された仕事を示させる「展示」ポートフォリオを要求した。このモデルでは，研修医は事例や経験から，特定の精神科スキルを最もよく表すものを選択する。研修医は，そのケースがなぜ能力の発揮であるのかを記述し，添付書類がどのようにこの見解を裏づけるかを説明する，内省的自己評価を端的に書く。トレーニングを受けた評定者がポートフォリオを採点した。研究者は 5 つのポートフォリオ項目が学習者の

信頼性のある評価を遂行するために必要であることを実証した（O'Sullivan ら，2002 年；Feldt と Brennan, 1989 年；Reckase, 1995 年）。さらに，評定者が個々の評価手法のトレーニングを受けていた場合には，ポートフォリオの各項目において 2 名の評定者だけで十分だった。ポートフォリオは他の評価手法（例えば，ビデオテープによる検討，同僚フィードバック，省察の記述）の一部として構成されているため，個々の手段の妥当性および信頼性は全体に適用される。

　Ben-David ら（2001 年）は，ダンディ大学医学部でポートフォリオを用い，成果に基づいたカリキュラムの 12 の学習成果に関して，医学部生の達成度を評価した。プロフェッショナリズムに関連した成果に具体的に含まれるのは，（内省的実践を通して実現された）自己認識，（自己評価の能力で実現された）自己学習，（プロらしさの開発，キャリアの選択，責務に影響を及ぼす内部因子と外部因子についての認識を通して実現される）自己ケアである。学生に対して，12 の学習成果すべての達成についてのエビデンスを含んだポートフォリオを構築し，口頭試験手順で自身の選択を擁護するよう求めた。ポートフォリオは標準化された基準を用いて独立した試験官によって検討され，学生の最終試験の必須要素とされた。卒業できるか否かは，合格点を獲得できたかどうかによった。学習を省察し，その成果を最もよく実証する方法を決定するよう学生に求めることは，ポートフォリオ評価を他の評価手法から切り離すプロセスの要素のひとつである。

　医学教育の評価手法としてポートフォリオを用いることをさらに正当化するのは，卒後医学教育認可評議会（ACGME）による使用可能な評価手法の推薦レビューに，最近ポートフォリオが含まれたことである。ACGME が定義した中核的要件を満たす研修医プログラムにおいて，ポートフォリオは，文書という形で，介入と評価というふたつの選択肢を提供する。利害に大きくかかわる評価ですら，ポートフォリオの射程内に入ってきつつある。米国内科専門医学会〔ABIM〕はポートフォリオを最も早く探究した機関のひとつであった。今でも，ABIM は再認定の手段として，医師のプロフェッショナリズムについての同僚評価および患者評価を使用できるとしている。米国家庭医療学会（ABFP）は再認定および認定を維持するためのエビデンスのために，実践に基づいた規

範的な試験ならびに患者評価・同僚評価の編集を開始している。ABFPは, 研修医ポートフォリオを医師認定の要件とすることを計画している。

ポートフォリオとプロフェッショナリズム

　プロフェッショナリズムのカリキュラムを向上させるための最近の動きについて, それが学習者の経験の実態変化を促すためというよりも, むしろACGMEの要件を満たすという関心にのみ動機づけられていると批判する著者もいる (WearとKuczinski, 2004年)。プロフェッショナリズムを構成する概念が, 意味のある行動変化や評価測定を実行するにはあまりにも高尚あるいは抽象的なままであることに着目する者もいる (WearとNixon, 2002年)。これらのもっともな懸念があるにもかかわらず, ポートフォリオは, プロフェッショナリズムの指導・学習を信頼できるものにし, 教師と学習者両方の体験に根差したものにする可能性のある手法である。

　プロフェッショナリズムとは, 適切な知識・スキル・態度の能力あるいはそれらの駆使と, 変化に対応し, 新しい知識を生み出し, 向上を継続するための適応力の両方を意味する (FraserとGreenlagh, 2001年)。プロフェッショナリズムは, 一連の原則への希求, これらの原則を臨床ケアの状況に賢明に適用する能力を含む臨床能力, コミュニケーション能力の基盤のうえに構築される (ArnoldとStern, 本書)。プロフェッショナリズムは生涯学習・自己評価・卓越性への献身を必要とする発達的・一時的・状況依存的スキルとみなされている。複数選択式問題およびパフォーマンスに基づく評価は, それぞれプロフェッショナリズムに関する基礎的知識と基礎的スキルを評価するのに有用な手法である。学習者の臨床業務におけるこれら属性の適用, 複雑な臨床状況において対立する複数の価値の中から選択する能力, さまざまな状況においてこの知識を日常的に適用する能力を確認するための方法がさらに必要である。

　学習者が目指す行動とプロらしい行動の一致をもたらそうとする試みを促進 (または抑制) する体験学習プロセスを記録するという課題に, ポートフォリオは十分に適している。ポートフォリオの要素を使えば, 実際の状況下において

学習者が達成したことを捉え，信頼のおけるエビデンスと有形の制作物を用いてそれらを記録することができる（Snaddenら，1999年）。さらに，ポートフォリオプログラムは，実践およびトレーニングで通常みられるが，めったに同定や議論されることのないプロフェッショナリズムの問題を，学習者が同定し，理解し，取り組むことを可能にするのに役立つ。

実践におけるポートフォリオ：PERL プログラム

ワシントン大学における学習を省察する評価ポートフォリオ〔PERL〕（Portfolio of Evaluation for Reflection on Learning）プログラムは，学習者主導型省察と評価から成る統合システムを構成する。PERL プログラムを予備実験として導入した内科の継続外来診療には，約 45 名の研修医と 15 名の学科の指導教官がいる。研修医は，3 名または 4 名の研修医と教員から成る指導グループに組み込まれる。PERL は必須なプロフェッショナル・スキルを促進・評価することを目的としてつくられた。プログラムは学習者主導型で，統合的，包括的であり，学習者のニーズに適応したものである。頻繁に使用される要素は表 12-1

表 12-2 研修医の PERL ポートフォリオの項目

初期目標ワークシート
目標追跡ワークシート
重大事象型叙述
短縮版-CEX 構造観察
目標設定および自己評価についての研修医が面接をうけているビデオ映像の CD-ROM 編集
エビデンスに基づく医療臨床問題の提示
前臨床カンファレンス自己評価
前臨床カンファレンス指導者評価
同僚フィードバック・ワークシート
学習に関する自己要約
学期自己評価
研修医/担当医会議の要約
全体的な科の評価

および 12-2 で示す。ポートフォリオ実行のモデルとして,ここでは PERL を取り上げる。

効果的ポートフォリオの基本的要素

　ポートフォリオの実行はプログラムの必要性および教員の選好によって現場ごとに異なるだろう。教育的評価での経験は,ポートフォリオ評価プログラム成功のカギとなる特徴を強調する (Gredler, 1996 年; Fenwick と Parsons, 2000 年)。我々は最近の報告において,PERL プログラムの経験に基づき,教育文献から,成功したポートフォリオの5つの基本的要素を抽出した(表 12-3 参照)。ポートフォリオ導入の際のあるべき精神について述べるために,これら基本的要素の各々について論じ,次いで実行に関する実際的なヒントを論じたい。

ワーキング(自己省察の)・ポートフォリオとパフォーマンス(評価されたことの)・ポートフォリオ,それぞれにガイドラインを作成する

　効果的なポートフォリオは,それが果たすふたつの機能を明確に分離している。正直な自己評価を促すために,プログラムは個別のワーキング・ポートフォリオとパフォーマンス・ポートフォリオに分けられる。前者は(指導官からの指導により)自己設計目標に対する進歩を省察し,後者はポートフォリオの表示を介して成果を強調する。形成的部分,すなわちワーキング・ポートフォリオは,学習者がプロらしさの発達を構築し実証するのに関連があると思われるあらゆるエビデンスと内省的作業から構成される。ワーキング・ポートフォリオは割り当てられた活動を含むことが可能で,検討のために提出される項目を必要とするかもしれないし,同僚・教員からのフィードバックやコメントを含むこともある。プロフェッショナリズムの特定の側面を開発するために学習者を支援するという点において,この段階でのポートフォリオに関する指導官のフィードバックは形成的な目的をもつ。

　総括的フィードバックとは,ワーキング・ポートフォリオの,どのエビデンスをこれまでのプロらしさの発達の累積的状況として提示すべきかについて,

表12-3 成功したポートフォリオ・プログラムの要素（PinskyとFryer-Edwards, 2004年）

ワーキング（自己省察の）・ポートフォリオとパフォーマンス（評価されたことの）・ポートフォリオの個別のガイドラインの設定
学習およびフィードバックの支持的環境の促進
自己評価発達と指導スキルのための促進
観察および反復目標設定により，長期にわたる進度を表示する
構造的自律性による学習者の発達の支援

学習者が評価を行うことである。この最終成果が，パフォーマンス・ポートフォリオである。学習者がこの最終成果で，どの作業を提示するかを決定するときに，重要な内省的自己評価の作業が行われる。

プログラムは，どのくらいの間隔でそのような成果を求めるか，といった一連の決定を行うことができる（例えば，年4回，1年の最後，または6週間のローテーションの最後，など）。プログラム実行が成功するための重要な課題は，学習者にふたつのポートフォリオが異なった目的をもっていると明確に認識させることである。学習者は，パフォーマンス・ポートフォリオのために適切な選択を行えるよう評価スキルを磨く一方で，ワーキング・ポートフォリオの発達的利点を十分得られるよう用心深く，そして率直でなければなければならない。

学習およびフィードバックのための支持的環境の促進

安全で学ぶ者を元気づけるような学習環境を積極的に開発しなければならない。このひとつの方法は，教員・研修医が診療室を経験・知識のレベルの異なる同僚と接触する学習コミュニティーとして概念化することである。PERLプログラムで，この枠組みが，必要な学習者の安全性を構築するのに，必須であることが分かった。さらに，この安全性は，コミュニケーション・スキルの指導，およびコミュニティーにおいてフィードバックが定期的に行われることにより強化されていく。

フィードバックを与え求めるトレーニングを恒常的に何度も行うことを，研修医と教員の両者に推奨したい。定期的なフィードバックおよび即応的なフィ

第 12 章　プロフェッショナリズムを評価するポートフォリオの使用

ードバックは，文化的期待——参加者のスキルを向上させるだけでなく，フィードバックを受ける態度を変化させるという文化的期待——になるべきである。フィードバックトレーニングは，フィードバックの仕方の具体例および実践の機会を提供する場合に，特に効果的である。教員が研修医に対して自分の診療スキルに関するフィードバックを定期的に求めることで，同僚性は強化される。教員・研修医が研修医を評価する際に，同一フィードバック票（前臨床カンファレンス指導評価，同僚フィードバック・ワークシート）を使用することで評価的均衡（第 1 章参照）を実現し，同僚間の協調関係が広がっていく。

自己評価発達と指導スキル発達の促進

　効果的な自己評価スキルは，良い医師になるために不可欠である。これらを学習することは可能であるし，実際に学習する必要がある（Gruppen ら，2000 年）。学習者・指導者は両者とも，自己評価スキルのトレーニングが必要である。その後，これらのスキルは外部のフィードバックおよび評価との比較によって調整される。

　自己評価は知識・スキル・態度の領域を含み，体験学習・フィードバック・省察によって開発される。また，学習者と指導者の正直さ，そして欠点や長所を同定し，明らかにする能力が重視される文化的環境において，その開発は促進される。これは，学習者（および教員）の欠点を認めないことが有利に働く伝統をもつ医療分野においては，難題となりうる。組織の環境や学科の環境を変えるために，指導官は洞察と正直さを実演することで，この行動のロールモデルとなる必要がある。「診療室における時間管理」というディスカッションに参加するときに，教員が適時性を達成するヒントについて話すだけでなく，自分自身も目標達成が難しいということや，向上すべく，どのように取り組んでいるのかといったことを正直に他者と共有することは，とても有用であることが示された。

　省察は自己評価の重要な要素である。しかし，「内省的であること」について，研修医にわかりやすく説明しなければならない。PERL では，「レジデントであることの困難には，どんなものがありますか？」「自分の生活をより良いもの

にするためにやったことで，役立ったのはどんなことですか？」を検討させるなどの内省的演習を通し研修医を導くことで，内省的であるとはどういうことかを説明した。まずは研修医に省察がこのように簡潔なものであることを説明し，それから，「患者ケアにおいてミスを犯したときについてどう考えますか？」または「今月／今年のあなたにとって最も意味のある患者は誰ですか，また，その理由は何ですか？」に対する省察をさせて，彼らを洗練された熟考へと導くべきである（重大事象型叙述，表 12-2）。

　伝統的に，医学生は研修医のようにたくさんの臨床機会をもたず，教員の指導官と近くで働く機会もあまりないため，医学生を対象にしたポートフォリオの使用は難しい場合もある（注目すべき例外として；Baernstein ら, n.p.；Goldstein ら, 2005 年）。とはいえ，同様の作業で自己評価スキルを磨かせ，省察を促すことは可能である。プロフェッショナリズムに関連した問題について，医学生の省察を促すための質問を定期的にすることもできる。その質問の例は，「医師であることは，あなたにとって何を意味しますか？」「医師としての義務や期待は何だと思いますか？」「医学部に入学してから，あなたは何を失い，何を得たと思いますか？」「現在，患者との面接において，あなたが感じる最も難しい点は何ですか？　最も良い部分は何ですか？」などである。

長期にわたる観察と目標の反復設定を通して作った進度表

　プロとしての成長についての洞察を深めるために，上で論じた内省的質問を再び取り上げてもよい。学生や研修医に，医師としての期待・立場について再び取り上げるよう求めることは，シニシズムの出現とそれによる破壊を察知するために重要である。身についたスキルについて繰り返し尋ねること，進度を図表にすること，新しいゴールを設定することは，学習者に自分が成長しているという認識をもたらす。この種の省察を促すために学習者の方向づけは，「誰が最もよい医者ですか？」と尋ねる競争的スタンスから，「どうすれば自分が最高の医者になれるでしょうか？」と尋ねる発達的スタンスへと変えられた。研修医は仕事を学習プロセスとしてみるよう指導され，ポートフォリオ項目は長期にわたり，プロとしての発達を強調する役割を果たす（例えば，表 12-2，初期

第12章　プロフェッショナリズムを評価するポートフォリオの使用

目標ワークシート)。

　研修医にされた質問には「あなたの目標は何ですか？」「どのようにして目標達成しますか？」「目標が達成できたことをどのようにして知りますか？」が含まれていた。個々の研修医は，「私の目標はもっと読んで，より学ぶことである」から「私は外来医療で診られる一般的徴候についてもっと知りたい。自分が診た患者または医療記録検討で我々が議論した患者すべての記録をとり，知らないものがあった場合，特にそれについて調べている。次いで，私は将来の患者を追跡し，その疾患について現在十分に精通しているかどうか評価する」まで，異なったレベルの目標設定スキルをもつ。研修医は，目標を進度評価が測定できる単位にまで分けなければならない。「後期研修医として，私はチームにとって，より良い教師になりたい」よりむしろ，彼らは「私は毎週違ったアプローチを試み，彼らに対してどのアプローチが最善だったのかをインターンや学生に調査する予定である」などの計画を考案したり，指導評価を評価したり，または違ったアプローチを用いてチームの知識向上率を観察したりすることが可能である。

　グループとしての目標設定の議論（例えば，診療カンファレンスの間）の議論は，すべての参加者における目標設定スキルのレベルを上げるのに役立った。例えば，「あなたが尊敬する研修医は誰ですか？　その研修医のどんな面を尊敬していますか？　その尊敬する点は，あなたもうまくやれている点ですか，それとも，向上してそのようになりたい点ですか？　それをなすにはどうすればよいか，意見を出し合って考えなさい。これは本を読んで学べることなのでしょうか，それとも尊敬する研修医と話し，彼らを観察したほうがもっとよく学べるのでしょうか？」といった指導官や同僚からの質問は，省察およびさらに意味のある目標設定を促進する。PERLプログラムは目標設定に的を絞った年次の研修医討論会を開催することにより，このスキルの重要性を伝えた。発達上のどの段階にいるのかについては，反復プロセス——行為に先立つ省察が活動前の目標（「私がこのビデオ録画から学ぼうと思うこと」）を形成する——として構成された目標設定をもつことでわかりやすくなり，行為後の目標に関する省察は次の目標への刺激となる（「私が今，取りかかろうとしていることは…」；Pinsky と Wipf, 2000 年)。

構造的自律性による学習者の発達支援

　指導官とのディスカッションを通じて，研修医は，ポートフォリオの省察に基づいた知識の理解を深め，その知識の範囲を拡大させる（例えば，表12-2，学期自己評価）。研修医のプロとしての発達は，ポートフォリオの啓蒙的規定項目を提供すること，診療時間中・時間外に指導会議を行うこと，および個々の目標・成長に向かって取り組む際に，学習者中心を維持することによって促進される。

　教員の指導官は，形成的フィードバックおよび総括的評価の両方に関与する。Ende（1983年）は，フィードバックを情報の伝達と定義し，評価を判断の伝達と定義して，フィードバックと評価を区別する。ポートフォリオ評価においては，両方のアプローチが使われる。教員がフィードバックを与える際には，研修医の自己評価能力を促進し，変えるべき点や改善すべき点について自ら結論を出せるような情報を提供する。この責任の中心を学習者に置くことで，彼らが認識できる解決方法を選択することを保証し，それにより導入の可能性を増大させる。これらの自己評価スキルは，良い医者になるために必要な生涯学習にも適用される。指導医はケアの基準が研修医によって満たされていることを保証する責任があり，また，研修医に必要な特定のスキルを認識させ，目標の優先順位をつけさせるための判断力が求められる。研修医が最低基準しか満たしていないときに，指導医が研修医の改善への取り組みを手助けする，というのはよくある状況である。ポートフォリオ・プロセスが発する包括的メッセージは，ただ単に「合格」することが目標だ，という医学生がいるかもしれないが，成功した医療キャリアの抱くべき目標は卓越性への取り組みである，というものである。卓越性の価値および実践を教え込むことは，指導会話の焦点の一部であり，また研修医プログラムという文化の義務でもある。

ポートフォリオ・プログラムを実行するヒント

　ポートフォリオの要素は教育的状況によって異なるが，ポートフォリオ評価

表12-4 ポートフォリオ実行を成功に導くための実践的ヒント

ポートフォリオの要素の決定
指導システムの構築
教員の賛同の確保
学習者の抵抗の予期
ポートフォリオを既存の学習活動への盛り込み
成果および評価戦略の計画

の文献（Challis, 1999年）およびPERLの経験は，ポートフォリオ・プログラムを実行する際に使われるいくつかの実践的段階を示す（表12-4参照）。

ポートフォリオの要素を決定する

研修医が有するほとんどすべての意味のある経験の記録や省察は，ポートフォリオ項目として用いられる。プログラム実行者が育成し捉えようとしている無形の知識，スキル，態度を例証する具体例について，独創的かつ柔軟に考えることは重要である。

指導システムの構築

ポートフォリオは，フィードバックを提供し，ファシリテーターとなる教員を用い，評価の構造的自律性モデルに依存しているため，学習プロセスを指導する役割を果たす教員をまず探し出さなければならない。指導システムの確立は，この役割の責務を担うことに興味をもつ教員を募ることから始まる。そうすることで，ひとりの責任者がほとんどの仕事を担うのではなく，仕事を共有することが可能となる。評価について共同責任を担う場合の潜在的限界として，プロセスが拡散し，測定のばらつきが出やすくなる可能性がある。一貫性のある評価手法の開発，語彙の共有，検討構成，共通の実践と同様に，教員の職能開発は重要となる。ポートフォリオを評価手法として使用するために，教員は，トレーニングの各レベルにおいて能力の設置基準に合意し，評定者間の信頼性を保証するために評価尺度を調整しなければならない。

良い教師になるためには，時間とトレーニングが必要なように，教員には指

導スキルに的を絞った能力開発がしばしば必要である。これには，効果的なやり方でフィードバックを行うスキル，および学習者が自力で適切に目標設定できるよう手助けするためのいくつかの基本的スキルが含まれる。また，指導役割の教員に必要な指導や指針といったことについて，より哲学的にみるという視点の変更も必要である。ポートフォリオを使用する場合，教員の指導官は従来の教師としてではなく，進行役またはコーチの役割を担う。このような指導に必要な時間とその埋め合わせについての教員の懸念や，「よく知られ選ばれた賢者」という指導官の従来のイメージとの認知的不調和，このシステムにおいて，ますます多様化する「AMA」〔米国医師会〕の役割——（担当）指導教師・指導官・擁護者としての役割——について，ディスカッションを通じて対処することは有用である。

教員の賛同の確保

　最良の成果が出るようにし，かつ参加を促すために，教員は計画プロセスの早い段階で採用すべきである。プログラムは試験的に行うものとして構成されるべきであり，枠組みを構成する考えは，教員が戦略的計画に対して意見を述べ参加ができるような「仕掛品」形式で提示されるべきである。教員自身，研修員，システムの視点からポートフォリオ・システムの利点および難題についての教員の考えを取り入れること，解決法について意見を出し合ってもらうことは有用である。PERLは，ピカソの進化した自画像を取り上げたスライドによるプレゼンで，自分の作業を省察するプロセスが，最終的にプロとしての成長をもたらす新しい個人的目標を作り出すためにどのように用いられているかを教員に経験させた。

　グループの中の最も優秀な人材を探し出したり，支援母体をつくるためにあえて「釈迦に説法」的な話をしたり，教員が抱く懸念に対してトレーニングを提供するなど，「変革推進者」を増やすための典型的な手段を用いることにより，成功の可能性は格段に上昇する。教員がすでに出席した会議では，観察，省察，目標設定，フィードバック・スキルに関するPERLの教員教育が行われた。そのおかげで，教員は学習者を支援する心構えができ，またその能力があると感

じた。ポートフォリオを使うには，新しいスキルと教師の役割の文化変容が必要だと明示的に認識することで，教員はその変化を受け入れやすくなる。

学習者の抵抗の予期

あらゆる教育的介入と同様に，学習者は，活動で得られる利点を理解できればできるほど，全力で参加するようになる。ポートフォリオの成果は時間——学習者が目標設定，フィードバック，省察の利点を経験する時間——をかけてもたらされる。すでに忙しい学習者のスケジュールの中で，ポートフォリオ関連の活動が「多忙な作業」としてすぐに退けられてしまうことのないよう，余分な作業として認識した物事に対する学習者の抵抗を最小限にするために，ポートフォリオ関連の要素を既存の活動に，個別にかつ慎重に導入するのがよい。このように内密に導入することで，ポートフォリオ・システムとして正式に命名される前に，学習者はポートフォリオ活動の価値を経験する時間を十分に与えられることになる。PERL は，ポートフォリオの目的の紹介を兼ねて，本章の始めに紹介した *Scrubs* の短いシーンに関するディスカッションに研修医を参加させた。

具体的には，ポートフォリオ作業は，各計画された期間の初めに，学習者がワークシートに目標のアウトラインを書き込むことで始まる。指導員との会話を通して，学習者は目標を達成し得る手段，および目標を達成するための提案を同定する。適切な特定の目標を設定することは難しく，練習が必要なことが多いので，教員の指導員と一緒に作業することは重要である。目標の達成に役立つ経験を同定し，目標を達成したかどうか知るための明白なエビデンスを同定する作業を通して，さらなる目標の改良と新しいレベルの特異性に至ることができる。学習者は，このワークシートを定期的に用いて目標に向かってどれほど進歩したかを追跡し，特定の指定された時——普通は，期の終わり——に教員の指導官と一緒に目標を再検討する。PERL プログラムにおいては，これらの活動を前臨床カンファレンス・スケジュールに組み入れることで，ワークシートを完成し議論するための時間が特別に設定されていたために，暇をみつけて行う余分な書類事務にはならずに，研修医と教員の参加を促すことができた。

学習者の承諾を得るには，教育的プログラムの早期にこれらを開始することが重要である。我々の経験では，この新しいアプローチに後期研修医が参加するのは少々時間がかかるものの，時間をかければ実践は定着する。ポートフォリオを，単にプログラムの一部として——研修3年目に追加されるのではなく——インターンシップ時に使い始めた場合，ポートフォリオによって学習者は習慣が養われ，成功を経験し，その後においてもポートフォリオを支持するようになる。

ポートフォリオを既存の学習活動に盛り込む

ポートフォリオの活動を，既存の指導および学習の時間割に組み込むことで，教員の賛同が増え，学習者の抵抗を最小限にすることができる。ポートフォリオを構成する活動を行い，目標設定作業を実施し，内省的実践をするには，時間がかかる。しかし，それらの多くは既存の教育課程ですでに行われているので，ポートフォリオの一部として簡単に形を整えることができる。上で述べたように，前臨床カンファレンスにおいて目標設定などの活動に特定の時間を取ることは，学習者の省察スキルおよび目標設定スキルを開発し，作業の臨床的効果をみる機会を増やすのに役立つ。

成果および評価戦略の計画

学習環境が大きく変わる場合は，縦断的成果を追跡するためのプロセス評価およびシステムの導入について考えるべきである。研修プログラムまたは学校がポートフォリオ・プログラムの効果を知りたい場合には，実行の前後で特定の測定法を実施すべきである。測定可能な領域には，学習環境（学習者・教員の両方の態度の測定），学習者の自己評価スキル，学習者の目標設定スキル，学習者の自律性，学習者の臨床スキル，指導における教員の態度，復職データが挙げられる。PERLでは，評価システムを積極的に計画しなかったことや，既存の評価システムにおける研修医・教員に関するベースラインデータが不足したことのために，変化の効果の主観的推定値のポートフォリオ導入後解析には限界があった。評価計画を積極的に開発すること，およびポートフォリオ導入前

第12章　プロフェッショナリズムを評価するポートフォリオの使用

後で，関心項目を比較するためのベースラインデータを収集することの重要性を過少評価すべきではない。

実行後には，学習者と教員にポートフォリオの有用性について質問したくなることだろう。例えば，「プロセスの開始・継続にこれだけ時間をかけるくらいの価値があるのか？」など教員が学習者のパフォーマンスの向上を認めるかどうかを判定する，さらなる評価も行える。

考察

教員の懸念

学習者と同様，教員にとってもこのプロセスは従来よりも時間を要するものであるため，教員にプロセスを受け入れてもらうことがその実施に必要である。その方法のひとつとして，評価戦略を含む現在のカリキュラムの取り組みを再検討し，ポートフォリオが既存の作業とどのように重なるかを検討することがある。よく練られたポートフォリオ計画により，数名の異なる教員の活動をひとつに統合できる可能性がある。例えば，臨床の教員が，ビデオテープの検討，ベッドサイドの発表に関するフィードバックの提供，文献検討課題の配布，患者の評価の批評，学習者に関するフィードバック情報をスタッフから非公式に受け取ることをすでに行っているのなら，これらの活動は学習者によってすべてまとめられて，一度に提出することができる。

ポートフォリオ活動シートの配布・回収，ビデオ録画，学期ごとの自己評価会議のスケジュールを立てて支援するサポートスタッフがいれば，教員の負担は減る。教員およびサポートスタッフがポートフォリオ活動に費やす時間については，現在の活動を減らして時間を空ける，または金銭的に補償するなど，負担に対して相応になるよう考慮すべきである。

さらなる管理の問題を検討しなければならない。ポートフォリオは，各プログラムに利用可能な手段に応じて，書面式または電子式がある。書面によるポートフォリオの場合には，ポートフォリオの継続的保管について，組織で保管

する（書類をストックする空間と安全なファイリング・システムを必要とする）のか，それとも学習者が保管するのか（資料が失われるリスクが多い）を決定する必要がある。

学習者の懸念

　PERL において，ポートフォリオの管理は，学習者に委ねられている。これは学習者によっては問題であるが，我々はポートフォリオを学習者が管理することは，その成功のために重要であると考えている。教員は，学習者が許可を与えたポートフォリオの一部にのみアクセスすべきである。この制限は，基準が満たされていることを保証するために，全データに容易にアクセスしたい教員や管理者にとっては苛立ちを感じるものであろう。プログラムの中には，実施上の理由からポートフォリオを中央で管理することを決定したものもある。PERL プログラムの目的に照らすと，学習者がポートフォリオにおいてオープンに省察し，かつ成功と同じくらい積極的にミスや欠点をさらけ出しても十分安全であると感じることは重要であった。良好な指導関係においては，すべての形成的要素は確実に共有されるものである。ポートフォリオの形成的目的と総括的目的を明確に区別することもまた有用である。

結論

　ポートフォリオ・システムの動的かつ柔軟な性質は，プロフェッショナリズムの多面的かつ複雑な性質の評価に十分適している。ポートフォリオの評価手法の場合，評価の作業自体が，省察および自己評価など，プロフェッショナリズムの必須要素であるスキルと特徴を磨く。ポートフォリオの開発的かつ縦断面的性質は，学生・教員の双方が長期にわたる進歩について観察することを可能にする。そのような包括的システムにつぎ込まれた時間は，有意義なプロとしての発達という成果をもたらす。

第12章　プロフェッショナリズムを評価するポートフォリオの使用

参考文献

Bandura A. Social Learning Theory. Englewood Cliffs, NJ: Prentice Hall, 1970.

Beecher A, et al. Use of the Educator's Portfolio to Stimulate Reflective Practice Among Medical Educators. Teach Learn Med 1997; 9(1): 56-59.

Ben-David MF, Davis MH, Harden RM, et al. Portfolios as a Method of Student Assessment. Med Teach 2001; 23(6): 535-551.

Black L, Daiker DA, Sommers J, Stygall G, eds. New Directions in Portfolio Assessment: Reflective Practice, Critical Theory, and Large-Scale Scoring. Portsmouth, NH: Boynton/Cook Publishers, Inc., 1994.

Brown JO. Know Thyself: The Impact of Portfolio Development on Adult Learning. Adult Educ Q 2001; 52(3): 228-245.

Challis M. Portfolio-Based Learning and Assessment in Medical Education. Med Teach 1999; 21: 370-386.

Challis M, Mathers N, Howe A, Field N. Portfolio-Based Learning: Continuing Medical Education for General Practitioners—A Mid-point Evaluation. Med Educ 1997; 31: 22-26.

Cogbill KK, O'Sullivan PS, Clardy J. Residents' Perceptions of Effectiveness of Twelve Evaluation Methods for Measuring Competency. Acad Psychiatry 2005; 29(1): 76-81.

du Boulay C. From CME to CPD: Getting Better and Getting Better? Individual Learning Portfolios May Bridge Gap Between Learning and Accountability. BMJ 2000; 320(12): 393-394.

Ende J. Feedback in Clinical Medical Education. JAMA 1983; 250: 777-781.

Epstein RM. Mindful practice. JAMA 1999; 282(9): 833-839.

Feldt LS, Brennan RL. Reliability. In: Educational Measurement (Linn RL, ed.). 3rd ed. New York: American Council on Education, 1989; 105-146.

Fenwick TJ, Parsons J. The Art of Evaluation: A Handbook for Educators and Trainers. Toronto: Thompson Educational Publishing, 2000.

Goldstein EA, Maclaren CF, Smith S, Mengert TJ, Maestas RR, Foy HM, Wenrich MD, Ramsey PG. Promoting Fundamental Clinical Skills: A Competency-Based College Approach at the University of Washington. Acad Med 2005; 80(5): 423-433.

Gredler ME. Program Evaluation. Englewood Cliffs, NJ: Prentice-Hall, 1996.

Gruppen LD, White C, Fitzgerald JT, Grum CM, Wolliscroft JO. Medical Students' Self-Assessments and Their Allocations of Learning Time. Acad Med 2000; 75(4): 374-379.

Irby DM. How Attending Physicians Make Instructional Decisions When Conducting Teaching Rounds. Acad Med 1992; 67: 630-637.

Jones JE. Portfolio Assessment as a Strategy for Self-Direction in Learning. New Dir Adult Cont Educ 1994; 64(winter): 23-29.

Kinzie MB. Instructional Design Strategies for Health Behavior Change. Patient Educ Couns 2005; 56(1): 3-15.

Kolb D. Experiential Learning. Englewood Cliffs, NJ: Prentice Hall, 1984.

Mathers N, Challis M, Howe A, Field N. Portfolios in Continuing Medical Education—Effective and Efficient? Med Educ 1999; 33: 521-530.

McMullan M, Endacott R, Gray MA, Jasper M, Miller CM, Scholes J, Webb C. Portfolios and Assessment of Competence: A Review of the Literature. J Adv Nurs 2003; 41 (3): 283-294.

Norman GR. The Adult Learner: A Mythical Species. Acad Med 1999; 74: 886-889.

Parboosingh J. Learning Portfolios: Potential to Assist Health Professionals With Self-Directed Learning. J Cont Educ Health Prof 1996; 16: 75-81.

Pinsky LE, Fryer-Edwards K. Diving for PERLS. J Gen Intern Med 2004; 19(5 pt 2): 582-587.

Pinsky LE, Irby DM. If At First You Don't Succeed: Using Failure to Improve Teaching. Acad Med 1997; 72(11): 973-976.

Pinsky LE, Monson D, Irby DM. How Excellent Teachers Are Made: Reflecting on Success to Improve Teaching. Adv Health Sci Educ 1998; 3: 207-215.

Pinsky LE, Wipf JE. A Picture Is Worth a Thousand Words: Practical Use of Videotape in Teaching. J Gen Intern Med 2000; 15(11): 805-810.

Schon DA. The Reflective Practitioner: How Professionals Think in Action. New York: Basic Books, 1983.

Simpson D, Beecher AC, Lindemann JC, Morzinski JA. The Educator's Portfolio. 4th ed. Milwaukee: Medical College of Wisconsin, 1998.

Smith C, Irby DM. The Roles of Experience and Reflection in Ambulatory Care Education. Acad Med 1997; 72(1): 32-35.

Snadden D, Thomas M. The Use of Portfolio Learning in Medical Education. Med Teach 1998; 20: 192-208.

Snadden D, Thomas M, Challis M. The Use of Portfolio-Based Learning in Medical Education. AMEE Medical Education Guide No. 11 (rev.). Dundee, Scotland: Centre for Medical Education, 1999.

Westberg J, Jason H. Fostering Learners' Reflection and Self-assessment. Fam Med 1994; 26: 278-282.

Westberg J, Jason H. Fostering Reflection and Providing Feedback: Helping Others Learn from Experiences. New York: Springer, 2001.

Admission to Medical School: Selecting Applicants With the Potential for Professionalism

第13章
医学部への入学：プロフェッショナリズムの可能性を秘めた志望者を選ぶ

Norma E. Wagoner

　医学部志望者の選抜については，それを科学的に行うために，長年にわたって数多くの試みがなされてきた。未来の医師に我々が望むような資質をもった学生を選ぶプロセスを作成する取り組みにより，豊富な文献，無数のディスカッション，妥当性・信頼性をもった選択基準についてのかなりの論争がもたらされた。長年，医学部の入学審査委員会による選抜は，認知的測定法に頼ってきた。しかし，学問的リーダー，ヒューマニズムとプロフェッショナリズムの提唱者，そして社会の人々は，認知的スキルだけでなく，良好なコミュニケーション能力・思いやり・敬意・共感・利他主義を含むプロらしい資質をもつ医師を支持してきた。彼らの意見は医学部に対して，能力と思いやりのある医師となる属性をもつ受験者を選ぶ方法を探すよう促してきた。過去数年間にわたり医学部は，プロフェッショナリズムのポテンシャルを秘めた，より多くの学生の入学を確保するために，非認知的基準を体系化し採用することに重点を置いてきた。
　学生選抜においては，常に効率と公平が目指される。入学審査委員会が選択

プロセスを効率化することは比較的容易だが，公平性の確保はより難しいことがわかった。望ましいプレプロフェッショナリズムの資質をもつ志望者を選ぶような場合には，特にそうである。入学審査委員会のメンバーは，そのような志望者を入学させる重要性に基本的には同意するものの，どのような前医療的行動がプロフェッショナリズムの特定な側面に関連するのかについての合意を得るのは難しい。委員会のメンバー内でもさまざまな意見があり，メンバーがそれぞれにある変数を他の変数に優先させがちであるため，最適とはいえない基準ができてしまう。

　高いレベルのプロフェッショナリズムをもった医学部の卒業生の行動を容易に評価できるならば，これらの行動を用いて新入生を，より効果的に選択することが可能となるかもしれない。「この評価不足は，何がプロフェッショナリズムを構成するかについての合意が足りないせいではない。実際，将来の医師の特徴を同定するために設立されたあらゆる主要な国内委員会は，プロらしさの特徴に関するほぼ同様なリストを明らかにした」（Sternら，2005年，p. 76）。それよりむしろ，この評価の不足は，信頼性・妥当性のある測定手段がないこと，および入学から卒業以降までの学生を追跡するシステムが不完全であることの反映である。本書の他の章でプロフェッショナリズム評価の新しい手法，およびシステムについて述べたので，その考察をここで繰り返すことはしない。本章は，教員・患者・社会全体から期待されるプロらしい行動を身につけるであろう学生を選ぶための入学審査プロセスおよび情報源の使い方に注目する。

　本章は，医学部で使われる主な認知的測定法と非認知的測定法を検討する。そして，両方の測定法がプレプロフェッショナルな行動を発見するうえでどれほど有効かについて検討を加えた関連調査研究について報告する。本章で提唱されることは，入学審査プロセスのさまざまな側面における研究結果，および私自身の26年間の経験の両方に基づいている。また，プロフェッショナリズムの最も大きな可能性を秘めた新入生の数が増加することを目標にする，理想的な入学審査プロセスの解釈を提示したい。

第13章　医学部への入学：プロフェッショナリズムの可能性を秘めた志望者を選ぶ

入学の状況

　医学部の内的・外的因子は，人道主義的な学生を選び出す作業をややこしくする。

外的因子

評判
　学校が獲得する総志望者数は，大部分は学校の評判――全国の医学部におけるランクづけも含む――による。評判の良い学校は，学問的に上位の学生を呼び込むことができる。こうした学校は，成績優秀な学生が十分多数出願することがわかっているので，志望者を面接で審査する際に，より選択的になれる。結果として，成績よりもプロフェッショナリズムに注目することが可能となる。そういう水準にない学校は，学問的に上位の学生を呼び込むために懸命に戦わねばならず，したがって，広く望ましい特徴をもっている・いないにかかわらず，志望者を選抜することが多い。

U.S. News & World Report ランキング
　U.S. News and World Report 誌で毎年発表される医学部ランキングのパラメーターのひとつに，新入生の総合成績および医学部共通入学試験（MCAT）スコアがある。この発表結果は，認知的最高スコアを獲得した学生を採用するよう，学校に強烈なプレッシャーをかける傾向がある。医学部長と教員はこのリストに強い注意を払っている。自分の学校がある順位をとることを目標に掲げて，入学審査委員会にプレッシャーをかける医学部長もおり，プロフェッショナリズムに注目する余裕が制限される。

学生の可能性についての評価
　入学審査委員会は，大学の成績の良くない者や当初は集中力が足らず成熟し

きれていない者といった，優良な学業成績には届かない受験者を評価するのに苦労する。このふたつのカテゴリーにあてはまるような学生が，最終的には方向性を見出し，意欲的になり，大学の最終学年で良い成績を修めることがしばしばある。しかし，グレード・ポイント・アベレージ〔GPA〕は医学部で求められるパフォーマンス・レベルに達していない。委員会のメンバーが評価に苦慮する受験者のもうひとつのグループは，大学時代の成績が酷いものの，最終的に科学の修士号や博士号を取得するような者達である。また，最初の優れぬ学業成績の後，成績優秀で50時間以上の学士号取得後コースを取得したような者の評価は難題である。1回目のMCATで不可とされた後，2回目の試験においてスコアが改善する場合でも似たような問題が起こり，MCATを再度受けた際のスコアが，より妥当性のあるものなのかどうかという疑問も生まれている。入学審査委員会の多くは，利他主義に基づく真の情熱があれば，わずかに低いGPAやMCATスコアをもつ者でも成功できることを理解している。しかし一方で，*U.S. News and World Report*誌のGPAやMCAT低スコアが累積すると学校の全体ランキングに影響が及ぶかもしれないことを恐れて，その学生を受け入れない可能性がある。

州の経済的支援

　ほとんどすべての州は，州の居住者に医学教育をすることに対して，ある程度医学部に補償を行っている。クラスを州の居住者で満さなければならない公立医学部がたくさんある州での志望者獲得競争は，極めて熾烈である。学校は，「最良の学生」を呼び込むために，学校の最大の長所を示す継続的広報活動に投資する。入学審査委員会は，新しい各クラスのメンバーが，以前のクラスと同等か，より良い学問的・個人的プロフィールをもつよう，あらゆる取り組みを行う。総志望者数が減少した場合，人道主義的な学生を探すことよりも，クラスの定員を満たすことが目標となる。

志望者数の変動

　1997年から2003年までに総志望者数は22％減少したが，2003年から2004

第13章 医学部への入学：プロフェッショナリズムの可能性を秘めた志望者を選ぶ

年の総志望者数は，主に女性の志望者数が7％増加したため，2002年から2003年のコホートより3.4％増加した（AAMC Newsroom, 2003年）。志望者が過剰になった年の入学審査委員会は，望ましい基準を満たす学生の選抜レベルを引き上げる。志望者数が少ないときは，「最良」を呼び込む競争が激しくなり，定員を割らないことの必要性が他の考慮すべき点を押さえ込み，もっと競争率が高かった場合には，入学を許可されない学生でも，入学許可がおりる可能性がある。これは委員会においては，プロフェッショナリズムの側面を含む望ましい特徴を最優先事項とし続けるのが不可能であることを意味する。

認定の要件

Liaison Committee on Medical Education（LCME, 2004年）は，入学のプロセスの特定の基準を指定している。

1. 「各医学部は，志願候補者と大学指導教官があらかじめみることのできる，学生の選抜基準・選抜手順を開発しなければならない。」(p. 24)
2. 「医学を学ぶことが許可される学生を選抜する最終責任は，正式に構成される教員委員会に属していなければならない。」(p. 24)
3. 「各医学部は，新入生を選抜するために十分多数で，かつ国家レベルの資質を有する志望者の集団を確保しなければならない。」(p. 24)
4. 「医学部は，実力のある医師になるために必要な知識，高潔さ，個人的・感情的特徴をもつ学生を選ばなければならない。」(p. 25)

これらの要件を考慮に入れると，志望者 対 定員の比が入学審査委員会メンバーの懸念を呼ぶくらいに小さい場合〔志願者倍率が低い場合〕，プロフェッショナルの属性に関する非認知的測定法よりも，クラスの規模縮小を防ぐことに重点が置かれる可能性が高い。

求められる多様性

別のLCME認定基準は，学生集団の望ましい多様性を学校が実現している

ことに焦点をあてたが，それは以下のようにであった。「各医学部は学生の性・人種・文化・経済的多様性を確保するための方針をもち実践すべきである」(LCME, 2004 年, p. 25)。2003 年 6 月 23 日最高裁の判決で，学校における多様性を実現する目的で，人種と民族性の基準によって学生を選ぶことが制限される前には，何年にもわたり，医学部は 4 つの指定されたマイノリティー集団の中から学生を選んだ (Powell, 1978 年)。裁判所の判決を受けて，学校は訴訟を起こされる懸念のために，多様性を実現する取り組みにおいて非常に慎重にならざるを得なくなった。しかし，判決は，法に従った多様性に対しての強い意志を守る「限定的に定められた」方針を，学校が案出し，従うべきとも述べている。したがって，米国医科大学協会 (AAMC) は，次のような「限定的に定められた」定義を学校に対して示した。それによれば，マイノリティーのための定員枠および個別の入学枠は禁止，学校は各志望者を個々に検討しなければならない，多様性を強化する人種的・民族性的中立の代替案について，誠意をもって探究しなければならない，組織は人種や民族性を意識した測定法の必要性を定期的に再検討しなければならない，となる (AAMC〔執行委員会〕Executive Committee, 2004 年)。裁判所の判決は，「各志望者の個別考慮」を要請しているという点で，非認知的基準の使用をある程度支持している。

内的因子

入学についてレトロスペクティブ研究をした McManus (1998 年) によると，米国の医学部が使用するそれぞれの基準には，ある程度の類似性がある。医学部の多くは，学問的能力 (認知的測定法)，医療への洞察，カリキュラム外の活動およびそれへの関心，個性，動機，言語スキルおよびコミュニケーション・スキルといった基準を重視している。

目標とされる GPA および MCAT の平均

多くの医学部は，ある一定の GPA および MCAT の平均を維持し，またはそれを超えようと努める。多くの医学部では通常，総志望者数は新入生定員数を

第 13 章　医学部への入学：プロフェッショナリズムの可能性を秘めた志望者を選ぶ

超えているので，委員会は，学業成績が最も良い者――たとえ彼のファイルにプレプロフェッショナリズム行動の明白なエビデンスがみられなくても――をまず合格の可能性がある者と考えなければならないように感じる。

　クラスの大きさを厳密に守る必要があるために，学校は，クラスの定員を満たすだけの合格者数，およびどれくらい下までを補欠リストに載せるかについて，入念に統計をとってきた。一定の GPA および MCAT の平均を維持することが意味するのは，クラスに入れる学生を決める際に，学校が第一に認知的スコアを考慮しなければならないということである。学校間での激しい競争を生んでいる毎年発表される認知的能力の平均を維持することに対するプレッシャーなしに，学校がプロフェッショナリズムに注目する重みづけシステムを適合させることができるならば，学校の多くは，最も有能かつ最もプロフェッショナルな学生を選抜することになるであろう。残念ながら，これらの属性は必ずしも同じ人の中にあるわけではない。

組織の任務

　多くの学校には，プライマリ・ケアのための学生の採用，州の過疎地域および農村地域への奉仕といった組織の任務がある。研究重視の組織は，将来の学問的医師となる，医師科学者および医師研究者の教育に努めることが多い。入学審査委員会は組織の任務を十分認識しており，プロらしく行動する可能性が最も高い者ではなく，むしろその組織の任務を全うするのに役立つタイプの学生を見出すことをより優先している。

自己利益

　入学審査委員会に携わる医学部の教員メンバーは，基準を検討し，かつ入学審査プロセスの方針を確立するよう求められるため，彼らは，求める学生の特徴に大きな影響を及ぼす。これらの教員は「自らを複製」したいと思っていると時折指摘されている。もし，彼らが優秀なプロフェッショナリズムの特徴を複製することを最も重要とみなさないとしたら，これらの特徴は入学審査プロセスにおいて強調されない可能性がある。

教員の採用

 一般に教員メンバーは，入学審査プロセスが非常に重要であるけれども，厄介で費用がかかることと考え，教員の多くが，学生の選抜に時間をかける余裕がないと感じている。プロセスが最良の結果を出すには，優秀な指導官およびロールモデルとしての役割を実際に果たす能力をもつ者，若者に強い関心をもつ者，他人についての優れた直観をもつ者，学生を選択する最良の方法について十分な教育を受ける気のある者，といった教員のみを学校は採用すべきである。しかし，これは容易なことではない。

入学審査委員会のメンバーの影響

 ケンタッキー大学のElamら（2002年）は，2年入学サイクルでの委員会メンバーの討議について研究した（1999年～2000年および2000年～2001年）。彼らは，選出パターンを解析し，志望者のファイルについての初期検討と最終決定の間の変化を判定した。解析では，メンバーの約20％が，委員会の討議後に選出を変えたことが明らかとなった。著者が明らかにしたのは，知識と経験をもつ委員会メンバーが，新メンバーに影響を及ぼして，学生のMCAT成績，医療経験・成績についての拡大解釈に基づき，典型的には「保留」から「合格」へ，または「保留」から「不合格」へというふうに，選出を変えさせる可能性があるということであった。著者は，委員会のメンバーが「どの志望者が利他主義を実証しているかを解釈するよりも，認知的データを評価するほうが，かなり楽である」と述べたと記録している（Elamら，2002年，p. 102）。

よく使われる認知的および非認知的入学基準

認知的測定法

 上で述べたように，認知的データのみに頼っても意図した結果は得られないことを示した調査研究があるにもかかわらず，医学部の入学審査委員会は，志望者の資質および成功の可能性を判定するために，さまざまな認知的測定法に

頼る傾向がかなり（いくつかの委員会ではほぼ全面的に）ある。従来の主な選択因子は，科学のGPAと累積的GPAおよびMCATスコアである。Ferguson ら（bjm.com, 2002年）による総説では，過去の学業成績と医学部での成功の関連性について62の査読付論文が発表されていることが示された。Ferguson らは階層的線形モデルを用いて，医療トレーニングのふたつの広範囲な達成領域（医学部全4年間と卒後インターンシップ）のデータを解析した。彼らは，医学部のパフォーマンスにおける分散の23%は，過去の学業成績で説明できることを明らかにした。インターンシップ期間中，平均して，過去の学業成績は，分散の3%未満，補正された相関係数を用いて分散の6%であった。彼らの研究全体の結果からは，過去の学業成績は，医学部期間中の臨床的成功については限定的な予測因子でしかなく，インターンシップ期間における臨床パフォーマンスの卓越性を予測する因子としては妥当性がないことが示された。

　Hojatら（2002年）は，共感スコアが臨床的能力および性別の評定と関連があるのに対し，客観的試験——MCATの生物化学（BS）・物理化学（PS）・言語推論（VR），1年次および2年次のGPA，米国医師資格試験ステップ1——の成績とは関連性がないことを明らかにした。共感は認知的ならびに感情的領域に関与した概念として述べられているため，共感の定義および測定が難しいということが注記されている。

GPA／学業成績

　医学部の前クリニカル・クラークシップ期間とクリニカル・クラークシップ期間によいパフォーマンスを発揮するのに必要な知力の違いについて，研究者達は比較してきた。Rhoadsら（1974年）による研究は，これらの違いのいくつかを強調する。「基礎科学コースで優れていた学生の半分のみが，臨床コースにおいても優れていたのに対して，臨床コースで優れていた学生の70%は基礎科学において優れていなかった」（p. 1119）。ここから導かれる結論は，認知スコアは基礎科学の学年での成功について，ある程度の予測的妥当性を有しているものの，認知的強みだけで選抜することは，プロフェッショナリズムの属性，特に臨床学年に求められる属性をもつ学生を呼び込むという目標に合わないと

いうことである。

　大学での成績の過剰評価がもっと頻繁に起こる中で，入学審査委員会は，成績を解釈し，予測的に調整されたものとしての真価を見分けるというまた別の難題を抱えることになる。1997年の研究において Rigol と Kimmel (1997年) は，「成績の過剰評価は教育の全レベルに現在みられる」ことを認めた (p. 6)。発表された雑誌記事（Bombardieri, 2004年）によれば，ハーバードは学生の91％が成績優秀者の称号で卒業したという懸念に対処したし，プリンストンは，学生の45％が「A」の成績を獲得していたため，それに何とか対処しようと検討しているという。しかし，成績の上乗せにはいくつかの利点があり，入学審査委員会のメンバーに，選抜の助けとなるような考慮をし，参照されるべき重要なプロフェッショナリズムの特徴について志望者への質問をさせる効果がある。

MCAT スコア

　MCAT スコアが志望者の真の可能性を予測するものではないとしても，委員会のメンバーは学業成績とほとんど同じように MCAT の結果を重視する。Sedlacek ら（1998年）は，大学入試レベルの共通試験の検討において，「共通試験では動機，勉強の習慣，個人的目標やプロとしての目標，学業成績と卒業するまでの粘り強さに影響を及ぼしうる他の因子を測定できない」と述べた (p. 5)。MCAT スコアは，言語推論（VR），物理化学（PS），および生物化学（BS）の3つの主要な領域において，各々1から15までの範囲のスコア尺度で分類される。第4の領域は，L から T までのアルファベットを用いて採点した論文である。入学審査委員会のほとんどは，全 MCAT スコア（VR, PS, BS）を平均し，合格志望者が満たさなければならない既定のパフォーマンス基準点に照らして評定する。プロフェッショナリズムに関して MCAT スコアの予測的妥当性を示唆する文献はほとんどない。Kulatunga-Moruzi と Norman（2002年a）は，VR スコアとコミュニケーション・スキルの間の統計的相関関係を示した。

受験者選抜に認知的スコアのみ利用することの限界

　認知的スコアは独創性を評価しない。医学部で新入生を「最も頭が良く最良」

と表現する場合,通常は,高成績および選抜を勝ち抜ける MCAT を獲得したことを指している。委員会のメンバーは,学生に「知的」「才能のある」「有能な」という言葉をも適用するが,それらの単語すべては,ひとつ以上の領域において特別なレベルで行動する能力のことを示す。これらのスコアが知性を示すことを仮に受け入れるとしても,このスコアは,受験者が望ましい人道主義的行動をも有していることを保証するものではない。

例えば,数的評定は,受験者が独創性の性質——人道主義的医師になるうえで重要な資産となる強み——をもつかどうかを示すとは限らない。問題を解決または解釈し,重要な,または新規の製品を作成する能力を有する場合にその個人は独創的とみなされる (Powis, 1994 年)。Sternberg (1985 年) は,構成要素的な知性 (階層式かつ分類式に情報を解釈する能力:適切に標準化された試験によって測定しうる),経験に基づく知性 (変化する状況において情報を解釈する能力),および状況上の知性 (変化する環境に適応する能力) という3つのタイプの知性について述べる。Sternberg の分類を用いて,Sedlacek (2004 年) は,多くの医学部の入学審査プロセスでは,経験に基づく知性や状況上の知性に秀でた学生が回避され,強く構成要素的な知性をもつ学生を選抜することに重点が置かれていることを見出した。その後の研究において,Sternberg と Lubart (1996 年) は,独創性が経験に基づく知性の重要なカギとなると結論づけた。この作業は,「知性」をもつ者が知識・スキルが必要とされる場合に,それを適用しながら適切にかつ動機をもって環境に反応する,というふうに解釈できる (Sternberg の「実践的知性」)。David A. Powis の研究によって,医学生の成功を判定するうえで最大の予測的妥当性をもっているのは独創性であることが確かめられた (Powis, 1994 年)。Greenlaugh (2001 年) は,「優れた臨床直感および能力のある道徳的判断は,単に唐突に生まれるわけではない。それらは,科学者に価値ある仮説を生み出させるのと同じ独創的想像によって生まれる」(p. 819)。入学審査委員会が,成功をもたらす独創性が志望者にあるかどうかを,認知的スコアのみから判定するのは不可能である。

認知的スコアは動機を反映しない。動機は,さまざまな方法で定義されるが,

個人的価値および信念に基づいた目標を達成するという，個々人の内的衝動を反映する。そのような価値には，他人に影響を及ぼし，知識を共有し，他人に奉仕することに専念する願望が含まれ，そのすべては，利他主義・共感・思いやり・コミュニケーションの要素による。認知的変数の分野に入らないもっと徹底的に評価されるべき，特に重要な動機因子として，医療における学生の真の関心が挙げられる。入学の面接において，「あなたはなぜ医師になりたいのですか？」という質問は，実際の動機を明らかにするのではなく，むしろ準備された回答を引き出すことになりがちである。高スコアでも医師になる内的衝動に欠けているため，医学部で落ちこぼれとなる学生も多くいる。これはさまざまな理由で起こる。すなわち，学生の真の関心が他にあったり（しかし彼らは両親の希望に従って医療を追求している），医療分野に参入したときに，医師の責務について不十分にしか理解していなかったり，何年にもわたってどれほど懸命に働かなければならないかを認識していなかったり，医師になることで彼らが大切にしていた他の価値（例えば，家族・友達のために同じだけ時間を割くこと）を排除せねばならぬということを理解していなかったり，といった理由が挙げられる。随伴する内的動機から得られる個人的満足がない学生にとって，自身のニーズと願望を超えてまで他人のケアに専念することは，非常に困難なものに感じられる。個人の価値システムが共感関係，利他主義，奉仕への献身に注目する限り，これらの価値を生きられることは，医療において人道主義的であり，かつプロフェッショナルであることにとって一番重要である。

認知的スコアはバイアスを評価しない。急速に変化する患者集団および新しいLCME基準があるために，学生が自身の文化・性のバイアスについて理解しているか，および多様な文化と信念のシステムを正しく評価しているかについての洞察が得られる入学審査プロセスのデータを収集することは必須となる。ますます多様化する志望者集団が難題を投げかける。志望者の家族の多くは，この国にごく最近移住したばかりであるため，個人の成長，人格，価値観，信念を評価することは，認知的測定法の使用によってのみでは達成不可能な途方もない事業である。

第13章　医学部への入学：プロフェッショナリズムの可能性を秘めた志望者を選ぶ

非認知的測定法

　高いレベルのプロフェッショナリズムを達成する可能性がある学生の採用に重点が置かれるようになったことで，学問的指導者は入学審査プロセスにおいて非認知的基準に重きを置くようになった。歴史的に見ると，入学審査委員会は4つの情報源，すなわち，評価状または推薦状，米国医学部出願サービス（AMCAS）〔American Medical College Application Service〕に出願された志望動機書，追加願書，面接から，プロフェッショナリズムの能力を予測しようとしてきた。

評価状または推薦状
　医学部へ出願を完了するには，ほとんどの場合，学生は大学の医学部進学課程委員会からの手紙，または学生が一緒に働いたことがあり，重要な人格や素養について書くことのできる数名の科学系教授や他の教員からの手紙を提出しなければならない。

AMCAS出願の志望動機書
　各学生は，単一のコンピュータ形式の全国出願書に記入しなければならない。その中には「志望動機」という項目が含まれており，その欄には学生はどんな話題でも書くことができるようになっている（AMCAS）。委員会の多くは志願動機書から，ポジティブな意見，および学生の背景に関する問題含みの潜在的にネガティブな側面を示す「赤旗」の両方を探し出そうとする。志望動機書を面接官が利用できる場合，それはディスカッションの潜在的情報源となる。委員会は，医学部退学と通常関連性があるような個人的状況または学術的状況の情報開示に特に警戒する。ポジティブな面で言えば，学生が自身の経験・成長について洞察の深い個人的な意見を述べることを選んだ場合，受験者の最終検討において有利に働くであろう。

追加願書

　入学審査委員会は，学生がもつ利他主義・共感スキル・個人的価値観および信念のレベルについてより深く知るために，追加願書の一連の質問に答えるよう学生に求めることがある。多くの医学部も追加願書を使用して，なぜその学生がこの学校へ出願することを選んだのかを判定する。追加願書の回答は，出願者が望ましい人道主義的行動を実証するかどうかなど，出願者の個性のさまざまな側面について多くの情報を入学審査委員会にもたらす。質問には，他人指向型活動，リーダーシップ活動，組織／時間管理の責任について，受験者のレベルを判定することを目的とした項目が含まれている。質問が求めているのは，個人の困難な人生経験と対処能力を明らかにする反応，そして日常の生活の指針となる価値観および信念である。委員会のメンバーは，学生の回答を使い，新しい情報を入手し，推薦の手紙の情報を裏づけ，面接でのディスカッションを活性化する。

面接

　面接は時間と費用がかかるものの価値のある情報が得られるため，医学部では，長い間，面接に頼って重要な個人的特徴を確認してきた。1990年の調査において，Mitchell (1990年) は医学部の99％が，選択プロセスの一部として，何らかの形で面接を用いたことを明らかにした。1992年に行われた別の調査では，Mitchellの結果が裏づけられ，米国の医学部の99％が志望者を面接したと結論した (Nayer, 1992年)。

キャンパス訪問の際のデータ収集

　正式な面接に加えて，キャンパス訪問時に志望者の学生を評価する機会も何度かある。これには，一泊ホストプログラムや面接の間に医学部生と会う機会も含まれる。学校側は，志望者の質問に応える入学スタッフメンバーを最前線に配置する。これらの非正式なやりとりは，学校にとって重要な採用手法になると同時に，入学審査委員会の人が，よりリラックスした非正式な環境と面接の間でみられる学生の異常な行動変化をみつけることができるという有用性も

第13章 医学部への入学:プロフェッショナリズムの可能性を秘めた志望者を選ぶ

もつ。

非認知的手段の限界

　最初にプロフェッショナリズムの重要な特徴を定義し，次いで信頼性・妥当性を判定するために，関連性のある非認知的入学審査データを系統的に評価した研究は，現在のところ存在しないようである。しかし，Kulatunga-Moruzi と Norman（2002年a）は，マクマスター大学医学部の入学審査プロセス――委員会が非認知的基準を最も重要視できるような一連の入試手法が用いられている――から収集したデータの予測的妥当性に関する研究結果を発表した。真剣に非認知的要素に重きをおいている証に，同校は MCAT および特定コースの必要条件を要求していない。Kulatunga-Moruzi と Norman は，Medical Council of Canada's Licensing Examination（LMCC, パートⅡ）がコミュニケーションおよび問題探究を測定することを目的とした妥当性・信頼性のある複数試験実施施設における客観的臨床能力試験〔OSCE〕を開始した後に，この研究を行った。マクマスターの入学審査手法は，コミュニケーションと問題探究の両方の領域を評価し，LMCC の選択結果と比較して，これらの変数の信頼性・妥当性について評価するよい機会となっていた。回帰分析によって，非認知的入学審査手法はコミュニケーションまたは問題探究のいずれの成功も予測せず，そして，従来の認知的測定法――科学および大学での累積的 GPA――が将来の学問的認定試験・資格試験のパフォーマンスを予測するのに最も有用であることがわかった。Kulatunga-Moruzi と Norman は，回帰分析研究において，残念ながら予測因子と結果変数の間には，低い相関関係しかないと記録している。彼らは「低い相関関係についてはふたつの違った解釈ができる」と述べた。すなわち，単純に相関関係がないために入学審査測定法の予測的妥当性が低くなったというのが解釈，または逆説的に，予測因子は目的通り有用であるのだが，能力の範囲の頂点にいる同質のコホートを選択して予測したため，その中でのばらつきがないことを反映して，低い相関関係になったという解釈，のふたつである。（Kulatunga-Moruzi と Norman ら，2002年b, p. 44）。

　マクマスターのどの非認知的入学手段も LMCC のパートⅡにおけるコミュ

ニケーションや問題探究スキル要素のパフォーマンスを予測するのに有用でないことが判明したため，Kulatunga-Moruzi と Norman（2002 年 a）は，MCAT の VR スコアという他の認知的変数を検討することにした（マクマスターが MCAT スコアを要求しなくとも，志望者は MCAT スコアを必要とする他のカナダの医学部に出願するため，MCAT スコアをもっていることが多い）。これらに対する回帰分析では最終 R 値は 0.50 であり，分散の 25％ を説明した。この結果の統計的有意差を考慮したうえで，Kulatunga-Moruzi と Norman は，MCAT の VR スコアが，LMCC のパート II で評価されたように，コミュニケーション・スキルの妥当性のある予測因子であると結論づけた。

　Arnold（2002 年）はプロフェッショナリズムのいくつか，またはすべての因子が医学部進学課程の学生に存在するのか，また，これらは医療キャリアの異なる段階において発達するのかといった問いを立てた。Baldwin（2003 年）は，プロフェッショナリズムは「後成的・発展的・相関的・相互作用的要素——ヒューマニズム・道徳・精神性——の中核を含み，かつそのうえに構築される。それら要素のすべては自身の発達順序を有する」と推論している（p. 8）。クリニカル・クラークシップ前の学年の指導においては，学生が日常的に向き合う同僚関係・役割間の葛藤・モラルジレンマに焦点を絞り，道徳とヒューマニズムの問題に重点を置くべきであると Baldwin は考える。また，プロフェッショナリズムの指導は，もっと後，すなわち医学生が医師となりプロフェッショナリズムが広く複雑に構成されていることを理解できるようになった頃に行うべきであると考える（Baldwin, 2003 年）。仮に，さらなる研究によって志望者が特定のプレプロフェッショナルな行動について責任があると結論されるとしたら，国家対策本部は，追加願書の概念を含む AMCAS 志望動機書改訂版の開発と評価に，この因子を盛り込む必要があるであろう（以下の「理想的な入学審査プロセス」参照）。Baldwin が示唆したように，プロフェッショナリズムが発達的段階を経て現れることが研究により示されるならば，大規模臨床経験の後でしか現れない特徴を評価することは不当であろう。

評価状または推薦状　Ferguson ら（2002 年）による医学部での成功に関連す

第13章 医学部への入学:プロフェッショナリズムの可能性を秘めた志望者を選ぶ

る因子ついて書かれた文献の包括的総説によれば,学生のその後の学問的業績や臨床的業績を同定するうえで推薦状が予測的価値をもつことを示すデータはなかった。また,この結果は,他の職業における選考の価値に関するその他の研究結果と一致したと記録されている。

　個人の手紙または医学部進学課程委員会からの手紙にあてはまる主要な問題のひとつは,書き手が学生の学問的能力や個人的性質をわかっていない可能性があることである。医学部進学課程プログラム課の仕事では,何百人もの学生を扱っているため,それぞれの学生について個人的なレベルで知ることは無理である。手紙は標準化されたものが多く,取得したコースおよび獲得した成績についての事実の情報を含んでいる。一方,小さな大学や総合大学の教員は,学生についてずっと詳しく知っており,手紙には学生の行動に関する意見が含まれているので,これらは評価状として分類される。入学審査委員会のメンバーは,受験者について正確,かつ信頼性のある情報を提供する手紙の書き手がいる学校をよく把握しており,最終意思決定プロセスにおいてこれらに重点を置く。長年にわたって,医学部進学課程の学生がいる学部プログラムの多くは,手紙に重要かつ望ましい領域についての情報を盛り込む取り組みを行ってきた。しかし,受験者の個人的性質――その人が模範的プロフェッショナルになる能力をもっているかどうかを示す重要な性質――について真に理解することは,限られた時間と情報源しかもたない指導教官には不可能である。

　AMCAS 出願の志望動機書　「医学部入学における個人的性質の評価〔Assessing Personal Qualities in Medical School Admissions〕」と題した論文において,Albanese ら(2003 年)は「文献調査では,志望者の個人的特徴を評価するために志望動機書が使用または評価されたことに言及する文献はなかった。志望動機書は未開発の情報源であると思われる」と述べている (p. 318)。

　Stern らは,臨床学年のプロらしい行動を同定する手法として,入学審査の小論文の予測能力について定量的分析を行った詳細を報告した。医学部のクラス全体にわたって一般的なテーマを規定しながら,あらゆるテーマと医学部3年で同定される将来のプロらしい行動の間の2変量解析を行ったところ,両者

に一切の関連性がないことがわかった。Stern らは，学生が入学後最初の2年間の自己評価において，誠実な行動や謙虚さを実証する機会のあった領域においてのみ，有意な予測因子を同定した（Stern ら，2005 年）。

2, 3 の研究で，志望動機書の使用・価値が検討されたが，医学部進学課程の成功の早期予測に役立つエビデンスはほとんどなかった（Roth ら，1996 年）。志望動機書は全志望者に対する唯一の一貫性のある非認知的要因であるものの，AMCAS も医学部もその内容を指示していないため，一貫性のない情報しかもたらさない。したがって，この文書では，選抜プロセスにおける信頼性・妥当性のあるデータを提供できない。志望動機書に関する別の問題は，受験者が本当にそれを書いたという保証がないことである。学生には，インターネット，試験準備団体，医療専門職の指導教官，両親，家族，友人などに記入を助けてもらう機会がたくさんある。

追加願書 2003 年の秋に，AAMC の学生課のグループのリストサーブにおいて，入学担当の医学部長は追加願書を保持する利点に対して疑問を呈した。志望者が追加用紙を必要とした学校に出願しないことにしてしまい，志望者が減ると感じる者がいる一方で，追加用紙は余分な取り組みに対して消極的な受験者を排除するのに役立つ必須の用紙だと感じる者もいた。追加願書に記入される事柄は，価値あるデータを提供するものの，質問が標準化されておらず志望者の反応が広く異なるため，入学審査の手法としては信頼性も妥当性ももたない。

面接 いくつかの興味ある研究は，面接のプロセスで収集したデータが，能力のある人道主義的な臨床医になる受験者を予測するのに役立つかどうかを検討した。Albanese（2003 年）は，多くの研究が面接の価値に関するエビデンスを探究したが，面接データの信頼性・妥当性は「曖昧である」という結果が出ていると記述している。

たとえ入学審査委員会が重要な評価基準を同定したとしても，「最も重要な特徴」と定義するものの許容範囲が面接官ごとにかなり異なっており，その結

第13章　医学部への入学：プロフェッショナリズムの可能性を秘めた志望者を選ぶ

果信頼性が低くなってしまう。面接は漫然とまたは適度に構造化される傾向があり，通常，面接官は面接法について最低限のトレーニングを受けている。面接方式は非常に多種多様で，志望者1名につき1または2回の一対一面接，複数の教員と1名の志望者のパネル面接，1または2名の教員による学生のグループ面接，学生面接，管理者面接，オープンファイル面接，クローズドファイル面接がある。面接官の許容範囲を加味して，このばらつきを考慮すると，Albaneseら（2003年）が面接のデータを「曖昧である」と報告したのはもっともである。

　Mitchellは1990年の研究において調査解析を行い，面接をした医学部の47％のみが妥当性のある評価データを収集していたと判定した。Edwardsら（1990年）は，彼らの研究から面接官のバイアスが，面接における主な問題のひとつだと示し，バイアスによって低い妥当性・信頼性が導かれると結論づけた。彼らは「バイアスは多くの要因から起こる。要因には，評定者の傾向，固定概念，面接官の背景が含まれるが，それらだけではない」と強く主張した（p.170）。Harasymらは（1996年），面接官のばらつきが面接評定における全分散の56％を説明していると結論づけた。

　KelmanとCanger（1994年）は，コミュニケーション・問題解決能力・プロとして奉仕する社会的責任／献身といった重要な属性を同定することに，志望者の面接がどれほど有効性をもつかを評価するふたつの研究を行った。第1の研究において，彼らは，同じ特徴についての初期の面接スコアと後期の臨床医の評価の間に，現存する関連性を見出せなかった。第2の研究において，著者達は新入生の2集合——ひとつは面接を受けた学生の集合，もうひとつは面接を受けなかった学生の集合——を評価測定した。特定の特徴を用いた場合，教員はこのふたつの学生コホートを区別できないことがわかった。KelmanとCangerによると，信頼性および妥当性を損ねる面接官のミスのうち，最も頻繁に報告されたものは次の通りである。

　　第一印象（速断）を過剰評価すること，ある特徴から他の特徴へと過剰に一般化すること（ハロー効果），順序効果（非常にポジティブ，または非常にネ

ガティブな印象を与える被面接者が作る一連のバイアスにおいて，最初になるか最後になるか），面接の主導権を失うこと，特徴間の関連についての単純な思い込み（例えば，赤毛の人は感情的で怒りっぽい），性・人種・国籍・性的志向・ハンディーキャップについての固定概念から生じるバイアス。(Kelman と Canger, 1994 年, p. 2)

面接官のバイアスについての興味深い側面は，決定に対して志望者の「人格」が及ぼす効果である。「面接官は志望者の人格に関して判断を下しているようにみえるか？」という疑問に対する研究で，Jelley ら（2003 年）は，(1) 医学部の入学審査面接官が面接において特定の人格的特徴を評価した程度，(2) 個々人の入学許可を決定する際に人格認知が及ぼす影響，(3) 人格認知に関する評定者間の信頼性，を検討した。半構造的面接プロセスを用いて，3 人の審査員に対して，研究で作られた人格評定手段を通常の入学面接と同じように完了させるよう求めた。345 の面接が完了した。Jelley らは，特定の人格的特徴によって，面接審査団メンバーの最終的な重みづけが実際に影響を受け，ポジティブまたはネガティブのいずれかに振れると仮定した。データで明らかになったのは，以下の人格的特徴が，受験者の全体的スコアにポジティブな効果を及ぼす可能性が高いことである。すなわち，達成，認知的構造（完璧主義，正確さ），優勢性，忍耐，擁護性，秩序である。Jelley ら（2003 年）は，それとは逆に，過度の卑下，衝動的攻撃性の特徴がネガティブな影響力をもつことを見出した。それらのデータから著者は，人格の評定と面接スコアの間に有意な相関関係が存在すると判定した。

面接プロセス中に収集されたデータ　Albanese ら（2003 年）は，「キャンパス訪問の面接ではない部分から，多くのものが得られうる」(p. 319) と述べ，医学部が卒後医学教育認可評議会および米国医療専門家委員会〔American Board of Medical Specialties〕で現在用いられている 360 度評価モデルを導入することを示唆した。しかし，360 度アプローチを用いた場合，候補者が面接に訪れた際に接触する者達に一貫性がないという問題がある。入学審査プロセスは 7 カ

第13章 医学部への入学：プロフェッショナリズムの可能性を秘めた志望者を選ぶ

月に及ぶ傾向があり，その期間内に，志望者は，非常に批判的なまたは批判的ではない医学生，長期にわたってかかわる可能性のある入学受付課，さまざまな一泊プログラムのホストなど幅広い層の人々に会う。多くの人々によって非系統的に提供された検討の数および種類を考慮すると，提供された情報にはバイアスがかかっており，不当である可能性もある。

認知的測定法 対 非認知的測定法の要約

　成績および MCAT スコアの両方とも，能力およびその持続的保持を予測するうえで重要であるため，あらゆる選択的プロセスにおいて，この先も重要な役割を果たす。しかし，これらの変数は，動機およびプロフェッショナリズムの重要な特徴を達成する能力のいずれも測定しておらず，それらにのみ頼ることは悪影響を及ぼす。これらは，学校に相応する費用の意味合いをもつ学生の人員削減を含み，さらに重要なことに，優れた学生かつ洗練された医師になれたであろう合格にふさわしい受験者を不合格にしてしまう可能性がある。もうひとつの重要な結果は，最近 10 年間において，GPA と MCAT の高スコア保持が医学部選抜基準となったため，大学生は，自分および自分の価値について学ぶ機会となる経験をもたずに，時間の大部分を学問につぎ込むようになったことである。多くの学生は，責任を果たす能力の検査を受けず，快適な環境の外側にあるチャレンジングな経験に対処する自分のスキルがどれほどのものかを知らず，他者に対する真の献身において必要な自己犠牲を理解させるような継続的活動に参加しないまま，医学部に入学する。

　今日の医学生の集団は，人種的・民族的だけでなく，生活経験およびキャリアの動機においても非常に多様化してきた。Sedlacek（2004 年）は，多様な個人が異なる経験をもち，異なったやり方でその属性や能力を実証すると論じている。したがって，彼は，すべてに対して同等の妥当性をもつひとつの認知的・非認知的測定法や検査項目を開発することは困難であると結論づけた。むしろ，以下のように述べる。

その目標を達成するために，全員に対して同じ測定法を用いる必要はなく，各グループ（多数派，少数派，従来とは違う，など）の中でうまく選抜を行うことが重要であると結論を出したように，意図よりむしろ結果（最高のプロフェッショナリズムを持った学生）に集中して取り組むべきである。(p. 33)

理想的な入学審査プロセス

完璧な理想世界では，医学部は，生涯を通して高いレベルのプロフェッショナリズムを維持する多大な可能性をもつ，能力に秀でた人道主義的な学生を採用し，選択するための洗練された効果的なやり方で入学審査プロセスを組織化するであろう。価値あるこの目標のために，理想的な入学審査プロセスは，受験者が願書を提出する以前から開始され，受験者が大学に入学した後も継続するものとなるであろう。ここで述べる要素の多くは，研修期間および臨床現場においても適切に使用されうる。

入学の前に

AMCASの志願動機書を改訂し，学生の経験・価値観・信念についての状況的・経験的情報を得ることを目的とした質問を含むようにしなければならない。質問はプロフェッショナリズムの発達的段階についての研究結果を反映したものでなければならない。組織の目標・使命のバリエーションに対応できるように，8〜10項目の質問を一般的な使用のために開発し，個々の学校はそれぞれの必要性に応じて最も適した6項目を選択すべきある。これらの回答は，面接時に徹底的に質問する基盤を提供するであろう。内容の領域には以下のことが含まれる。(1) 快適環境の外側にある経験に遭遇するときに受ける，学生の価値観・信念に対する挑戦（経験を詳述し，価値・信念の探究について語る），(2) 解決策を作り出すために創造的思考が必要な人生における挑戦的な経験（各状況を詳述し，解決が創造的とみなされる理由を述べる），(3) 学生が実証した誠実性に

第13章　医学部への入学：プロフェッショナリズムの可能性を秘めた志望者を選ぶ

対する洞察をもたらす自己省察の文章，(4) コミュニケーションが困難な経験例，そして，どうすれば状況に対して違うように取り組めたかの解析，(5) 経験から得た知識・理解に対する洞察を読者にもたらすような，医療への献身について学生が学んだ手段に関する記述，(6) 対人関係から生じた道徳的・倫理的ジレンマに対して，どのように対処し，どんな教訓を得たか，(7) 学ぶことの多かったリーダーシップの立場，(8) ミシガン大学の項目「文化的多様性——またはその欠如——が大きな影響をもたらした経験」(Schmidt, 2003年)。このように AMCAS の志望動機書を修正すれば，個々の医学部の追加願書の必要性はなくなるであろう。

　AAMC は，MCAT 試験のライティング・スキル項目を採点する評価者にトレーニングをしたのと同じように，AMCAS の志願動機書を採点するシステムを考案し，それを使用するためのトレーニングを AAMC の評価者に受けさせなければならない。この入学審査手法は，関連のある経験をしていないという事実を反映して低スコアをとった学生を排除する，重要な非認知的フィルターとしての役割を果たすであろう。

　医学部が導入可能なモデルを開発して，面接プロセスを標準化しなければならない。以下の Eva ら (2004年) の研究結果で述べられたように，できれば複数の短縮版面接を用いたモデルがよい。このことには，必然的に面接を行い，その結果を評価する標準評価者に医学部がトレーニングを行う手段を考案すること，面接で用いられるケーススタディを開発すること，AMCAS の志望動機書のうえに構築され，プロフェッショナリズム・コミュニケーション・対人関係スキルの重要な側面に注目することができるような評価手段を考案することが含まれる。標準化されたケーススタディは，面接の質を保証するため，また，Eva ら (2004年) が指摘したように，各志望者が答える質問が「最初の」経験になるくらいに質問が十分なばらつきを含むために必要である。

入学前の指導教官が行う行為

　志望者には AMCAS の志望動機書に書かれた質問をしなければならない。

指導教官は学生と一緒に，AMCAS の志望動機書の質問に対応する適切な経験を同定するであろう。指導教官は医学部進学課程の各学生のポートフォリオを開発し，学生は経験が完了した際に得られた個人的成長と洞察に対する省察を行って，ポートフォリオとなる断片を作る。指導教官は学生のポートフォリオの項目を話し合うために定期的に面談する。大学時代を通して学生と継続的なディスカッションをすることで，指導教官は以下の領域に関する情報を収集することができる。例えば，(1) 学生がチームの一員としていかによく働くか，(2) 学生の成熟度および判断のレベル，(3) 学生の奉仕に対する全体的姿勢，である。蓄積されたデータに加えて，指導教官が学生と密接な関係をもつことで，指導教官は学生の共感・誠実性・創造性・動機のレベルをより正確に反映した質の高い評価状を書き上げることができるようになる。そのような情報は，プロフェッショナリズム・コミュニケーション・対人関係スキルの領域において最も大きな長所をもった受験者を，入学審査委員会が同定する際に，大いに役立つであろう（注：2004 年に，J. R. Suriano は，Arnold P. Gold Foundation にこのモデルに基づいた予備計画の研究費申請書を提出した）。

個々の医学部が行う行為

多様性ならびにプロフェッショナリズムの問題を考慮した入学方針を確立しなければならない。プロフェッショナリズムは多様性に関連するため，そのような方針は，「教育するすべての医師の文化受容能力を強化すること，医療サービスが不足している集団がより容易にケアにアクセスできるようにすることといった，多様な学生集団の教育的利点を達成するために，医学部の入学審査方針は，正当な願望の明示的記述に基づいていなければならない。」(p. 2) という AAMC 執行委員会（2004 年）の提唱に留意すべきである。医学部が多様な学生集団を入学させることは，健全な患者―医師関係を形成する大いなる可能性を最終的に保証し，結果的にあらゆる社会階層の個人に対してプロのケアをもたらすことになる (AAMC Executive Committee, 2004 年)。

学生が学問的基準点に達しているかどうかを判定するための，出願の重みづ

第 13 章 医学部への入学：プロフェッショナリズムの可能性を秘めた志望者を選ぶ

けシステムを開発しなければならない。以前の卒後生のデータ——GPA および MCAT 集成スコアも含む——を用いて，医学部のプログラムの成功に必要な基準点を設定しなければならない。Kulatunga-Moruzi と Norman（2002 年 a）は，MCAT の VR 部門が，LMCC パートⅡのコミュニケーション部門についての予測因子として信頼性・妥当性をもつことを実証した。2005 年以後，米国の医学部は，米国医師資格試験ステップ 2 の臨床スキル試験を最初に実施した後に National Board of Medical Examiners を課し，コミュニケーションの部門について Kulatunga-Moruzi と Norman（2002 年 a）と同様の解析を行った。VR がコミュニケーションの信頼性・妥当性のある予測因子である限り，このスコアは，学問的基準点を開発する際に，さらに重視される可能性がある。学校の重みづけシステムは，経験，卒業した大学，専攻の難度，専攻における高度な授業で発揮された卓越性，学習量の多さも考慮すべきである。考慮に含まれるべき他の項目は，疾患，家族の死，自身の教育資金のために働かなければならないことといった，酌量すべき状況である。

　前回合格した志望者についての情報を示す認知的・非認知的データを発表しなければならない。入学審査プロセスに公平さをもたらすカギは，それぞれの評定を比較できるような既報データを志望者に提供することにある。この訴訟の多い時代には，入学審査プロセスに関して，もっと詳細なアクセスがあればあるほど関係者全員に利益がもたらされる。したがって，重要な第一歩は，経験および個人的行動によりヒューマニズムおよびプロフェッショナリズム中心の特徴を実証した学生を求めていることを，医学部が十分に明らかにすることである。現在，成績と MCAT スコアが唯一重要視されるだろうと大多数の人が確信し（そして学校がこれを強調する傾向がある），合格につながる可能性が最も高いと考える受験者が多すぎる。したがって，志望者は多くの時間および努力を数字上完璧な志願書をつくることに費やし，人生を豊かにする経験をしていない。学校が選択基準を開示することで，志望者候補は他の発達させるべき重要な領域にも集中するようになるだろう。

　文書開示の一例に，英国の聖ジョージ病院医学校の「医学部の入学審査方針：不当な差別を防ぐための約定」がある。入学審査プロセスの詳細と題された項

目には，学問以外の個人的性質という題の下位項目があり，コミュニケーション・運動スキル，個人的態度・属性，人格という3つの主領域について，学校が学生に求めるそれらの性質を描写している。各領域には志望者がオンラインで回答しなければならない質問も含まれており，その回答に際しては例証し裏づける例やエビデンスを示すよう学生に求めている。さらに，質問票が求めるのは，志望者の医療キャリアへの知見，医師になりたい理由，個人的限界に関する視野についての情報である（St. George's Hospital Medical School 2003 年）。

医学生にとって重要と思われる属性・経験を決め，その属性・経験の詳細を概説する印刷資料，オンライン資料を用意するには，医学部側に相当な努力が必要となるだろう。その情報は，学校が学生に重要と考えるプロフェッショナリズムの属性を明確に記述していなければならない。入学前に学生に従事することを学校側が期待するさまざまな経験——特に研究・プライマリ・ケア・僻地医療・指導・地域の奉仕活動・医療サービス不足者への奉仕といったことに対する関心があらわれる経験——を明確にして，学生がAMCASの志望動機書での質問にうまく回答できるようにしなければならない。求められる重要な人道主義的行動および入学に必要なベースラインの学業成績は重要視されるだろう。

以下に示すように，標準化された面接者アプローチを網羅する面接プロセスを再構築しなければならない。

個々の医学部における入学審査プロセス

認知的測定法による志望者の初回スクリーニング　入学審査委員会は，事前に開発した重みづけシステムを用いて各志望者を検討する。入学審査担当の医学部長は，志望者に対する公平性を保つために，この審査を通過しない各志望者のファイルを検討するであろう。

非認知的測定法による初回スクリーニング　AMCASの志望動機書：この理想的な入学審査プロセスにおいて，全医学部は追加質問の修正を受け入れ，AAMCのトレーニングを受けた評価者が，AMCAS願書のこの項目を採点する。

第13章　医学部への入学：プロフェッショナリズムの可能性を秘めた志望者を選ぶ

評価状および推薦状：医学部進学課程の指導教官は，大学時代を通して学生とともに一対一で仕事を行っているので，評価状および推薦状には学生の経験の質・達成度・得られた洞察力・個人的成長，ならびに高潔・敬意・共感・思いやりを中心とするプロフェッショナリズムの重要な属性に関する情報が含まれる。それでも依然としてばらつきが存在するはずなので，学校は，最終選択の考慮に入れる評価状・推薦状の採点システムを開発する必要がある。

面接：マクマスターの Kevin Eva ら は，面接プロセスに焦点をしぼった入学審査システムを構成するために Kulatunga-Moruzi および Norman の研究結果を利用した。彼らは，OSCE 型試験場をモデルにして複数の短縮版面接を開発した。Eva ら（2004 年）は，複数の短縮版面接の概念について述べ，これが「客観的」でも「臨床的」でもなく，北米のほとんど全医学部で現在使用されている複数試験実施施設 OSCE の概念を基礎にして構築されたものだと批判する。彼らはステーションの開発のために 4 つの領域を選択した。すなわち，クリティカル・シンキング，倫理的意思決定，コミュニケーション・スキル，医療システムの知識である。面接が状況特異性に悩まされることを認識しつつ，著者は，10 の短時間のステーションを考案した。このステーションは，志望者が健康関連問題を議論するためのシナリオ，対人関係スキルを見分ける SP〔標準模擬患者〕グループの誰かと接触するシナリオ，標準化された面接の質問に回答することを求めるシナリオを提示する。彼らは，マクマスターのふたつの学生集団の試験に基づいて，複数の短縮版面接の信頼性が 0.65 であると評定した（Eva ら，2004 年）。

　理想的な入学審査プロセスにおいては，その場限りの教員や入学審査委員会メンバーが志望者を面接するのではなく，標準面接官による面接が標準となる。トレーニング・プロセスを経れば，組織の教員がそのニーズを満たす資格を得ることができる。Eva ら（2004 年）による研究に従い，学生は何らかの形での入学審査 OSCE を受ける。ステーションの多くは，標準化されたケーススタディを使用する。ビデオを使って道徳的・倫理的ジレンマを提示した後，標準面接官が質問をするステーションが可能である。他のステーションは，受験者が参加して構成された事例に現れる，受験者の対人関係スキルおよびコミュニケ

ーション・スタイルを面接官が直接観察し，評定する機会となる。もし仮にEvaらの研究が特に有用であるならば，入学審査プロセスの一部として，個々の学校レベルで行われる複数の試験よりも，むしろ全国の入学審査OSCEが必要であると論じることもできるだろう。

多くの学校が採用日を面接日とすることを考慮すると，標準面接官のプロセスに必要な時間に加えて1時間を割けば，在校生と教員が学校についての特定の情報を提供し，かつ質問に答える機会を作り出すことができる。

標準面接官プロセスの成功のカギは，学校の賛同，適切で質の高いケーススタディ，被面接者数に対して十分な数のトレーニングを受けた教員団である。

志望者の評定：全国的に考案された行動に基づく評価手法を用いて，面接官は各志望者を評定し，AMCASの志望動機書および評価状からの追加スコアを加える。次いで，入学審査委員会はすべての関連した認知的・非認知的スコアを検討し，最終的な選考を行う。

入学審査プロセスの後　各新入生のポートフォリオを作成しなければならない：学生の指導教官または学生課担当の医学部長は，入学審査プロセス，AMCASの志望動機書・与えられたスコア，標準化された面接報告・スコア，その他学校が学生のプロフェッショナリズムレベルのベースラインを開発するのに役立つ，あらゆる関連記録から収集したすべての情報を含むポートフォリオを作成する。

新入生との面談：最初に医学部長／指導教官は学生と面談して，学生のポートフォリオにおけるベースラインのデータを検討し，プロとしての成長計画を開発する。医学部長／指導教官は，プロフェッショナリズムの属性発達を促進させる学問的・個人的カウンセリングを行うために，医学部の4年間を通して学生との定期的な面談を続ける。その最初から，医学部長／指導教官は，「完璧な」医学生は存在しないこと，およびそうなることが目標ではないことを学生に理解させるべきである。むしろ，計画は，系統的なプロフェッショナルの開発を保証することを要し，特定のプロらしさの基準に学生を保つことを含む。学生は，授業・地域の奉仕活動・学校が考案した他の手段によって，これらの基準

第13章　医学部への入学：プロフェッショナリズムの可能性を秘めた志望者を選ぶ

を達成できるよう助言を受けるべきである。

　1, 2, および3年後に, さまざまな能力を評価するためにOSCEを用いる：OSCEのスコアとコメントを用いて, 臨床的スキルの発達を評価し, かつ学生がプロフェッショナリズム, コミュニケーション, 対人関係スキルの面においてどの程度進歩しているかを判定すべきである。

　学生のポートフォリオのメンテナンス：個人的・知的成長を促進するカリキュラム外の活動記録と同様に, OSCEの情報は学生のポートフォリオに盛り込まれる。研究, リーダーシップ, または地域での奉仕経験に関する記録に加えて, それによって得られた学習経験および学習知見を述べた学生の書面によるコメントもポートフォリオには入れられる。学生が4年生になると, 学生のポートフォリオの文書は, 学生課担当の医学部長に送られ, そのデータをもとに医学部長の推薦状（医学生のパフォーマンス評価とも呼ばれる）が書かれる。

理想的な入学審査プロセス実現の難題

　入学審査プロセスを著しく変化させるには, 第1にそのような変化が必要であることと, 第2にそのような変化が可能であるということについて, 医学部間で合意をする必要がある。以下の問題は合意を得るために解決しなければならない難題を示す。

1. 全国レベルでの変化の必要性を認識し, プロセスにおいてすべての学校の協力を得ること。
2. 選抜プロセスにおいて非認知的経験をも重要視する価値観に合意すること。
3. 入学を許可される学生のGPAスコア・MCATスコアの許容範囲を設定すること, すなわち, 学生が不合格となる下限を同定すること。
4. GPAスコア・MCATスコア許容範囲のデータおよび新入生に望まれるプロフェッショナリズムに関する重要な属性を発表することに対して, 各学校が積極的であること。

5. 学生が取り組まなければならない領域を明確に同定する AMCAS の志望動機書の要件の修正に合意すること。
6. AMCAS の志望動機書に盛り込むべき内容の領域に合意すること。
7. 企業家的な個人／会社が代価を受け取って，学生の代わりに回答することを考えないような AMCAS の志望動機書を作成すること。
8. トレーニングを受けた標準面接官団を作ること。
9. 以前の志望者に教わって特定の事例についての回答を準備しておくことができないように，面接用の幅広いケーススタディを開発すること。
10. ケーススタディから得た情報についての調査研究を確立すること。
11. 医学部進学課程の指導教官が，学生と取り組む際のアプローチを変え，より多くの時間がかかる一対一の関係――ポートフォリオを作る学生を手助けするのに必要な関係――に合意すること。
12. 医学部長／医学部の指導教官に，定期的に学生と面談する時間を取ってもらうこと。

　医学部の教育者の献身によって，これらの難題に対処することができる。入学審査のプロセスを変更することには，プロフェッショナリズムの優秀な属性をもった学生を選ぶという一番の利点の他にも多くの利点がある。この目標が確立されれば，入学審査委員会は，重要な非認知的属性の評価を重視できるようになるであろう。これは，非常に重要な一歩である。プロセスにおいて一貫したアプローチをとることで，長期にわたって，妥当性・信頼性のある選考基準の同定について研究する機会が増えることになる。入学審査プロセスの間に収集されたデータは，学生に自身の発達具合について優れた理解を与え，また，データにより学校のニーズに対してカリキュラムをより効果的なものに調整することが可能となる。
　大多数の医学生は最終的に卒業した後に，認定・免許交付・認証・再認定に関連した新しい要求の増大に直面するので，医学部には学生のプロフェッショナリズムの高い基準達成を支援する義務がある。この称賛に値する使命は，入学審査プロセスから始まっている。すべての学校は，現在のプロセスから，学

第 13 章　医学部への入学：プロフェッショナリズムの可能性を秘めた志望者を選ぶ

校・公衆が望み，かつ期待するような優秀な専門職になる可能性をもった学生の選抜に重きを置くプロセスへと移行すべく，積極的に努力すべきである。

参考文献

AAMC Executive Committee. Status of the new AAMC definition of "underrepresented in medicine." Association of American Medical Colleges, March 19, 2004.

AAMC Newsroom. Applicants to U. S. medical schools increase [press release]. Association of American Medical Colleges. Available at: http://www.aamc.org/newroom/pressrel/2003/031104.htm. Accessed November 5, 2003.

Albanese M, Snow MH, Skochelak SE, Huggett KN, Farrell PM. Assessing personal qualities in medical school admissions. Academic Medicine, 2003; 78: 313-321.

AMCAS. American Medical College Application Service. Washington, DC: Association of American Medical Colleges, 2004: 353.

Arnold L. Assessing professional behavior: yesterday, today and tomorrow. Academic Medicine, 2002; 77: 502-513.

Baldwin DC Jr. Toward a theory of professional development: framing humanism at the core of good doctoring and good pedagogy. Presented at the Arnold P. Gold Foundation Overcoming the Barriers to Sustaining Humanism in Medicine Symposium VI, New York, January 2003.

Bombardieri M. Princeton plan seeks to ease grade inflation. Boston Globe. April 8, 2004.

Edwards JC, Johnson EK, Molidor JB. The interview in the admissions process. Academic Medicine, 1990; 65: 167-177.

Elam CL, Stratton TD, Scott KL, Wilson JF, Lieber A. Review, deliberation and voting: a study of selection decisions in medical school admissions committee. Teaching and Learning in Medicine, 2002; 14(2): 98-103.

Eva K, Rosenfeld J, Reiter H, Norman G. An admissions OSCE: the multiple mini-interview. Medical Education, 2004; 38(3); 314-326.

Ferguson E, James D, Madeley L. Factors associated with success in medical school: systematic review of the literature. British Medical Journal, 2002: 324 (7343): 952-957. Available at: http://www.pubmedcentral.nih.gov/articlerender.fcgi?artid=102330. Accessed September 20, 2003.

Greenlaugh T. Storytelling should be targeted where it is known to have greatest added value. Medical Education, 2001; 35: 818-819.

Harasym PH, Woloschuk W, Mandin H, Brudin-Mather R. Reliability and validity of interviewers' judgments of medical school candidates. Academic Medicine, 1996; 71(suppl):

540-542.
Hojat M, Gonnella JS, Mangione S, et al. Empathy in medical students as related to academic performance, clinical competence, and gender. Medical Education, 2002; 36: 522-527.
Jelley R, Parkes M, Rothstein M. Personality perceptions of medical school applicants. Medical Education Online [serial on line], 2002; 7: 11. Available at: http://www.med-ed-online.org/res00038.htm. Accessed September 20, 2003.
Kelman E, Canger S. Validity of interviews for admissions evaluation. Journal of Veterinary Medical Education 1994; 21: 2. Available at: http://scholar.lib.vt.edu/ejournals/JVME/V21-2/kelman.html. Accessed September 25, 2003.
Kulatunga-Moruzi C, Norman G. Validity of admissions measures in predicting performance outcomes: the contribution of cognitive and noncognitive dimensions. Teaching and Learning in Medicine, 2002a; 14(1): 34-42.
Kulatunga-Moruzi C, Norman G. Validity of admissions measures in predicting performance outcomes: a comparison of those who were and were not accepted at McMaster. Teaching and Learning in Medicine, 2002b; 14(1): 43-48.
LCME. 2004. Functions and structure of medical school: standards for accreditation of medical programs leading to the M.D. degree. Washington, DC: Liaison Committee on Medical Education.
McManus IC. Factors affecting the likelihood of applicants being offered a place in medical schools in the United Kingdom in 1996 and 1997: a retrospective study. British Medical Journal, 1998; 317: 1111-1116.
Mitchell KJ. Traditional predictors of performance in medical school. Academic Medicine, 1990; 65: 149-158.
Nayer M. Admission criteria for entrance for physiotherapy schools: how to choose among many applicants. Physiotherapy Canada, 1992; 44: 41-46.
Powell L. 1978. Bakke, 438 V.S. at 312-313n.48.
Powis DA. Selecting medical students. Medical Education, 1994; 28: 443-469.
Rhoads JM, Gallemore JL, Gianturco DT, Osterhout S. Motivation, medical admissions and student performance. Journal of Medical Education, 1974; 49: 1119-1127.
Rigol G, Kimmel E. A picture of admissions in the United States. New York: College Entrance Examination Board. Unpublished manuscript. 1997.
Roth PL, BeVier CA, Schippmann JS. Meta-analyzing the relationship between grades and job performance. Journal of Applied Psychology, 1996; 81: 548-556.
Schmidt P. U. of Michigan will use application essays to help enroll diverse undergraduate class. Chronicle of Higher Education, August 29, 2003. Available at: http://chronicle.com/weekly/vol50/02/02a02801.htm.
Sedlacek WE. Multiple choices for standardized tests, 1998. AGB Priorities 1998; 10: 1-15. Available at: http://www.agb.org/_content/priority/past/v10n1/covnd97.htm.

第13章 医学部への入学：プロフェッショナリズムの可能性を秘めた志望者を選ぶ

Sedlacek WE. Why we should use non-cognitive variables with graduate and professional students. The Advisor: The Journal of the National Association of Advisors for the Health Professions 2004; 24(2): 32-39.
St. George's Hospital Medical School. Medical school admissions policy: arrangements to prevent unfair discrimination. Available at: http://www.nottingham.ac.uk/medical-school/school/admissions_policy.html. Accessed October 7, 2003.
Stern DT, Frohna AZ, Gruppen LD. The prospective prediction of professional behavior. Medical Education, 2005; 39(1): 75-82.
Sternberg R. Beyond IQ. London: Cambridge University Press, 1985.
Sternberg R, Lubart TI. Investing in creativity. American Psychologist, 1996; 51: 667-688.

Assessing Professionalism for Accreditation

第 14 章
認定におけるプロフェッショナリズムの評価

Deirdre C. Lynch
David C. Leach
Patricia M. Surdyk

　医療および教育が道徳的事業であるならば（Eisner, 2003 年），当然のことながら，医学教育は，学習者・教官が正しいことを行うよう手助けするかなりの責任を担っていることになる（Leach, 2001 年）。認定団体は，何が「正しいこと」であるのかを判定するという重要な役割を果たす。認定においてプロフェッショナリズムを評価することが意味するのは，プロフェッショナリズムを促進する能力に基づいて教育プログラムが審査されるということである。しかし，この主導権の実行は，行われてまだ間もないものである。したがって，この章では，教育的プログラムの目標に合うようにプロフェッショナリズム評価を体系化する方法という，最初に考慮すべき重要な事柄を取り上げる。

　認定とは，基準を明確に述べ，プログラムや組織がそれらの基準を満たすかどうかを判定するプロセスである。米国における卒後医学教育認可評議会（ACGME）とは，医学部を卒業した医師に独り立ちの準備をさせる対症療法の研修医トレーニング・プログラムの認定機関である。医学部は Liaison Committee on Medical Education〔LCME〕によって認定される。このモデルは，カ

ナダ王立内科・外科医協会〔Royal College of Physicians and Surgeons of Canada〕というひとつの団体が医学部と研修医プログラムを認定しているカナダと対照的である。認定は認証とは異なっており，後者は個人が学問特異的要件を満たすかどうかを確認するプロセスである（ACGME, 2003年）。米国において，特定の専門科の医師として認証されるためには，その専門科の委員会が作った確立された要件を満たさなければならない。

ACGMEは，医療専門職が卒後教育（GME）を自己規制する仕組みを提供する。同僚によって選ばれた医師達は，確立された教育基準を研修医トレーニングプログラムが満たしているかどうかを判定する。ACGMEは，米国において7878の研修医プログラム——約9万9000名の研修医がそのプログラムを受ける——を認定する（ACGME, 2003年b）。ACGMEは，〔1〕政府からの資金提供を受けるためには，研修医プログラムが認定されていなければならない，〔2〕研修医が認定医・専門医資格を申請するには，認定された研修医プログラムに出席しなければならない，〔3〕州の免許交付を求める医師は，認定された研修医プログラムにおけるトレーニングを完了させなければならない，という3つの点で影響力をもっている（Leach, 2001年）。

患者ケアにおけるアウトカム研究の普及と並行して，ACGMEは，認定の焦点をプロセス・構造から教育的成果へと移行させ始めた。プログラムの実際の遂行についてみてみると，認定のための質問は「あなたは教育ができますか？」から「あなたが教育したということについてのエビデンスは何ですか？」と変わることになる（Swing, 2003年）。その結果1999年に，ACGME責任者委員会は，（他の要件に加えて）プロフェッショナリズム，患者ケア，対人関係スキル，コミュニケーション・スキル，医学的知識，実践に基づく学習・向上，システムに基づく実践，という6つの一般的能力において研修医を指導・評価するGMEプログラムを必要とする計画を認可した（ACGME, 1999年）。能力は実践と統合されるべきである，つまり，能力はただひとつの個別の行動として存在するものではない。例えば，研修医がパフォーマンスを省察し，「どうすればもっとうまくやれたのか？」と自問自答する場合の実践に基づく学習・向上に，プロフェッショナリズムを観察することができるのである。また，研修医が患

者の健康を支援し維持するために地域社会に基づく人材を求め，かつ協調する場合，プロフェッショナリズムはシステムに基づく実践と関連し，研修医が敬意を込めて他人と接する場合に，対人関係スキルおよびコミュニケーション・スキルおよび患者ケアと関連する。したがって，プロフェッショナリズムは，新しい医師の発達の中心にあるものである。

GMEは，プロフェッショナリズムを検討する内容豊富な領域である。なぜなら，GMEは，いい診療を行うのに必要な，関係を中心に据えることへの期待に応える能力を引き出すからである（Kuczewskiら，2003年；Surdykら，2003年）。医療は協力して行う取り組みである。つまり，人間関係が医療実践とプロフェッショナリズムの構成をひとつに結びつけるのである。研修医が研修期間の課題を完了させるためには，彼は誰とどのように接するかを学習しなければならないため，こうした人間関係の側面からGMEを理解することもできる（LeachとStevens, 2001年）。研修医にとって重要な関係には，患者，同僚，監督医師，医学生，他の医療従事者が含まれる（Surdykら，2003年）。

GMEには3つの目標がある。短期的目標は研修医の学習を支援すること，中期的目標は患者ケアのプロセスを向上させること，長期的目標は患者の予後にポジティブな効果をもたらすことである。本章の目的は，プロフェッショナリズム評価における，こうした目標を統合する組織化された枠組みを描写することである。

プロフェッショナリズムを評価するシステムの設計

プロフェッショナリズムを評価するシステムを計画するには，6つの問いに答える必要がある。

なぜ，プロフェッショナリズムを評価するのか？

プロフェッショナリズムの評価が必要な理由は，少なくともふたつ挙げられる。第1の理由は学習者の能力を測定するため，第2の理由はカリキュラムや

プログラムの改善を支援するためである。学習者については，ふたつの重要な問いに答えることが必要である。(1) 学習者が既定の基準（例えば，包括的評価）を満たすかどうかを判定するために，プロフェッショナリズム評価をすべきか？　(2) 後の指導・学習（例えば，形成的評価）支援のために，学習者の長所と短所を判定するようなプロフェッショナリズム評価をすべきか？　形成的評価は，学習者は変わることができるという信念に基づいており，プロフェッショナリズムの要素を向上させうることを示すエビデンスもある。研究では，的を絞った明示的介入によって，特定のプロフェッショナルな行動および信念（例えば，Hayes ら，1999 年；Tang ら，2002 年），推論（例えば，Godkin と Savageau, 2001 年；Self と Olivarez, 1996 年），行動（例えば，Beckman ら，1990 年；Phelan ら，1993 年）を変えることができると示唆されている。認定の視点からいうと，プロフェッショナリズムは，形成的かつ包括的に評価されるべきである。これらふたつの評価システムは，研修医の学習を支援する短期的目標（形成的）および患者ケアと予後を向上させる長期的目標（包括的）の両方を達成することが，潜在的に可能である。いずれの場合でも，教育プロセスの早い段階で学習者に評価目的と評価基準を知らせておくべきである。

何が評価されるべきか？

　評価対象を決定するプロセスは，内容領域および成果領域についての幅広い質問に始まり，最も重要な期待についての特定の質問へと進む。これは，評価の内容的妥当性を確立するプロセスの一部であり，これら評価対象の決定は，関連文献を検討し，専門家に重要な期待の同定を求め，評価されるものが教育的目標および教育的目的と対応するのを確認することで促進される。すべての状況におけるプロフェッショナリズムのあらゆる側面を評価することは実現不可能である。したがって，評価対象を選択することが必要である。評価対象は，特定の専門レベルおよび発達レベルにとって，最も重要で代表的な期待から構成されるべきである。例えば Culhane-Pera と Reif（2003 年）の判断によれば，家庭医療の上級研修医は「患者の望みを医療ケアに盛り込むこと」（スキル），お

および「健康および疾患における文化的問題を理解するという責任を受けいれること」(態度) ができなければならない。

プロフェッショナリズムにおける人間関係中心の視点は，そのカリキュラムの内容を決める枠組みを提供する。各種関係におけるプロフェッショナリズムの例には次のものがある。**(1) 患者一医師関係**：診察所見を行う際に注意深くかつ綿密であること，治療計画時に患者の文化的選好に配慮すること，健康状態と治療効果についての関連情報をすべて開示すること。**(2) 社会一医師関係**：医療費削減のために政府機関と協調すること，医療の安全性向上に向けてイニシアチブをとること，貧しい患者に奉仕すること。**(3) 医療システム一医師関係**：適時，他の医療従事者を関与させること，敬意をもって他の医療従事者と接すること，部門横断的な向上活動に参加すること。**(4) 医師一医師関係**：医学生および研修医を指導すること，必要なときに専門の同僚に相談すること，社会のニーズに妥協せず，専門職集団のメンバーシップのニーズに働きかけること。**(5) 医師一自身関係**：パフォーマンスについての自己省察，向上が必要な領域を同定すること，個人的活動とプロとしての活動の均衡を保つこと。プロフェッショナリズムの場合，感情的・認知的・行動的・環境的領域の結果は相関している。したがって，これらの各レベルは評価によって，いくつかの地点で——可能ならば連続して——捉えられるべきである。医学教育は最終的に患者ケアの指標に影響を及ぼすことを目指しているため，理想的な評価システムには，このレベルを捉える評価も含まれるであろう (表 14-1)。

プロフェッショナリズムをどのように評価すべきか？

評価の基本的技術的要件は，妥当性・信頼性 (確実性) のあるデータをもたらす評価であることである。実践的要件は，それが実現可能でなければならないことである。試験の判定などの利害にかかわる総括的評価の信頼性は，ある単一の手段——同一人物を評価するためには比較的稀に用いられる手段——の技術的特徴に大いに依存する。それに比べて，研修医教育は，データの信頼性を強化する他のアプローチを提供する。研修期間中には，さまざまな評価法を用

いること，長期にわたって評価すること，さまざまな評価者を利用することが可能である。これらのパラメーターを利用することは，研修医の能力について，より全体的な像を示すのに役立ち，したがって，データの信頼性が強化される。

複数の方法に関していえば，各評価方法にはそれぞれ長所と短所がある。評定票は，比較的簡単に使えると考えられているが，評定者が学習者に対して抱く一般的印象によってバイアスがかかる可能性がある（Gray, 1996 年）。倫理の客観的臨床能力試験〔Ethics Observed Structured Clinical Examination〕（Ethics OSCE）は後者の短所を幾分補うものだが，学習者のパフォーマンスについての安定した推定値を得るために，いくつかの事例と試験時間が必要である

表 14-1　プロフェッショナリズムを評価するための組織的枠組み

成果カテゴリー	成果の種類	一般的評価法	評価例
学習	情動的	研修医質問票	Schwartz Values Scale（Eliason と Schubot, 1995 年）
	認知的	認知的検査	Barry Challenges to Professionalism Questionnaire（Barry ら，2000 年）
	行動的	集中的観察	Ethics OSCE（Singer ら，1996 年）
実践	患者ケアプロセス	360 度 集中的観察	Musick 360 度評価（Musick ら，2003 年），Modified Amsterdam Attitude and Communication Scale（DeHaes ら，2001 年）
	他の関係	360 度	Musick 360 度評価（Musick ら，2003 年）
結果	環境	研修医調査	Scale to Measure Professional Attitudes and Behaviors in Medical Education（Arnold ら，1998 年）
	患者ケアの成果	患者調査	Wake Forest Physician Trust Scale（Hall ら，2002 年）

(Singer ら，1996 年）。結果として，ふたつ以上の評価法を用いることは，どんな単一のアプローチにも伴う欠点を補うのに役立ち，したがってデータの妥当性が高められる。プロフェッショナリズムは複雑な構成体であるため，単一の評価がプロフェッショナリズムを十分に測定する可能性は低い。しかしながら，直接観察とともに認知的検査を使うなど，評価尺度を組み合わせて使うならば，より望ましい。最後に，複数の方法を用いることで，学習者の能力について，より多く知ることができる入手情報の範囲と深さが増大し，評価の妥当性が向上する。

誰が評価を行うか？

評価には，異なるタイプの評価者を関与させるべきである。違った評価者が異なった視点を与えることで，評価の幅と妥当性を強化すると示す研究がある（Wooliscroft ら，1994 年）。複数の評価者は，信頼性を強化する（Swanson, 1987 年）。研究は，例えば，医師以外の医療関係者が研修医を評価することは実現可能であることを示している（Butterfield と Mazzaferri, 1991 年；Musick ら，2003 年）。あらゆる効果的な評価の実施と同様，評価者も教育に興味をもつべきであり，より適切に評価したり，経験豊富な評価者であるために必要なトレーニングに積極的に参加すべきである。

いつ評価を行うか？

形成的アプローチと一致し，かつデータの信頼性を高めるために，評価を早期に開始し（Lowe ら，2001 年），頻繁に行い，長期にわたって実行し，学習者が変化する機会を提供するべきである（Van Luijk ら，2000 年）。総括的評価は，トレーニング期間中――プログラムの終了を含む――の重要な転移点において行われる。

どこで評価を行うべきか？

理想的には，評価は，学習者のプロフェッショナリズムに影響を及ぼす状況特異的問題を同定するために，さまざまな場所で行われるべきである。プロフェッショナリズム評価の状況特異性は，第1章で概説したように，測定法における根本的な難題である。実生活にできるだけ近い状況でプロフェッショナル行動を測定することは，データの妥当性を高める助けとなりうる。

GMEにおけるプロフェッショナリズムの評価：組織化した枠組みおよび評価例

上記のように，GMEには3つの目標がある。短期的目標は研修医の学習を支援すること，中間的目標は患者ケアのプロセスを向上させること，長期的目標は患者の予後にポジティブな効果を及ぼすことである。これらの目標に対応した3つの成果カテゴリーがあり，それは，学習，実践，結果である（Miller, 1990年；Kirkpatrick, 1998年）。学習は，情動的・認知的・行動的領域における指導後の変化を検討することで測定される。実践は，病院といった学習が適用される現場でのパフォーマンスを検討することによって測定される。結果は，実践の効果を検討することで測定される（表14-1）。以下では，個々のプログラムが，既存の手段を用いながら，どのようにしてプロフェッショナリズムの能力に対するGMEの3目標すべてに取り組めるかについて述べる（表14-1における一般的評価法および評価の例は，この話題についての思考を活性化させることを意図したもので，ACGMEの指示によるものではない）。

学習

情動的成果には，個人的な価値観，意見，関連問題についての信念や態度が含まれる。これらはまとめて意味のあるスキーマと呼ばれる。プロフェッショ

ナリズムを評価するにあたり,なぜ,情動的成果についての情報が重要なのか？行動の論理的根拠は,個々の意味のあるスキーマによって部分的に説明される（McClelland, 1985 年）。言い換えると,プロフェッショナリズムのいくつかの側面は,個人的な価値観と関連している。例えば,模範的な家庭医は,正直さを最も重要な個人的価値,社会的権力は最も重要とはいえない個人的価値と考えている（Eliason と Schubot, 1995 年）。プロフェッショナリズムの要素——倫理や個人的特徴など——についての情動的結果を評価することを目的に,評価の手段が創られてきた。この例として,Coverdale Attitudes Toward Doctor's Social and Sexual Contact with Patients Questionnaire （Coverdale と Turbott, 1997 年）および,「長い目で見れば,不正は誰も傷つけない」などの項目を含む Baldwin Cheating Questionnaire （Baldwin ら, 1996 年）が挙げられる。

プロフェッショナリズムを測定するためのシステムにおいて,その測定手段の目的は,3つに分けられる。第1に,関連のあるコース内容の調整のために,学習者の意味のあるスキーマを測定することである。例えば,研修医が患者とデートすることに対してポジティブな態度をとっていることに講師が気づいたとき,患者とのプロフェッショナルな関係をテーマにした指導内容を開発する。第2に,こうした評価は,学習者が自身の態度・価値観について同定・省察するのを助け,それらの問題およびそれらと医療プロフェッショナリズムの関係についてのディスカッションに,その後参加させるような,指導手法として用いられる可能性がある。情動的結果を測定する評価を用いる第3の理由は,それが,プロフェッショナリズムを向上させる目的での介入によって学習者の意味のあるスキーマが変化したかどうかの判定にかかわるからである。

認知的結果はプロフェッショナリズムに関する知識および推論に注目する。プロらしさに欠ける行動の同定は,何が起こったかについては描写するものの,なぜ欠如が起こったかを必ずしも明らかにしていない。したがって,プロらしい行動または欠如の背後にある認知的論理的根拠についての情報は,それに対する教育的戦略を導き出すのに役立つ。例として,自分がそこにいなければならないと気づかなかったため,患者記録を記入しに救急場面を去った研修医が挙げられる。プロフェッショナリズムの認知的側面の評価を目的とした手段に

は，Barry Challenges to Professionalism Questionnaire（Barry ら，2000 年）および Wenger Orthopaedic Surgeons Ethics Questionnaire（Wenger と Lieberman，1998 年）が挙げられる。ふたつとも，利益の衝突を解決すること，無能な同僚に対処すること，患者との正直なコミュニケーションを図ることなど，医療における現代的な問題を取り上げている。これらの認知的検査は，研修医・臨床医を対象とする研究目的で用いられてきたが，プロフェッショナルの問題についての学習者の知識を測定するのを助け，ディスカッションを活性化させるなど，教育に容易に適用される。プロフェッショナリズムの認知的側面を評価するもうひとつの方法は，学習者とのフォーカス・グループセッションを行うことである。グループの参加者に，プロフェッショナリズムの問題を生み出すよう求めるこのアプローチの利点は，学習者がプロフェッショナリズムの意味をどのように認識しており，それが日常の活動において，どんなふうに現れるのかが明らかにされることである（Ginsburg ら，2002 年）。

　行動的結果には，他人によって直接観察される行為が含まれる。プロフェッショナルな行動は，SP との面接などのシミュレーション（Prislin ら，2001 年）および倫理の OSCE（Singer ら，1996 年）を通して評価されてきた。しかし，シミュレーションよりも適用現場においてプロらしい行動を評価することがより望まれているため，プロフェッショナリズムの行動的評価についてさらに以下で取り上げる。

実践

　プロフェッショナリズムの実践の確認は，適用された現場におけるパフォーマンスを検討することでなされる。例えば，プロフェッショナリズムの特徴としての「徹底」は，研修医が行う患者の診察所見が完璧であるか観察することで評価される。もうひとつの特徴である「敬意」は，研修医が患者とどう接触するかを観察することで評価される。通常，ふたつの幅広いアプローチを用いて，適用現場におけるプロらしい行動を評価する。ひとつめのアプローチは，一定期間における学習者との接触・観察から学習者に対して抱いた印象に基づ

第14章　認定におけるプロフェッショナリズムの評価

いて評価するというものである。期間の終わりに評価者は，パフォーマンス評定尺度項目について評定すること，または，より一般的ではないものの書き留めることによって印象を記録する。このアプローチは，ローテーション後評価票にしばしば例示され，この票は監督医師が書き込むことが多い。比較的最近まで，プロフェッショナリズムは——仮に含まれたとしても——「プロらしく行動する」や「責任を果たす」などのひとつかふたつの全般項目で示されていた。しかし，より最近になって，ひとつのプロフェッショナリズムの全般項目から，いくつかの項目にまで拡大されたローテーション後評価票や，単一のプロフェッショナリズム項目が測定される尺度に従った記述的基準点を含んでいるローテーション後評価票が出てきた。こうした段階はプロフェッショナリズムの評価を向上させるものであるが，さらに注目すべき改善は，さまざまな医療専門職が学習者のプロフェッショナリズムを評価する360度評価が使用されたことである（例えば，Musickら，2003年）。この領域における早期の仕事の例として，研修医のプロフェッショナリズムついての看護師による評価を支援することを目的としたButterfield's Nurse Evaluation of Medical Housestaff Formが挙げられる（ButterfieldとMazzaferri, 1991年）。

　適用現場でのプロフェッショナリズムの行動評価に対する第2のアプローチにおいて，学習者は，特定の課題や注目活動——典型的には患者との面会——を行う間に直接的に観察・評価される。面会の間，または直後のいずれかに，チェックリストやパフォーマンス評定票に観察が記録される。Amsterdam Attitudes and Communication Scaleはこのアプローチの例である（DeHaesら，2001年）。これはプロフェッショナリズムおよびコミュニケーション・スキルを評価することを目的としており，プロフェッショナリズムは9項目のうちの6項目によって測定された。

結果

　結果は，適用現場におけるプロフェッショナリズムの効果について言及する。プロフェッショナリズムに関して，結果におけるふたつのカテゴリー——環境

309

的結果および患者ケアの成果――は重要である。環境的結果は，指導および学習が行われる状況に関連する。この種の情報は，学習者・その同僚・教官・監督者・医療関係者・その他関係者の行動を取り上げる。他の重要な環境的情報には，方針・規則・期待・伝統・ルーチン・報告関連性が含まれる。プロフェッショナリズムの環境的指標はなぜ重要であるのか？　教育的環境は，公式または非公式カリキュラムのいずれかを通して，学習者の態度と行動に影響を及ぼすと思われる（BrownellとCote, 2001年；Feudtnerら, 1994年；Stern, 1996年）。さらに，仕事環境および文化的環境が，臨床医のプロフェッショナリズムに影響を及ぼすことを示唆する研究もある（Freemanら, 1999年；Hoffmasterら, 1991年）。結果として，環境におけるプロフェッショナリズムを測定する評価は，個人のプロフェッショナリズムを理解するうえでの手がかりとなる。少なくともふたつの質問票は，教育的環境において研修医が報告するプロフェッショナリズムを測定することを目的とした。すなわち，Baldwin Survey of Resident Reports of Unethical and Unprofessional Conduct（Baldwinら, 1998年）およびScale to Measure Professional Attitudes and Behaviors in Medical Education（Arnoldら, 1998年）がそれである。

　患者ケアの成果とは，健康を向上させ，または患者の期待を満足させるなど，医療効果のことである。プロフェッショナリズムは以下の領域の結果に関連する。すなわち，患者のコンプライアンス，満足，信頼，医師の選択および変更，法的行為である（Hallら, 2002年；Hicksonら, 2002年；Hauckら, 1990年）。プロフェッショナリズムの評価法としては，患者からのフィードバックが最も頻繁に用いられているようである。フィードバックは，調査または患者の苦情記録から入手される。苦情は有用な情報を提供するものの，通常，医療従事者の小集団に向けられたものなので，すべての医師に対するフィードバックとしては有用でない。米国内科専門医学会（ABIM）のPatient Satisfaction Questionnaireは，医師のコミュニケーション・スキルおよびプロフェッショナリズムの評価を目的に作成された。用いられるのは10項目のみなので，比較的容易に実施できる。しかし，多くの患者調査と同様に，ネガティブに偏ったデータになる傾向があり，したがって，安定した推定値を入手するには，パフォーマン

スについて多くの患者からフィードバックを受ける必要がある。例えば，Tamblynら（1994年）によれば，研修医1名につき25～30件の患者調査を必要とすることが分かった。一方で，Wake Forest Physician Trust Scale（WFPTS）からは，歪みの比較的少ないデータが得られると思われ，したがって，より少ない標本しか必要としない（Hallら，2002年）。また10項目尺度のWFPTSは「［あなたの医師］は，あなたが必要とするすべてのケアを与えるためには，どんなことでも行う」といった項目を含んでおり，したがって，コミュニケーション・スキルをメインに取り上げているABIM質問票よりも，プロフェッショナリズム領域志向である。WFPTSの構成概念妥当性は，（WFPTSによって測定された）信頼，満足，友人に推薦する積極性，医師との時間の長さの間のポジティブな相関関係から推測された。基準妥当性は，WFPTSの評定と，信頼について測定した別の妥当性のある手段で行った評定との間のポジティブな相関関係から推測された。WFPTSで得られたデータの項目間信頼性は0.93と高値で，検査再検査信頼性係数は0.75と良好である。要するにWFPTSは，医師のプロフェッショナリズムについて患者からフィードバックを受けるための，信頼性のある実現可能な質問票であると思われる。

結論

プロフェッショナリズムは医療にとって目新しいものではない。過去においては，非認知的能力，倫理，個性といった言葉で言及されていた。さらに，望ましいものと考えられたものの，明示的な指導・評価に必要な資料ではないとみなされるのが普通であった。今では，プロフェッショナリズムはACGMEの6つの一般的能力のうちのひとつであり，プログラムはプロフェッショナリズムを促進するものであるよう求められ，卒後医師はプロフェッショナリズムを実証できなければならない。プロフェッショナリズムの変化を測り，発見することは測定なしには不可能ではあるが，プロフェッショナリズムが（個別段階で構成される一連の手技的スキルとは異なり）複雑な構成体であるため，その測定は難しい。この難題に取り組む第一段階は，測定へのシステムアプローチを

使用することである。重要なシステムの変数は目的・使用，方法，人材，タイミング・頻度，設定を含んでいる。プロフェッショナリズムを評価するためのGMEの以前の試作品を進歩させ（ACGME, 2002年），このテーマについての思考を活性化するために，ここで，組織化した枠組みおよび評価の例を示す。

　我々は，プロフェッショナリズムの能力を認定に盛り込む幅広い段階について描くが，ACGMEは，その実施は複雑なプロセス（Bertalaffy, 1969年）であり，その効果的な戦略は長期にわたって出現し，発達する可能性があると考えている。（個人ではなく）プログラムに注目しているため，認定はプロフェッショナリズム評価において特有で役立つ視点を与えてくれる。GMEのプログラムはプロフェッショナリズムの本質である人間関係から構成される。したがって，良いプログラムは，研修医，教職員，他の重要な役割を果たす者の間でプロフェッショナリズムを促進する可能性が高い。個人のプロフェッショナリズムについての信頼性の高いデータは，プログラム改善のために用いられるべきであり，翻っては，この改善によってプロフェッショナリズムが促進される。プロフェッショナリズムと患者ケアの関連指標が明らかにできれば，進歩が期待できると思われる。長年にわたりプロフェッショナリズムに注目することは，指導，評価，そしてプロフェッショナリズムの医学教育・医療ケアへの統合に対する優れたアプローチモデルを導き，最終的に「良い医療のための良い学び」を実現するであろう。

参考文献

ACGME. General competencies. ACGME Outcome Project, Accreditation Council for Graduate Medical Education. 1999. Available at: www.acgme.org/outcome/comp/CompFull.asp. Accessed October 15, 2003.

ACGME. List of Accredited Programs and Sponsoring Institutions. In: About the ACGME. Accreditation Council for Graduate Medical Education. 2003b. Available at: www.acgme.org/adspublic/. Accessed October 15, 2003.

ACGME. Outcome Project Think Tank. ACGME Outcome Project. 2002. Available at: http://www.acgme.org/outcome/project/thinktank.asp. Accessed October 15, 2003.

第14章　認定におけるプロフェッショナリズムの評価

ACGME. Essentials of Accredited Residencies in Graduate Medical Education. In: GME Useful Information. Accreditation Council for Graduate Medical Education. 2003a. Available at: http://www.acgme.org/adspublic/. Accessed October 15, 2003.

Arnold, E., L. Blank, K. Race, and N. Cipparrone. Can professionalism be measured? The development of a scale for use in the medical environment. Acad Med. 1998;73:119-121.

Baldwin, D. C. Jr., S. R. Daugherty, B. D. Rowley, and M. D. Schwarz. Cheating in medical school: a survey of second-year students at 31 schools. Acad Med. 1996;71:267-273.

Baldwin, D. C., S. R. Daugherty, and B. D. Rowley. Unethical and unprofessional conduct observed by residents during their first year of training. Acad Med. 1998;73:1195-1200.

Barry, D., E. Cyran, and R. J. Anderson. Common issues in medical professionalism: room to grow. Am J Med. 2000;108:136-142.

Beckman, H., R. Frankel, J. Kihm, G. Julesza, and M. Geheb. Measurement and improvement of humanistic skills in first-year trainees. J Gen Intern Med. 1990;5:42-45.

Bertalaffy, L. General systems theory. New York: George Braziller, 1969.

Brownell, A. K. W., and L. Cote. Senior residents' views on the meaning of professionalism and how they learn about it. Acad Med. 2001;76:734-737.

Butterfield, P. S., and E. L. Mazzaferri. A new rating for use by nurses in assessing residents' humanistic behavior. J Gen Intern Med. 1991;6:155-161.

Coverdale, J., and S. Turbott. Teaching medical students about the appropriateness of social and sexual contact between doctors and their patients: evaluation of a programme. Med Educ. 1997;31(5):335-340.

Culhane-Pera, K. A., and C. Reif. Ramsey's five levels of cultural competence: conceptualizing Bennett's model into curricular objectives for multicultural medical education. Ann Behav Sci Med Educ. 2003;9:106-113.

DeHaes, J., F. Oort, P. Oosterveld, and O. ten Cate. Assessment of medical students' communicative behaviour and attitudes: estimating the reliability of the use of the Amsterdam Attitudes and Communication Scale through generalisability coefficients. Patient Educ Counsel. 2001;45(1):35-42.

Eisner, E. The educator and professionalism: knowing how to look. Paper presented at the ACGME and ABMS conference Fostering Professionalism: Challenges and Opportunities; September 19, 2003; Chicago.

Eliason, B. C., and D. B. Schubot. Personal values of exemplary family physicians: implications for professional satisfaction in family medicine. J Fam Prac. 1995;41:251-256.

Feudtner, C., D. Christakis, and N. Christakis. Do clinical clerks suffer ethical erosion? Students' perceptions of their ethical environment and personal development. Acad Med. 1994;69(8):670-679.

Freeman, V. G., S. S. Rathore, K. P. Weinfurt, K. A. Schulman, and D. P. Sulmasy. Lying for patients: physician deception of third-party payers. Arch Intern Med. 1999;159:2263-

313

2270.

Ginsburg, S., G. Regehr, D. Stern, and L. Lingard. The anatomy of the professional lapse: bridging the gap between traditional frameworks and students' perceptions. Acad Med. 2002;77:516-522.

Godkin, M., and J. Savageau. The effect of a global multiculturalism track on cultural competence of preclinical medical students. Fam Med. 2001;33(3):178-186.

Gray, J. D. Global rating scales in residency education. Acad Med. 1996;71(10 suppl):S55-S63.

Hall, M. A., B. Zheng, E. Dugan, F. Camacho, K. E. Kidd, A. Mishra, and R. Balkrishnan. Measuring patients: trust in their primary care providers. Med Care Res Rev. 2002;59: 293-318.

Hauck, F. R., S. J. Zyzanski, S. A. Alemagno, and J. H. Medalie. Patient perceptions of humanism in physicians: effects on positive health behaviors. Fam Med. 1990;22:447-452.

Hayes, R. P., A. Stoudemire, K. Kinlaw, M. Dell, and A. Loomis. Changing attitudes about end-of-life decision making of medical students during third-year clinical clerkships. Psychosomatics. 1999;40:205-209.

Hickson G. B., C. F. Federspiel, J. W. Pichert, C. S. Miller, J. Gauld-Jaeger, and P. Bost. Patient complaints and malpractice risk. JAMA. 2002;287:2951-2957.

Hoffmaster, C. B., M. A. Stewart, and R. J. Christie. Ethical decision making by family doctors in Canada, Britain, and the United States. Soc Sci Med. 1991;33:647-653.

Kirkpatrick D. L. Evaluating training programs. 2d ed. San Francisco: Berrett-Koehler, 1998.

Kuczewski, M., E. Bading, M. Langbein, and B. Henry. Fostering professionalism: the Loyola model. Camb Q Healthcare Ethics 2003;12:161-166.

Leach, D. C. Changing education to improve patient care. Qual Health Care. 2001;10(suppl 2): 54-58.

Leach, D. C., and D. P. Stevens. Substance, form, and knowing the difference. Front Health Serv Manage. 2001;18:35-37.

Lowe, M., I. Kerridge, M. Bore, D. Munro, and D. Powis. Is it possible to assess the "ethics" of medical school applicants? J Med Ethics 2001;27:404-408.

McClelland, D. C. How motives, skills, and values determine what people do. Am Psychol. 1985; 40:812-825.

Miller, G. E. The assessment of clinical skills/competence/performance. Acad Med. 1990; 65 (9 suppl):S63-S67.

Musick, D. W., S. M. McDowell, N. Clark, and R. Salcido. Pilot study of a 360-degree assessment instrument for physical medicine and rehabilitation programs. Am J Phys Med Rehabil. 2003;82:394-402.

Phelan, S., S. Obenshain, and W. R. Galey. Evaluation of non-cognitive professional traits of medical students. Acad Med. 1993;68:799-803.

Prislin, M. D., D. Lie, J. Shapiro, J. Boker, and S. Radecki. Using standardized patients to assess medical students' professionalism. Acad Med. 2001;76(10 suppl):S90-S92.

Self, D. J., and M. Olivarez. Retention of moral reasoning skills over the four years of medical education. Teach Learn Med. 1996;8:195-199.

Singer, P., A. Robb, R. Cohen, G. Norman, and J. Turnbull. Performance-based assessment of clinical ethics using an objective structured clinical examination. Acad Med. 1996;71(5): 495-498.

Stern, D. T. Values on call: a method for assessing the teaching of professionalism. Acad Med. 1996;71(10 suppl):S37-S39.

Surdyk, P. M., D. C. Lynch, and D. C. Leach. Professionalism: identifying current themes. Curr Opin Anaesth. 2003;16:597-602.

Swanson, D. B. A measurement framework for performance based tests. In: Further developments in assessing clinical competence: proceedings of conference held in Ottawa, Ontario, June 27-30, 1987 (I. Hart and R. Harden, eds.; pp. 13-45). Montreal: Can-Heal Publications, Inc., 1987.

Swing, S. R. The Outcome Project: an introduction. In: ACGME Outcome Project. Accreditation Council for Graduate Medical Education. 2003. Available at: http://www.acgme.org/outcome/project/OutIntro.htm. Accessed October 3, 2003.

Tamblyn, R., S. Benaroya, L. Snell, P. McLeod, B. Schnarch, and M. Abrahamowicz. The feasibility and value of using patient satisfaction ratings to evaluate internal medicine residents. J Gen Intern Med. 1994;9:146-152.

Tang, T. S., J. C. Fantone, M. E. Bozynski, and B. S. Adams. Implementation and evaluation of an undergraduate sociocultural medicine program. Acad Med. 2002;77:578-585.

Van Luijk, S., J. Smeets, J. Smits, I. Wolfhagen, and M. Perquin. Assessing professional behaviour and the role of academic advice at the Maastricht Medical School. Med Teach. 2000;22(2):168-172.

Wenger, N., and J. Lieberman. An assessment of orthopaedic surgeons' knowledge of medical ethics. J Bone Joint Surg. 1998;80(2):198-206.

Wooliscroft, J., J. D. Howell, B. P. Patel, and D. B. Swanson. Resident-patient interactions: the humanistic qualities of internal medicine residents assessed by patients, attending physicians, program supervisors, and nurses. Acad Med. 1994;69(3):216-224.

Measuring Professionalism: A Commentary

第 15 章
プロフェッショナリズムを測定する：解説

Fred Hafferty

　本書は，医療教育の軌道を超えて医療のプロフェッショナリズムを促進する学習環境を定義，評価，および最終的には構成しようとする継続的努力の中に，新しい基準点を打ち立てるものである。企業医療の流動的な高まりに対する医療の応答として1980年代半ばに始まったものは，かなり並外れた組織的ムーブメントにまで発展した。意味と測定法，カリキュラム，能力についての討論は活発かつ可視的であり，これはすなわちその討論が健全な証である。教育的権力者が特定の測定法や方法論を「唯一の方法」として選定し，（たとえ間接的にでも）「プロフェッショナリズムの問題を解決した」と公表してしまうという，極めて現実に起こりうる事態は不健全である。これは重大な誤りを犯すことになるだろう（*American Journal of Bioethics*；2004年）。より洗練された評価手法・評価戦略を開発する必要性については疑問を挟む余地はないものの，この実証的探究においては，プロフェッショナリズムを「静止したもの」，すなわち静止した概念のまとまりにしないよう，細心の注意を払わなければならない。最も要素的なレベルにおいては，プロフェッショナリズムは行為システムであり，

量子物理学の特性をいくつか共有している。動きがないところには存在しない粒子のように，プロフェッショナリズムは社会的行為のシステムの中に存在しているとみなすのが最適である。したがって，プロフェッショナリズムを状況の外部に，または状況から独立して，存在しうるものとしてみる（形作る）べきではない。さらに，プロフェッショナリズムの社会的かつ相互作用的な性質から要請されるのは，信託された責任——プロフェッショナリズムの「討論」を活発にし，活気に満ちたものにする責任——を医学教育のコミュニティー（教員，学生，管理者および臨床医を含む）が担うことである。

社会化：プロフェッショナリズムのエンジン

「中核的能力」（第14章）としてのプロフェッショナリズムの正式な定義は，医療トレーニングに新しい難題をもたらす。Robert K. Merton ら（*The Student-Physician*, 1957 年）と Howard Becker ら（*Boys in White*, 1961 年）による医学部に関する早期研究では，医師の社会化に対してかなりの注意が払われた。実際このふたつの研究は，主に，社会化についての社会学的中核理論を検証するために行われたものであり，Merton は従来の社会化の視点（例えば，医療の中核的価値の内面化）を採用した。一方の Becker は，トレーニングの影響がより状況依存的，かつ一時的なものであることを見つけた（Hafferty, 2000 年）。しかし，その後，数十年にわたって，プロフェッショナリズムの概念と同じく社会化の概念も，重要なキャッシュを失い始めた。「プロフェッショナリズム」は形容詞（例えば「プロらしい取り組み」）になり，技術的専門的知識や製品品質に対する一般社会的な要請（例えば，プロ品質の便器用洗剤）となった。一方，社会化は「トレーニング」の同義語となった。

能力としてプロフェッショナリズムを定義することは，この逆行を止める——とは言い切れないが，少なくとも止めるはずである。プロフェッショナリズムを能力として構成することは，どのようにしてそれに到達するか，また，到達のプロセスがどのようにして，自己省察を通して個人に（第11章および第12章），同僚評価を通して同僚に（第10章），能力を判定するという目的によっ

て外部評価者に（第14章）アクセスできるかについて，重要な視線を向ける。またそれは，プロフェッショナリズムを「内面化としての社会化」の対象（「Merton」グループ）であるとみなすのか，または状況適応の全体的戦略の一部（「Becker」グループ）とみなすのかについて，我々に再検討し，明確化するよう求める。手法自体がこの根底にある区別を反映するため，（好むと好まざるにかかわらず）そのような特定化は測定手法を開発する前に行われるべきである。プロフェッショナリズムと社会化について，より分析的に批判的であることで，医療トレーニングから派生する自然の副産物と長い間（あまりに長い間）みなされてきたものを明瞭にするという付加利益がうまれる。要するに，人はM.D.学位の資格を獲得したことによって，「プロフェッショナル」になる。しかし，プロフェッショナリズムを能力として定義することは，少なくとも原則的には，すべてのものをより明瞭にする。しかし，プロフェッショナリズムを能力に分類したにもかかわらず継続してそれを公理として扱うならば，かなりの危険性（および自己欺瞞）が残る。以下で論じるように，すべての人（医療に遍在する「1，2個の腐ったリンゴ」を除いて）が事実上その状態に到達するような基準を設定すれば，この設定は能力の概念を歪ませる。到達は自動的でなく，達成が難しいものでなければならない。さらに，この能力の維持は，相補的ではなく偶発的なものとして扱われなければならない。

　最終的には，プロフェッショナリズムを内面化された深い能力として確立する（第12章）一方で，表面的現象としてのみプロフェッショナリズムを表す卒後生を受け入れるという，自分に都合の良い非整合性を医療は回避しなければならない。そのような形勢傍観は，当然，プロフェッショナリズムが医療の本性とアイデンティティにとって，どれほど中核的なのかという疑問をもたらす。深みのあるプロフェッショナリズムは，アイデンティティのレベルに存在しなければならない。一方，表面的なプロフェッショナリズムとは「プロらしい態度」で仕事を行うことにすぎない。表面的なプロフェッショナリズムは，アイデンティティの問題を回避し，聴診器のように医師がつけたり外したりできるものとして，プロフェッショナリズムを扱う。深みのある能力としてのプロフェッショナリズムは，同じ行動を生み出すかもしれないが，その行動は，より

現実的で真のものである。というのもその行動は，仕事がどのように（プロらしい方法で）遂行されたかではなく，むしろ，社会的行為者の根底にある（プロとしての）アイデンティティに必然的に結びついているからである。社会学者はこうした文脈で「真の」という言葉を使うことに難色を示すだろうが，この言葉は「誰」または「何」がプロフェッショナリズムになるとして，そのどちらを我々は求めているのか，を明らかにするのに役立つ。我々は「プロフェッショナル」である医師を求めるのか？　それとも「プロフェッショナルな」やり方（何か）で行動する医師で満足するのか？

　これらの背景から我々は，プロフェッショナリズムを測定する最適な方法は何か，という質問に到達する。プロフェッショナリズム評価の多くを観察可能な行動に結びつけたために，本書では，「内面化としての社会化」対「状況的適応としての社会化」の区別とともに，深層の区別についても不十分にしか取り組まれないままとなった。それでもいくつかの章では，内面化されアイデンティティに基づいた，ゆえに深みのあるプロフェッショナリズムが——プロらしい人であることの意味における，内的でまさに個人的なこれらの変化を確認するという難題にもかかわらず——強調されている（第7，11，12章）。

測定の問題

信憑性とプロフェッショナリズム

　医学生は「教員が望むこと」を非常に敏感に察知するように，さまざまなカリキュラム（例えば，正式，非正式，および潜在的カリキュラム）を通して社会化されている。そのため，我々は医学的教育の構造に潜む権力および社会的階層の存在に，特別な注意を払う必要がある。正当性はさておき，医学生は，自分が（身分上は）誰であるか，何に対して責任を負うのか，教育上自分達を酷使する権力をもっているのは誰か，を判断するために学習環境を「見渡す」のにとてつもない時間を費やしている。彼らは，次の試験に何が出るのかを知りたがっており，それは，クリニカル・クラークシップおよび研修医教育を構成する

患者・教員・同僚との時間の限られた一過性の接触の間に，担当医がどんな種類の質問をするのかについて，彼らが確定しようとするのと同様である（ChristakisとFeudtner，1997年）。

Boys in White（Beckerら，1961年）で例示されたように，象徴的相互作用の理論的視点（第10章）は，医療トレーニングのプロセスおよび効果を理解するうえで，重要な役割を果たしている。象徴的相互作用理論を用いることで，医学生がどのように「印象管理」（Goffman，1959年，1967年）という持続的プロセスに励んでいるのかがみえる。それは，医学生が自身の身体的・社会的・感情的環境を管理し，最終的には日常化するために苦闘するプロセスである（ChristakisとFeudtner，1997年；BucherとStelling，1977年）。学生が有能であるようにみせたいとき（HaasとShaffir，1982年），上司に認められるための，また面目を失わないための学生の努力の激しさと辛さは，医療トレーニングの階層的性質ゆえにますますきつくなってしまう（Clouder，2003年；HaasとShaffir，1977年）。個人的な見解および自己省察の能力にかかわりなくすべての医学生は，スキルや知識の省察のエビデンスとしてだけでなく，態度の現れの指標として教員が行動評価をしていることを強く認識している。言い換えれば，教員が勤勉さや利他主義といった行為を学生の内的性質の観察手段として扱うことを，学生は期待している。そんな中，医療の教育者が，プロフェッショナリズムの測定を通して，内的状態ではなく，行動のみが「重要である」と学生に説明した場合，一体どうなるのだろうか。

さらに，（社会学的にいうと）印象管理と印象ゲームの違いは紙一重である。不正（ネガティブな暗示的意味）または対処スキル（ポジティブな暗示的意味）のどちらの形を取るのであれ，これらの行動はプロフェッショナリズムとその測定に特に関連性がある。回答者（我々の例では医学生）は――医学的知識に特徴的な曖昧さの中でも――表向きの回答と教官が望む回答とを識別することをすぐに学んでしまうので，社会的に容認可能な回答を提供することは，自己報告または複数選択式に頼った手段を使う場合には問題となる。これが医療トレーニングの現実である。評価における，このバイアスを回避するためには，比較的現実的な状況（例えば，教員と同僚のパフォーマンス評価）を創ったり，または，

学生が社会的に容認可能な回答ではなく，むしろ自由に正直な回答をしやすい状況を作り出したりしなければならない（例えば，形成的省察，ポートフォリオ，同僚評価）。

　プロらしい特徴の形成に対して，さらに基本的なのは，印象管理は「プロらしさに欠ける」ことなのかどうか──少なくとも，プロとして教育するという文脈において──という疑問である。医療の文化の中で適切な行動とみなされるものと，そうでないものは非常に可変的であるため（例えば，第9章における産婦人科および外科で報告されたプロらしさの欠如の割合の差に注目），この質問に応えるのは困難である。社会生活の多くのことと同様，それは「場合による」。例えば，医学生は，規範的行動を普遍的ではなく，むしろ「状況的」と定義することによって，自分に道徳的空間または緩衝帯を提供することに努める。医学生が不正（例えば，カンニング・ペーパーの使用）を不適切とみなすかどうかは，「授業の重要性」や試験を「公平」とみるかどうかといったことに依存する。要するに，まったく同じ行動が，ある状況（重要な薬理学の試験）においては非難されるべきで，別の状況（「ミッキーマウスの生物統計学の授業」）においては正当化できるとされることもある。この「状況を定めること」から，割と重要な疑問が生まれる。クリニカル・クラークシップにおいて，「手際よくやる」ことがどの時点で，みえない境界線を超えてよく言われる（暗黙のうちに正当化された）「コピー技術」や「適応行動」というよりも「プロにあるまじき」ことになってしまうのか？

　さらなる質問は，プロフェッショナルの社会化の概念（およびプロセス）についてである。医学生はプロとしての自分を作り出す探究において，社会化のプロセスと提携する義務があるのか？　教授の規範的詠唱に合わせて，同じ歩調で歩く医学生集団というイメージには，独特の不穏な感じがあり，ファシストの匂いがする。それにもかかわらず，プロフェッショナルであること（またはそれになること）は組織的医療の中で基礎的なものとみなされているため，我々は，印象管理の実践を考えた場合，下位文化の中で学生にどれくらいの余裕があるのかを問わねばならない。プロフェッショナリズムが良好であるならば──本書の全体的な主意ではそう仮定している──医学生は，プロフェッショ

第15章　プロフェッショナリズムを測定する：解説

ナルの職業の知識およびスキルを獲得するだけでなく，その中核的な価値を内面化する義務が，少なくとも多少はあると思われる。

　逆に，患者・スタッフ・他の同僚に，その医師は気を配り，一致団結して仕事を遂行していると信じさせるためには，プロらしくみえるだけで十分かもしれない。結局のところ，根底にある本性においてプロらしい動機と自己アイデンティティから行動がなされることは（「プロフェッショナルであること」の状況のすべてにおいて）本当に重要なのだろうか？　何度も書いているように，本書におけるメッセージは，行動を評価しようということである。しかし，プロフェッショナルのアイデンティティは，大きく見積もっても行動の間接的側面であるにすぎず，疑いなく行動とは異なる次元のものである。組織的医学教育が行動に基づいた測定を中止するかどうか，または，これらの別次元を開拓するために積極的に進出するかどうかについて，長期にわたって追いかけるのは興味深いことだろう。さらに興味を惹かれる疑問は，個人および正式な構造単位――科や臨床サービスといった――を評価することを超えて，（学生・医師の両者による）印象管理法の使用が不必要・不適切・規範的に価値が低いと（すべてにおいて）みなされるような全体的学習環境を構成（および評価）することに医学教育が乗り出すかどうかである。

言語とプロフェッショナリズムについて

　プロフェッショナリズムを評価することは難しく，道徳的に「扱いにくい」問題である。プロフェッショナルのラベルを貼られた長所，またはそれが不足しているとみなされた短所は，医療の中で道徳的に大きな影響力がある。我々の測定手法の根底にある精神測定特性がどうであれ，我々がその評価において利用する用語と概念には特別な注意を払わなければならない。要するに，我々は失敗に関する言葉，および成功に関する語彙に特別な注意を払う必要がある。さらに，あらゆる測定法が学生を（専門的に言えば）（できれば）識別するために，「優れた能力のある者」と「能力のない者」――すなわち，全体として同級生より著しい高得点，または低得点を取る学生――の両方のプロフェッショナリズ

323

ムの存在に対して我々は積極的に取り組まなければならない。最終的に，我々は，これら異常値の存在を捉える評価言語を必要とする。

　これらすべてを念頭に置いたうえで，プロフェッショナリズムの欠如を示すために本書において，最もよく用いられた言葉に注目してほしい。ほとんどの場合，「lapse〔欠如〕」という用語で表されるもので，これは他の出版物においてもみられる表現である（Arnold, 2002 年；Ginsburg ら，2000 年，2002 年；Lingard ら，2001 年；Whitcomb, 2002 年）。私は完璧な用語集が存在するといいたいわけではないが，「欠如」を含むプロフェッショナリズムは，3 つの重要な理由で問題含みである。第 1 に，欠如という言語（と基準）の枠組みの中で機能するプロフェッショナリズムは，逸脱行為・ミス・侵害という言葉に根指したプロフェッショナリズムとは大いに異なっている。「欠如」が暗示するのは，社会的行為者とその行為の間に特定の関係があるということである。それは，あたかも問題となっている行為が稀であるだけでなく，その人の特徴・動機とはならない非特徴的であることを含意するような，遠隔言語である。その言葉が暗示するのは，間違いではなく，むしろ誤り・失敗・見過ごしである。さらにいえば，（誤り・失敗としての）欠如は，悪意または深謀遠慮から起こるものではない。

　第 2 に，医療にはすでに，間違いおよび欠点（とそれに伴う合理化）に関する言語があり，医師はそれを用いて悩ましい出来事に対処している（Lingard ら，2001 年；Bosk, 1979 年）。では「欠如」は，「危機的事例」というよく知られた用語の根底にある基準とどのように合致するのだろうか（Branch ら，1993 年，1997 年）？　「欠如」のように，害のない，および罪の意識がないように聞こえるもの（例えば，失敗や弱点）は，本当に重大なハプニングとみなされるか？さらにいえば，ある医師では「欠如」であるものが別の医師では「間違い」や「逸脱行為」とみなされるという事実を，我々はどう取り扱うべきなのか？　第 9 章および George（1997 年）と Self ら（1992 年）で述べられた，欠如についての暗黙の過小報告がその例である。

　欠如に関する第 3 の問題的側面は，この用語の中に組み込まれた副定義とかかわっている。欠如に関する通常の暗示的意味は「～からずれ落ちること」で

第15章 プロフェッショナリズムを測定する:解説

あるが,プロフェッショナリズムの欠如の場合には一体,何からずれ落ちているのか? 暗黙のメッセージは,プロフェッショナリズムのすでに確立された,機能している基盤からのずれ落ちである。しかし,プロフェッショナリズムが本当に発達的なものであるならば,一体どうやって新米の研修医——プロフェッショナルの発達が,形成済みの者に比べて,未発達である者——が欠如を示せるというのか?

規範準拠標準 対 基準準拠標準

　規範準拠と基準準拠(第6章)というふたつの標準からプロフェッショナリズムにアプローチできるという事実は,プロフェッショナリズムについてどのように考えたいかについて,一歩離れて考えるもう一つの機会を我々に与えてくれる。プロフェッショナリズムは,準拠集団(例えば,同僚)を背景にして評価されるべきか? または,例えば専門家パネルによって生み出された基準によって評価されるべきか? 私自身は基準に基づく評価のほうがよいと思っている。なぜなら我々は,プロフェッショナリズム評価の事業を始めたばかりである。多くの医学生は,なぜ医療が専門職であるか,なぜ医師がプロフェッショナルなのかをほとんど理解しないまま医学部に入学する(医学部の面接時にこの質問をして,どのような回答が得られるかを調べてみればわかる)という事実は,一定の準拠集団の中で広まるより非公式な基準や定義と比べて,基準に基づいた評価は,プロフェッショナリズムの中核的要素を同定する(および同一視する)より多くの機会を教員・学生に与えることを示唆する。学生が自身の下位文化の中で学生として生きているという事実は——プロフェッショナリズムに関する多くの「教育」が依然として非公式の潜在的カリキュラムの中で生じるという類似した事実とともに——,学生および同僚から生じたプロフェッショナリズムに関する認識は,教員が理解する定義や当局が提案する定義とは異なっている(そして多少拮抗するかもしれない)ということを我々に保証するものである。プロフェッショナリズムという言葉が,医療の職業的文化の中でキャッシュを有する限り,また,「プロフェッショナル」という言葉が医療業務の中や周

辺で用いられている限り，学生に対する正式な教育が不足していたとしても，学生はプロフェッショナリズムについて学習しているといえる。学習された教訓は模範的ではないかもしれないし，定義は権威あるものからかけ離れている可能性はあるものの，学生は教訓，不正確な定義を含むすべてを内面化するだろう。ひとつの例として，第6章で示した定義を思い出してほしいのだが，現在の医学生・研修医・教員がプロフェッショナリズムを「学生・教員・組織間で期待され学習された行動に関する相互契約」（ここでプロフェッショナリズムを「相互契約」であると強調して）とみなしていないことは確実である。規範準拠測定は，その標準がグループの文化の中で，確立され固定されている場合には有用であるが，そうなる前であればあまり有用ではない。

第6章で参照された討議――母集団の極端な例（「優れた能力のある者」および「能力のない者」）におけるプロフェッショナリズムを評価する取り組みに注目するべきか，または，すべての個人またはコホートのプロフェッショナリズムを長期にわたって追跡することに注目すべきか――にも，同様の論理的根拠を述べることができる。私自身の立場は，我々は，パフォーマンスおよび変化の両方を追跡することで得られる知見を拒否できるほどには，医療トレーニングの過程におけるプロフェッショナリズムの軌道について理解をしていないというものである。とはいえ，低スコアが改善行為や制裁的な応答の必要性を示唆する場合は特に，プロフェッショナリズムに関する社会的コントロールについて組織が心配するのはもっともである。

プロフェッショナリズムの感度と特異度：状況は重要である

測定したい項目および利用したい用語を決定したとして，妥当なレベルの確実性でこうした社会実体の有無を確立する評価手法を手に入れたことを，我々はどのようにして知ることができるのか？　臨床的意思決定の言語で言い換えると，我々はどのようにして新しい評価手法の「感度」および「特異度」を確立するのか？　我々は何を（調整するための）究極の基準として用いるのか？　最後に，我々は「疾患」の有無を何と呼ぶのか？　我々の例およびこのディス

カッションの残りでは,「疾患」という言葉でプロフェッショナリズムの欠如(1-偽陰性率) を意味し,「疾患の欠如」はプロフェッショナリズムの存在 (1-偽陽性率) を意味することにする。

しかし, 臨床医療を反映して, 我々の興味は, 疾患が存在する陽性検査の可能性 (P [T +/D +], または感度), または疾患が欠如する陰性検査の可能性 (P [T-/D-], または特異度) にはない。むしろ, 我々はアンチテーゼ, すなわち, 陽性 (または陰性) 検査の結果が出た場合の, 疾患 (または疾患欠如) の可能性を知りたい。要するに, 我々は評価手法の予測値を知りたい。しかし, 評価を完成するために, 予測値にはひとつの追加情報が必要である。我々は事前の疾患の可能性について知る必要がある (つまり, 検査を行う前,「患者」がその疾患にかかっている可能性はどれくらいか？)。

疾患を確認や除外する診断的検査能力は, 関連集団における疾患の事前確率(有病率)に極端に依存していることがわかっているので, 上記のこの情報は決定的に重要である (Motulsky, 1995 年)。では, ほぼ全員が「優れた者」とみなされている文化の中で, 何か (プロフェッショナリズムの有無) を診断する測定手法を開発するにはどうしたらいいのか？ 我々の有病率が「1, 2 個の腐ったリンゴ」という句に正確に反映されているならば, 我々は——例えば 2% 以下の——かなり低い非プロフェッショナリズムの事前確率を有することになる。この基準に基づくと, 我々は, (我々の症例において)「検査」結果 (~98%) の大部分が陰性——プロフェッショナリズムの存在を示す——となることを期待するであろう。そのような (そして生物統計学的視点において未だ機能している) 状況下にあっても, その割合が我々に示すのは, 偽陰性の結果よりも偽陽性の結果 (残りの 2%) を懸念する必要があることである。言い換えれば,「優れた者」がたくさんいる母集団の中でも, 我々はできる限り偽陽性の割合を減らしたいと考えるだろう (その結果, 陽性の結果が本当に正しいことが我々に保証される)。要するに, 我々は優れた能力のある者を, 能力のない者と誤って分類することよりも,「能力のない者」を「優れた能力のある者」と誤って特定しないように, より注意を払うべきである。

上記の考察は, プロフェッショナリズムおよびその評価について考える, こ

の今までにないアプローチの表面にしか触れていない。(事前確率の概念の中で捉えられた)ひとつの重要なポイントは,診断的検査は「状況的に中立」でないことである。どのプロフェッショナリズム検査(本書の寄稿者の多くが一次元的プロフェッショナリズム評定尺度の開発を行わないようアドバイスしていたことを思い起こしてほしい)においても,その「価値」は,一般的環境と評価状況の中にある。その価値は検査が適用される「環境的因子」——「疾患」の事前確率や有病率を含む——にある。要するに,プロフェッショナリズムの「状況無視の」検査といったようなものは存在しない。

最後に,上記の考察を用いて,一定のグループまたは集団において,以下のものを識別できる測定手法を私は再度求めたい。すなわち,モードの結果が本当の「平均」とみなされる面と,モードの周りの分布が異常値——必然的に存在する「高」,「低」プロフェッショナリズムの下位集団を反映した異常値——を捉え同定する面をもつグループや集団の中の個人を識別する測定手法である。

プロフェッショナリズムと潜在的カリキュラム

医療トレーニング中に起こる学習のすべて(または大部分でさえ)が,現在「正式なカリキュラム」と称されるものの範囲内で行われていると考える教育者はもはやいない。ラベルは異なるが(例えば,明示的 対 暗黙的,正式 対 非正式,規定 対 非規定,現実 対 幻),当局および教員がカリキュラムの現場において特異で特権のある場所を支配しているという主張をしりぞける教育上の理由は十分にある。医学学習において,少なくとも3つの別個の領域(ラベルがどうであれ)が存在する。すなわち,正式(コース一覧表およびコース目的として存在する,正式に規定されたカリキュラム),非正式(臨床医療の教育・業務現場で織りなされる社会的相互作用の中で学ばれる,特有および偶然の教訓を中心に構築されたもの),および潜在的カリキュラム(教育的努力の構造・過程・内容——特定の医学部プログラム・研修医プログラムの「組織的文化」を含む——から起こる教え;Hafferty と Franks, 1994年; Hafferty, 1999年)である。第4の概念は,それ自身の学問的由

第15章 プロフェッショナリズムを測定する:解説

来があるのだが,「無効なカリキュラム」である(教えられなかった,または言われなかったことであるがゆえに「関連がない」「重要でない」「必須でない」と非正式に分類されたもの;Burack ら,1999 年;Eisner, 1985 年;Stern, 1998 年)。

　プロフェッショナリズムが単なる技術的知識・スキルにかかわる問題を超越していると真に認識するならば,同時に従来の医学教育がプロフェッショナリズムの指導の大部分を正式以外のカリキュラムに委ねたということも認識しなければならない(Stern, 1998 年)。医学学習について,このようなかなり近眼的な見方がなされる理由のひとつは,組織的医療の中にある前述(および長年)の信念——狙いを定めた教育によってではなく,単にトレーニング・プロセスを完了したというだけで,医師はプロフェッショナルになるという信念——にある。「良い」基礎科学系教官は知識部門を担当し,「良い」臨床系教員は関連のあるスキルおよび知識を追加し,その結果学生は「プロフェッショナルである人」となる。私は,医学教育が教育学およびプロフェッショナリズムに関する問題を全体的に無視していると主張しているわけではない。教育的プロセスにおけるロールモデルのようなものの重要性を,医学教育者は長い間根強く認識してきた(Linzer と Beckman, 1997 年;Skeff と Mutha, 1998 年;Paukert, 2001 年;Wright ら,1998 年)。それにもかかわらず,現在まで,「プロフェッショナルである人」としての医師の選定/属性は,エビデンスではなく,むしろ信頼の問題とされてきた。これらの関係において伝えられるものが教育的目標およびプロフェッショナルの理想に関する幅広い記述と一致していることを,正式に確認するのに必要な段階を踏むトレーニング・プログラムは少ない。

　非常に楽観的で距離を置くシナリオ——プロフェッショナリズムは「ただ単にできあがる」——に関する第 2 の問題は,医学教育の作業現場からのデータでは一貫して医療トレーニングは,かなりもてなしの悪い場所として表現されているということである。1950 年代の Eron(1955 年, 1958 年)による研究では,医学生が理想主義からシニシズムへ移行すること——明らかな変容プロセスが継続し,または残存すること——が実証されている(Goldie, 2004 年;Morris, 2000 年;Testerman ら,1996 年)。1960 年代および 1970 年代における研究(Becker ら,1961 年)は,教員にはその大部分をみることができず,立ち入るこ

ともできない医学生の下位文化を実証した。1990年代の研究は，医学生に対する不当待遇が広範囲に存在すること（Baldwinら，1998年；Uhariら，1994年）の実証とともに，道徳的推論などに対する教育的プロセスのネガティブな影響について実証を開始した（Selfら，1998年，2003年）。医師の自伝もこれらの研究に反映させた。そのような医学教育の叙述は，初期の書でペンネームで書かれた医師XによるIntern（1965年）およびSamuel Shemによる古典House of God（1978年）から，医師——William Nolen（1970年）とRobert Marion（1990年，1993年，1998年）など——による興味をそそる記事，また，医師で人類学者でもあるMelvin Konner（1987年）の詳細で分析的な学術書，Atul Gawandeによって芸術的に描かれたComplications（2002年）まで多岐にわたる。全体としてみると，これらの書物に反映されるイメージは「良い学生・悪い学校」（または悪い学習環境）である。医学部は発達を促すよりも，むしろ悪影響を及ぼしていた。自伝では，学生はほとんど絶え間なく学習していたと描かれているが，彼らが学んだ内容は，コース説明および医学部綱領で発表されていたものや資格認定当局・認証当局に報告されていたものではないことがしばしばあった。

　では，我々には何ができるか？　どのようにすれば，学生のプロらしさの発達に関するこれらすべてのカリキュラムの効果を測定できるか？　これに対して完璧な回答をすることは，割り当てられた紙幅を大幅に超えるであろうから，いくつかの一般的な指針が得られればそれで十分である。第1に，我々は，非正式な潜在的カリキュラムの中で学ばれている内容をもっと理解する必要がある。非正式なカリキュラムにおいて成される学習を排除することはできないが（そもそもその定義からして），学習の正当な源として認識されなければならず，必要に応じて反論すべきでもある。その一方で，確かに難しいことではあるが，組織的文化レベルでの変化にも取り組む必要があり，まずは個々の医学部が組織的マイクロシステムとして機能している——各々が個別で同定可能な道徳的コミュニティーとして機能している——と認識することから始めなければならない。第2に，プロフェッショナリズムを測定するすべての取り組みは，学生の学習の多次元性を認識しなければならない。正式なカリキュラムの中で起こることを評価するだけでは不十分である。さらに悪いことに，そのような評価

第15章 プロフェッショナリズムを測定する：解説

をすれば，医学生（および社会）に成果・結果（例えば，学生の学習）よりも意図（例えば，指導）のほうが重要であるというメッセージを送ることになる。これは，教育における非常に堅苦しい（そして自己保護的な）見解であり，学生がプロとしての責任を学ぶためのものとしては，（潜在的や非正式なカリキュラムによる）かなり粗末な教えである。組織的プロフェッショナリズム（第6章）および同僚評価（第10章）に関する調査は，こうしたより非正式な設定を観察するための手段となる。

これに関連して，第3に，非正式・潜在的カリキュラムの特徴に対し異を唱える正式段階は，問題・状況・段階特異的でなければならない。完璧な教育学の原則を伴う正式なカリキュラムを溢れさせるだけでは，非正式・潜在的カリキュラムの中で学ばれる併存的でネガティブな教訓に立ち向かうことはできないであろう。潜在的・非正式なカリキュラムが「良い」メッセージを含み，かつ正式なカリキュラムの中のポジティブな授業を強調すること（正式なカリキュラムが多くの良い要素を含んでいるのは確かである）は論理上可能ではあるが，下位文化はシーザー〔皇帝〕を称賛するために作られたものではないという事実に変わりはない。下位文化は，主なる文化（この場合は学習環境）に応答して，または，その文化〔環境〕で認識された問題から形成されるのである。

第4に，すべての社会的グループは，英雄を称賛し悪人を非難することを必要としている。言い換えると，すべての社会的グループは逸脱を必要としている。支援的な社会的・組織的構造およびプロらしい行動をポジティブに強化することはすべて重要であるが，どんなグループであれ規範的・道徳的境界の確立をしなければならない。ケース・バイ・ケースの基礎に基づく裁定に同調した「何でもあり」という方針は，グループが長期にわたって効果的に機能するのに必要である社会的秩序をまったく伝えていない。本章の目的においては，逸脱という概念は，規範からのポジティブな離脱とネガティブな離脱の両方を指している。英雄および悪人の両方の存在は，医学教育にとっての特定の難問を表現している。不正を行って捕まった学生，および患者の記録を偽造したことで捕まった教員を，夜中に静かに逃して許すことは身近な関係者を（例えば，その学生や教員自身，およびさまざまな管理者とともに）満足させるかもしれない。

331

しかしそれでは，是認できる行動の線引きについての情報，およびその境界が強化されているという情報を公のコミュニティーに与えることについて，何もしていないも同然である。要するに，レイク・ウォビゴン医科大学——全員が平均以上で全員が特別であるが，その理由はただ単に自分達がそういっていて，そしてこれが真実であると信じたいと思っているから，という大学——の設立を回避する必要がある（Hafferty, 2001 年）。Perri Klass は，彼女の自叙伝において学部トレーニングについて書かれた部分で，医学部の最初の数日間について描写しながら，この属性的な馬鹿馬鹿しさをうまく捉えた。「彼らに言われたのは，すなわち，…あなた方のうち数名は卓越し…残りの者は単に優れている者になるだろう，ということだった」（Klass, 1987 年）。Garrison Keillor の描く神話的なレイク・ウォビゴンは，一見，愛情のこもった，協力的で，永遠の肯定感に溢れたものにみえるかもしれないが，実際には，「平均以上」のメンバーしかいないコミュニティーが，正常な機能を果たすのは非常に難しい。重大なハプニングの報告に基づく形成的評価（第9章），個人的省察に基づく実習（第11章），ポートフォリオ評価（第12章）といった教育的戦略は，すべて役に立つものだが，グループ基準の解釈・設定・認定が密室の中で行われている場合にはその役目を果たせなくなってしまう。

　第5に，教員（基礎科学の，臨床の，常勤の，「補助の」）は，医学部や研修医プログラムが同定した中核的能力に関して，同一のページにいなければならない。基準を設定し，それを強化したいなら，その場限りの，または特定の教官対学生の関係に基づいた実行方法では不可能である。学校は現在の教育的混乱——「プロらしさ」を学習する環境を作るにあたって「最良」と称する数多くの方法が，数多の学校および検討中の研修医プログラムによって設定されているという混乱状況——を抜け出さなければならない。つまり，学部の医学教育レベルにおいてプロフェッショナリズムをもたらす125の「最良」の方法も，研修医レベルでそれを行う7878の方法も，存在しない。同時に，単一の「最良」な方法をもつことは，抑圧的であり，プロフェッショナリズムの動的モデルを維持するという既述のニーズを抑制してしまう。「最高の実践」——第14章で認定とプロフェッショナリズムについて述べたような——を開発するという目標

第 15 章　プロフェッショナリズムを測定する：解説

は，ポジティブな一歩である。おそらく，学部レベルで中間値である 10 または 20 の，研修医レベルで 100 程度の，さまざまな専門科にわたったモデルがあれば，優秀さおよび良い学習手法を探究する継続的な取り組みにつながるだろう。

プロフェッショナリズムと利他主義

　利他主義は本書における「失われた英雄」である。かつて中核であり定義的であったものが，プロフェッショナリズムの用語集から消失し始めた。プロフェッショナリズムについて書かれた従来の文献と定義は，ほとんど常に利他主義を，唯一の中核的原則／中核的原則のひとつと同定していた。米国内科専門医学会（ABIM）が 1980 年代後半に「プロフェッショナリズム育成プロジェクト」を発表したときに，利他主義は明確かつ明白にプロフェッショナリズムの中核的要素として同定された。同様に，Association of American Medical Colleges（AAMC）の Medical School Objective Project（AAMC, 1998 年）は 4 つの中核的医学生の能力（利他主義，知識，スキル，忠実）を同定し，AAMC は，意図的かつメッセージを込めて利他主義を 4 連のひとつ目に置いた。しかし，ABIM Foundation，米国内科専門医学会〔American College of Physicians-American Society of Internal Medicine〕（ACP-ASIM）Foundation および欧州内科学会〔European Federation of Internal Medicine〕が医師憲章を発表する頃には（Members of the Medical Professionalism Project, 2002 年），これについての意見はもうすでに変化し始めていた。用語および理想としての利他主義は，消え始めていた。代わりに「患者の優位」（憲章で同定された基本原則 3 つのうちのひとつ目）がその地位についた。「利他主義」という用語はこの文書にも現れるものの，支持的役割しか果たしていなかった。本書では利他主義は，プロフェッショナリズムの最高の業績を支援する 4 つの「中核的原則」／「コリント書」のひとつとして注目すべき様相を備えているが（第 2 章，図 2-1），本書の他の部分においてはほとんど見られないものになっている。

　医学教育および医療の業務において起こっている別の動きも，利他主義がプロフェッショナルの恩寵から外れることを物語っている。Rowley ら（2000 年）

の報告によれば，整形外科医は——プロフェッショナリズムにとっての重要性の高さという観点に照らして——20のプロフェッショナルな性質のうち利他主義に19番目という順位をつけたという。最近のあるクラス演習において，辛うじて2週間医学部を経験した1年生は，25のプロフェッショナルな性質の序列において24番目に利他主義を位置づけ，「慈善」だけがその後に続いたという同様の結果が得られた（Hafferty, 2004年）。「ライフスタイル専門家」の増加（Schwartz, 1989年），およびプロとしての責任と個人としての責任の間の「バランス」をとることの推進（大体の場合，個人とプロフェッショナルは拮抗的なものとして定義される）は，競合・葛藤する領域が他にもあることを知らせる（Croasdale, 2003年；Dorseyら，2003年；Schwartzら，1990年；Henningsen, 2002年）。ある医学部の新入生は，6年以上一貫して，プロフェッショナルな価値としての利他主義を，彼らの生活にネガティブな影響を及ぼす可能性が最も高いものだとした（Hafferty, 2002年, 2004年）。これらの学生は，職業的敬意の理想・目的よりも，利他主義のほうが，医師を「仕事から手が離せない」状態にすると考えた。また利他主義的な医師こそが「巧妙な患者」によって「うまく利用される」可能性が最も高い医師だとみなした。同じような文脈で，この学生達は，医療の権力的エリート（後期研修医または教員）が利他主義の名のもとに学生に多くの仕事を行わせ，学生が望まない（また学生にとって不当な）責任を引き受けさせることを恐れていた（Hafferty, 2002年, 2004年）。要約すれば，利他主義は過去のものだとまでは宣言できないにしても，医学生・研修医・新生医師の最も新しい世代は，専門職の特徴と長い間みなされてきた利他主義を警戒している。利他主義は疑わしくなってきた。巧妙な患者と医師が，学生の初心さと無力に一様につけ込むために用いるものである。利他主義は権利を与えるものとはかけ離れてしまい，医師を弱く，かつ攻撃されやすいものにするようにみえる。

　利他主義なしのプロフェッショナリズムは現実にありうるか？　それについてはよく分からない。一方，医療組織がこの用語を引き続き利用するのを容易に想像することはできるが，そうするとしても，それは従来の暗示的意味を抜いて骨抜きにした形で使うことになるだろう。同時に，被害者の道に入ってし

第15章 プロフェッショナリズムを測定する：解説

まうという学生の不安を刺激せずに義務と責任の問題に学生の目を向けさせる何らかの方法が存在するはずである。

　一方，医学文献はこの利他主義／プロフェッショナリズムの難問に対して，おかしなことに沈黙を守っている。医学文献のデータベースにおいて，「利他主義」で検索するとたくさんの論文が引っかかるが，そのうちのほとんどは移植とドナー〔臓器提供者〕の利他主義に焦点を当てたものである（Brown-Saltzmanら，2004年）。ドナーの無私無欲という主題も同様に，目立たないように欠けている。皮肉なことに，医学教育の中に利他主義に対する規範的な期待が存在するが，それらのほとんどは患者に向けられる利他主義を語っており，学生が利他主義を示すべきだと論じている。医学生にとって，患者は道化役である。患者は医療ケアの受益者であり，また「学習のための道具」でもある（Baldwinら，1998年；Gawande，2002年；Christakisら，1993年；George，1998年）。こうした目的の衝突とアイデンティティの衝突は，3年，4年のクリニカル・クラークシップの学生および1年目の研修医——彼らは，患者の役にはほとんど立てないが，患者から多くのことを学ぶ——において最も明確に表面化する。この全体的な状況において，患者が「手順化」されるのを拒否したときに，実践・習得の機会を切望している学生は腹を立てることもありうる（激怒する場合さえある。すなわち，「患者は自分を何様だと思っているのか？」）。それによれば，教育病院の患者は教育的システムの中に組み込まれている多くの人の目に何度もさらされているが由に，よりよいケアを得ることができるという神話が医学生の間に広まっている。このレトリックを裏づける研究は存在しない。教育病院は比較的良いケアを提供するかもしれないが（Allisonら，2000年；Rosenthalら，1997年），この「比較的良い」が，「学生が診察した回数」と「ケアの質」の関係と結びついていることは，どんな原因究明の方法によってもまだ示されていない。

　「学習のための道具としての患者」という話題は非常に興味深く，また複雑であるため，社会が熟練した医師の団体を有することで利益を受ける一方で（学生はこの論理的根拠を用いて，患者は従う「義務がある」と理由づける），患者自身は熟練していない者に処置されることで，直接的な利益を得られないというこ

とを，私はここで強調する。これこそが，このような環境における患者の同意が実際に無私無欲である，といわれる所以である（DeAngelisら，2004年）。患者が「はい」という場合，利益を受けるのは，従う患者ではなく，学生である。要するに，医療の中にある利他主義の兆しは，最も日常的には医師ではなく，患者においてみられるのである。

プロフェッショナリズムと商業主義

1980年代，マネージド・ケアおよび組織的医療が拡張に向けて動き出す際に（両方とも従前より存在していたが，それらはさらに楽観的な形であった），組織的医療からの反応は敏速かつ明確であった。医療の指導者は「商業主義」を医療における悪の枢軸と決めつけ，かつ医師を誘惑する利益相反を非難した（Angell, 1993年，2000年；Kassirer, 1994年，1995年，1997年a, 1997年b, 1998年；KassirerとAngell, 1997年；Lundberg, 1985年，1990年，1997年，2001年；Relman, 1980年，1987年，1991年，1993年，1997年；RelmanとLundberg, 1998年）。長い間，医療の口頭・書面文化における不可欠な要素であった軍事的メタファーが，積極的に展開された。組織的医療は，自分達が「戦争状態」——商業主義の文化とプロフェッショナリズムの「壮大な衝突」——にあると断言した（McArthurとMoore, 1997年）。

20年後，これらの懸念は現在を予言していたことがわかった。医療がどれほど商業主義的になったのか，また医師と医療研究者がどれだけ企業家的な者になれるのかを見るには，*New York Times*, *Wall Street Journal*, *USA Today*, または*Forbes*, *Fortune*, *BusinessWeek*などのビジネス雑誌のページに目を通すだけでよい。しかし利他主義と同様，商業主義も本書においてほとんど目立たないものである。

プロフェッショナリズムのいずれの評価尺度においても，商業主義を最もうまく表現し，位置づけるにはどうすればよいか，という全体的な問題は，困難だが避けることのできない問題である。困難のひとつは，利益衝突問題に対して組織的医療が従来示してきた両面性とかかわっている。組織的医療は公的に

第15章 プロフェッショナリズムを測定する:解説

特定の葛藤(例えば任意照会)を非難する一方で,他のこと(例えば,営利的臨床治験会社に患者を売り込むこと)に対しては,わざと本質的に沈黙を守っている。明確な葛藤例にかかわった医師に対して組織的医療が正式な裁定の措置をとれなかった場合,この「両面性」はさらに強化される(学生と臨床医に対して一様に)。前述した患者を臨床治験会社へ売り込むことは,そのわかりやすい例である。今日,この国では4万件以上の臨床治験が行われ,全体として数万人の対象患者が必要とされている(Winslowら,2000年)。地域社会の医師は対象患者の重要な提供源であり,製薬会社と随意契約の研究団体はこうした患者の提供に対してこの医師に支払う――稀な疾患の場合,報酬は患者ひとりにつき4万ドル以上にのぼる(Eichenwaldら,1999年a, 1999年b, 1999年c;Klein, 2003年;*New York Times*, 1999年)。もし,学生が(非正式・潜在的カリキュラムにおいて),場合によっては臨床診療の収入を大きく越える謝礼を「たまたま受け取る」医師,また「科学の奉仕」で得る「顧問料」について熱心に教える医師ロールモデルと日常的に接触するならば,利益の衝突に関する講義はほとんど耳に入らないだろう。

他にさらに幅広い問題も存在する。自分の患者を営利法人に売り込むことが基本的にプロフェッショナリズムとは正反対のことであるならば(ここではそうだと仮定しよう),多くの医師がこの実践に携わり,かつ罰せられずにいるのはなぜなのだろうか?(上記の参考文献に加えて,この実践がどの程度広まっていったのかという例に関しては Pound[2000年]を参照。)これはカリキュラムのレベルにおいて扱える問題ではない。これは,組織的医療が前向きに決然と積極的に行動する意志をもち,また行動できなければならない問題である。そのような行動に「プロにあるまじき」とレッテルを貼るだけでは不十分である。組織的医療は,罪を犯した医師に対して制裁措置を取らなければならない。我々は現在,倫理的に非常に厄介な事態――患者の採用と売り込みについて,組織的医療はそれを容認可能な診療とみなしているように見える,という事態――の中にいる。ここでもまた「矛盾するメッセージ」の例――商業主義や利益の衝突の危険性についての講義が,医療の非正式・潜在的カリキュラムによる反プロフェッショナルな影響を受けて中和されてしまう例――をみることができ

る。

　終わりに我々は，商業主義の問題が，「単に」人目につかない常軌を逸した問題以上のものであることを認識する必要がある。今日，生物医学の発見を市場製品に変え，ウォール街にこれらの製品を売り出す医師は，学問的医療における新しい英雄である。教員は各々の研究に対して，さらに企業家的方向性を採用するよう（給料および報酬の引き上げによって）促される。一方，管理者は，教員がこれまで以上に進取的になることを可能にする（促進する）ために，利益の衝突に関しての指針の改正作業に懸命になっている。では，こうした医師の患者ケアの回診と診察に同席するすべての医学生はどうなるのか？　学生がこうした医師をロールモデルと同定し，彼らの「クリニカルパール」──それは，医療における唯一真のキャリアが，患者へのアクセスを不当使用／最大化し，新たな医療の発見を得ようと努めることだ，というあからさまなメッセージを伴っている──を得ようとして群がると，一体何が起こるだろうか？　この学生は，患者優先が指針的価値となっている場合と利益の真の衝突とを分ける違いを識別することができるだろうか？　私の憶測では，利益の真の衝突を同定しようという教員の積極性と医療業務に必然的に存在するニュアンスを引き出す学生の能力との間に，強くポジティブな（統計的）関係が存在する。逆に，利益衝突の実践が日常的になればなるほど，学生は，プロらしからぬ行動が起こる可能性のある状況を認識すること「ましてやそれに対してなんとかしようと行動を越こすこと」さえできなくなってしまう。

最後に

　組織的医療は，プロフェッショナリズムの名のもとに圧倒的な前進をしてきた。1980年代半ば以降，医療の中でプロフェッショナリズムの原則を向上させようとする持続的な献身が行われている。（時間，エネルギー，情報源など）かなりの資源がつぎ込まれ，医学的学術誌のかなりのページが，プロフェッショナリズムの問題に割かれた。本書の序文において Jordan Cohen が述べたように，今日の医学教育者が直面する最も重要な課題は，学生に「医療のプロフェ

第15章 プロフェッショナリズムを測定する：解説

ッショナリズムの属性を常に実証」させることであり，私はこの立場を称賛し同意する。

　しかし，明白な問題がまだひとつ残っている。医学教育者だけでは，このすべてを成し遂げることはできない。実際に，Cohenと他の医学的指導者がプロフェッショナリズムの宿敵とした商業主義と自己利益に特に注意しながら，有意義な同僚検討システムを実施する，という最も大きな困難を耐え忍ぶことを渋っているうちは，組織的医学教育がこれまで遂行したこと（これはかなりの量である）は何の役にも立たない。譬えていえば，修道院の中のすべては完璧でよいものとして表れるが，街の灯りは依然として自己利益と権利のサイレンで学生達を手招きしている。これらの光は自己開発と身勝手な境界をも不鮮明にする。もし医学生はプロフェッショナリズムの「真の意味」を内面化すべきだというなら，組織的医学は，授業の終了後および教官が夕方職場から離れた後に彼らが行く（そしてそこで学習する）場所から，このような商業主義の誘惑を（できる限り十分に）取り除く必要があるだろう。さらに，組織的医学がこの痛みを伴う内部の受けも良くない一歩を踏み出さねばならず，その際には，神聖で中核的なプロフェッショナリズムについて組織的医療が真剣に話している，ということを学生と公衆に疑いなしに分かってもらえるように，最も公的な方法でこのすべてを行わなければならない。現状では，多数の矛盾するメッセージが含まれている。商業主義は非難される（レトリック的には，そうみえる）一方，臨床医療および研究医療の領域では繁栄し続けている。

　商業主義が提起する問題は，ある特定の空想のために，ますますこじれてしまう。この空想は，医学部はプロフェッショナリズムのやり方と道徳的姿勢で将来の学生を文化化するだろうし，そのうちこうした学生が現在の臨床医，つまり「プレプロフェッショナル」の時代にトレーニングを受けた医師に取って代わるだろう，というものである。この空想のカギとなる幻想は，これら新参者が医療の市場にぽつぽつと現われることはなく，それゆえ現在の臨床医の育成において無比であった商業主義の権力は，奉仕・無私無欲という注意深いメッセージに大混乱をもたらしうる，ということである。むしろ，どういうわけかこれらの新しい（教育学上，洗練された能力重視および道徳的に肯定される学習

339

環境の中で教え込まれた）医師は，適切に社会化されていない医師の退職を待つ間，何らかの形の社会的保留によって保持され，適切なときに，プロらしく能力のある新しい医師が一挙に移動できるのだという。不快なことや対立的なものは起こる必要がない。「古いもの」は消え，新しいものは開花する（プロフェッショナル的に言えば）。この空想では，医学教育が必要とするのは「もう少しの時間」だけである。

　こんなことは——少なくともこんな筋書きでは——起こるはずがない。その理由は，このリップ・バン・ウィンクル型シナリオの土台となっている仮定と関係している。医療は，今日までプロとしての注意と資源をほとんど組織的医学教育の評価のみに集中させてきた。それに対応して，臨床の実践現場（ちなみにここは非公式・潜在的カリキュラムが支配する領域である）の中で起こっていることにはほとんど目を向けてこなかった。もちろん，医療トレーニングにおいて「無菌な」学習環境はない。むしろ，商業主義の増加に伴い，トレーニングの場所は今までにないほど菌に冒されている。ここがポイントである。どのようにすれば，教室での講義を診療所に行っても忘れないようにできるのか？回答は明白（容易なのではなく，単に明白）に見えるが，しかし組織的医療は，どんどん侵入してくる医療市場に対して無視の姿勢をとり続けている。つまり医療市場があたかも存在しないかのようにふるまっている。

　要するに，基本的な問題は，組織的医療が医学教育に向けた努力を今度は臨床診療環境に向けるかどうか，そして，そうすることで臨床医がプロフェッショナリズムの名のもとにできることと，できないことについての重要な記述を作成するかどうかである。さらに，組織的医療はこれらの歩みに対して規範的な「効力のある執行手段」を与える必要がある。これは医師が法的にできることと，できないことの問題ではない。これはプロフェッショナリズムの問題である。Amway製品，フェイシャルクリーム，または研究患者を売り込む合法性を称賛する医師の教えに学生を委ねるならば，教室でプロフェッショナリズムを押し売りしても無駄である。残念なことに，組織的医療はあまりにも長い間，法的・プロフェッショナルの問題について，どっちつかずの態度をとってきたため，多くの臨床医は今でも何がプロらしく，何がそうでないのかについ

第15章　プロフェッショナリズムを測定する：解説

て混乱している。しかし，もし組織的医療が臨床実践の領域におけるプロフェッショナリズムの問題を取り上げないとするならば，教室の中で教えたすべては無価値であることになるだろう。

　本章の最初で述べたように，本書はプロフェッショナリズムの問題およびその評価に取り組むための基準点を提供するものである。この中では，プロフェッショナリズムに向けて医療が継続的に進行する際に考慮されねばならない5つの基本的な問題が提示された。第1に，組織的医療はプロフェッショナリズムの定義を明確にしなければならず，翻っては，商業主義の概念も明確にしなければならない──葛藤と合成のダイナミクスに関する特定の点も含めて。第2に，医学教育者は，卓越性およびプロフェッショナリズムを強調する診療環境において正式なカリキュラムを確立するだけでなく，生涯教育の軌道において，一貫したテーマで切れ目のない学習環境を学習者に提供するために，大学・学部・生涯医学教育の非正式・潜在的カリキュラムを利用し，整理しなければならない。第3に，我々は成功および失敗の語彙に十分注意を払う必要がある。第4に，これは本章で以前取り上げていない問題であるが，我々は連続する医学教育──プロフェッショナリズムの原則を促進（また継続的に強化）するであろう医学教育──に対して，複数の学習環境を開発する必要がある。逸脱（ポジティブおよびネガティブの両方）は，すべてのグループのダイナミクスと構造にとって，機能を担う必要な部分である。実際に，我々は常に属性・目標のポジティブ面を──「グループの健全性」にとって重要な部分として──強調するかもしれないが，肯定の追求がレイク・ウォビゴン的な基盤のうえになされるならば何にもならない。トレーニングの焦点と段階が何であれ，プロフェッショナリズムを評価するための手法は，疑わしい行動や模範的な行動を省察する学生や臨床医を同定できなければならない。第5に，そして最も基本的なことに，プロフェッショナリズムは「もの」ではない。それはプロセスである。素粒子物理学のクォークのように，プロフェッショナリズムは「静止状態」では機能しない。プロフェッショナリズムは，そのようなものとして，討議およびディスカッションのテーマの中心に残らなければいけない。プロフェッショナリズムの最も確かな敵は，我々は必要な測定手法と学習環境は開発したので議

341

論・討論・ディスカッションに待ったをかけることができる，という主張である。

そこで，組織的医療は行動しなければならない。本書は，手段を開発し行動するために必要な情報を収集するための枠組みを，教育者と規制当局に同様に提供する。学生および研修医レベルにおいては，この行動の責任は医学部長およびプログラム責任者にある。臨床医レベルにおける責任は，プロフェッショナルな学会および州医事当局にある。

それにもかかわらず，そしてポジティブな確約にもかかわらず，もし組織的医療が本当にプロフェッショナリズムを求めるならば，もし実際に（そして積極的に）プロフェッショナリズムによって活性化される医療を思い描くならば，組織的医療は心を込めて断言すべきである。「町には新しい執行官がいる」と。

参考文献

AAMC. Report 1. Learning Objectives for Medical Student Education: Guidelines for Medical Schools. Medical School Objectives Project. Washington, DC: Association of American Medical Colleges, 1998.

Allison JJ, Kiefe CI, Weissman N, Person SD, et al. Relationship of hospital teaching status with quality of care and mortality for Medicare patients with acute mi. JAMA. 2000;284: 256-262.

American Journal of Bioethics. 2004;4(2):1-72.

Angell M. The doctor as double agent. Kennedy Inst Ethics J. 1993;3:279-286.

Angell M. Is academic medicine for sale? N Engl J Med. 2000;342:1516-1518.

Arnold L. Assessing professional behavior: yesterday, today, and tomorrow. Acad Med. 2002; 77:502-515.

Baldwin DC Jr., Daugherty SR, Rowley BD. Observations of unethical and unprofessional conduct in residency training. Acad Med. 1998;73:1195-2000.

Beatty S. New wrinkle: hot at the mall:skin-care products from physicians: "cosmeceutical" creams tap antiaging market: questions about claims: Dr. Perricone's TV specials. Wall Street Journal 2003;A1, A8.

Becker H, Geer B, Hughes EC, Strauss AL. Boys in White: Student Culture in Medical School. Chicago, IL: University of Chicago Press, 1961.

Bosk CL. Forgive and Remember. Chicago, IL: University of Chicago Press, 1979.

第15章 プロフェッショナリズムを測定する：解説

Branch W, Kroenke K, Levinson W. The clinician-educator—present and future roles. J Gen Int Med. 1997;12(suppl):A1-A14.

Branch WT, Pels RJ, Lawrence RS, Arkey R. Becoming a doctor: critical-incident reports from third-year medical students. N Engl J Med. 1993;329:1130-1132.

Brown-Saltzman KB, Diamant A, Fineberg IC, Gritsch HA, et al. Surrogate consent for living related organ donation. JAMA. 2004;291:728-731.

Bucher R, Stelling JG. Becoming Professional. Beverly Hills, CA: Sage Publications, 1977.

Burack JH, Irby DM, Carline JD, Root RK, Larson EB. Teaching compassion and respect: attending physicians' responses to problematic behaviors. J Gen Int Med. 1999;14:49-55.

Christakis DA, Feudtner C. Ethics in a short white coat: the ethical dilemmas that medical students confront. Acad Med. 1993;68:249-254.

Christakis DA, Feudtner C. Temporary matters: the ethical consequences of transient relationships in medical training. JAMA. 1997;278:739-743.

Clouder L. Becoming professional: exploring the complexities of professional socialization in health and social care. Learn Health Soc Care 2003;2:213-222.

Croasdale M. Professional issues: balance becomes key to specialty pick: family practice and general surgery are taking the biggest hit, but fewer students are choosing medicine overall. Chicago, IL: American Medical News, 2003. Available at: http://www.AMNews.com. Accessed September 22, 2003.

DeAngelis CD, Drazen JM, Frizelle FA. Clinical trial registration: a statement from the international committee of medical journal editors. JAMA. 2004;292:1363-1364.

Doctor X. Intern. New York: Harper and Row, 1965.

Dorsey ER, Jarjoura D, Rutecki GW. Influence of controllable lifestyle on recent trends in specialty choice by US medical students. JAMA. 2003;290:1173-1178.

Eichenwald K, Kolata G. Research for hire: drug trials hide conflicts for doctors. New York Times, 1999a. Available at: http://www.nytimes.com/library/national/science/health/051799drug-trials-industry.html. Accessed May 16, 1999.

Eichenwald K, Kolata G. Research for hire: a doctor's drug studies turn into fraud. New York Times, 1999b. Available at: http://www.nytimes.com/library/national/science/health/051788drug-trials-industry-2.html. Accessed May 17, 1999.

Eichenwald K, Kolata G. Hidden interests—special report: when physicians double as entrepreneurs. New York Times, 1999c. Available at: http://www.nytimes.com/library/financial/113099medical-devices.html. Accessed November 30, 1999.

Eisner EW. The Educational Imagination: On the Design and Evaluation of School Programs. 2nd ed. New York: Macmillan, 1985.

Eron LD. Effect of medical education on medical students. J Med Educ. 1955;30:559-566.

Eron LD. The effect of medical education on attitudes: a follow-up study (pt 2). J Med Educ. 1958;33:25-33.

343

Gawande A. Complications: A Surgeon's Notes on an Imperfect Science. New York: Metropolitan Books, 2002.

George JH. Moral development during residency training. In: Scherpbier AJJA, Van Der Vleuten CPM, Rethans JJ, Van Der Steeg AFW, eds. Advances in Medical Education. Dordrecht: Kluwer Academic Publishers, 1997;747-748.

George JH. Med students enter the "lion's den." Philadelphia Bus J. 1998. Available at: http://philadelphia.bizjouranls.com/philadelphia/stories/1998/06/08/focus1.html. Accessed September 24, 2004.

Ginsburg S, Regehr G, Hatala R, McNaughton N, Frohna A, Hodges B, Lingard L, Stern D. Context, conflict, and resolution: a new conceptual framework for evaluating professionalism. Acad Med. 2000;75(10 suppl):S6-S11.

Ginsburg S, Regehr G, Stern D, Lingard L. The anatomy of the professional lapse: bridging the gap between traditional frameworks and student perceptions. Acad Med. 2002;77: 516-522.

Goffman E. The Presentation of Self in Everyday Life. Garden City, NY: Doubleday, 1959.

Goffman E. Interaction Ritual. New York: Pantheon, 1967.

Goldie JGS. The detrimental ethical shift towards cynicism: can medical educators help prevent it? Med Educ. 2004;38:232-234.

Haas J, Shaffir W. The professionalization of medical students: developing competence and a cloak of competence. Symb Interact. 1977;5:71-88.

Haas J, Shaffir W. Taking the role of doctor:a dramaturgical analysis of professionalization. Symb Interact. 1982;5:187-203.

Hafferty FW. Managed medical education. Acad Med. 1999;74:972-979.

Hafferty FW. In search of a lost cord: professionalism and medical education's hidden curriculum. In:Wear D, Bickel J, eds. Educating for Professionalism: Creating a Culture of Humanism in Medical Education. Iowa City, IA: University of Iowa Press, 2000;11-34.

Hafferty FW. Greetings from the Lake Wobegon school of medicine: competencies, social control, and the future of American medical education. In: Proceedings of the Central Region Group on Educational Affairs, Association of American Medical Colleges, Spring Conference; March 15-18, 2001; Minneapolis, MN. Washington, DC: Association of American Medical Colleges.

Hafferty FW. What medical students know about professionalism. Mt Sinai J Med. 2002;69: 385-397.

Hafferty FW. Unpublished class report. September 28, 2004.

Hafferty FW, Franks, R. The hidden curriculum, ethics teaching, and the structure of medical education. Acad Med. 1994;69:861-871.

Henningsen J. Why the numbers are dropping in general surgery: the answer no one wants to hear—lifestyle! Arch Surg. 2002;137:255-256.

第15章　プロフェッショナリズムを測定する：解説

Kassirer JP. Academic medical centers under siege. N Engl J Med. 1994;331:1370-1371.
Kassirer JP. Managed care and the morality of the marketplace. N Engl J Med. 1995;333:50-52.
Kassirer JP. Managing managed care's tarnished image. N Engl J Med. 1997a;337:338-339.
Kassirer JP. Our endangered integrity—it can only get worse. N Engl J Med. 1997b;336:1666-1667.
Kassirer JP. Managing care—should we adopt a new ethic? N Engl J Med. 1998;339:397-398.
Kassirer JP, Angell M. The high price of product endorsement. N Engl J Med. 1997;337:750.
Klass PA. Not Entirely Benign Procedure: 4 Years as a Medical Student. New York: G. P. Putnam's Sons, 1987.
Klein SA. Firm Cashes in on Drug Trials: Some Patients Worth Up to $37,000. Chicago: Crains Chicago Business, 2003. Available at: http://www.crainschicagobusiness.com. Accessed December 8, 2003.
Konner M. Becoming a Doctor: A Journey of Initiation in Medical School. New York: Penguin, 1987.
Lingard L, Garwood K, Szauter K, Stern D. The rhetoric of rationalization: how students grapple with professional dilemmas. Acad Med. 2001;76(suppl):S45-S47.
Linzer M, Beckman H. Honor thy role models. J Gen Int Med. 1997;7:76-78.
Lundberg GD. Medicine—a profession in trouble? JAMA. 1985;253:2879-2880.
Lundberg GD. Countdown to millennium: balancing the professionalism and business of medicine:medicine's rocking horse. JAMA. 1990;263:86-87.
Lundberg GD. The business and professionalism of medicine. JAMA. 1997;278:1703.
Lundberg GD. Severed Trust: Why American Medicine Can't Be Fixed. New York: Basic Books, 2001.
Marion R. The Intern Blues: The Private Ordeals of 3 Young Doctors. New York: Ballantine Books, Fawcett-Crest, 1990.
Marion R. Learning to Play God: The Coming of Age of a Young Doctor. New York: Ballantine Books, Fawcett-Crest, 1993.
Marion R. Rotations: The 12 Months of Intern Life. New York: Harper-Collins, 1998.
McArthur JH, Moore FD. The two cultures and the health care revolution. JAMA. 1997;277:985-989.
Members of the Medical Professionalism Project. Medical professionalism in the new millennium: a physician charter. Ann Int Med. 2002;136:243-246.
Merton RK, Reeder LG, Kendall PL. The Student-Physician: Introductory Studies in the Sociology of Medical Education. Cambridge, MA: Harvard University Press, 1957.
Morris R. Student soapbox: decent into cynicism. Student BMJ. 2000;8:203.
Motulsky H. Intuitive Biostatistics. New York: Oxford University Press, 1995.
New York Times. Patients for hire, doctors for sale. 1999 May 22;A12.
Nolen WA. The Making of a Surgeon. New York: Random House, Mid List Press, 1970.

Paukert JL. From medical student to intern: where are the role models? JAMA. 2001;285:2781.

Pound ET. Report: Rush in human clinical trials can lead to abuse: investigators cite misleading promotions, researchers recruiting their own patients. USA Today. 2000 June 12;A1,A9.

Relman AS. The new medical-industrial complex. N Engl J Med. 1980;303:963-970.

Relman AS. Practicing medicine in the new business climate. N Engl J Med. 1987;316: 1150-1151.

Relman AS. Shattuck lecture: the health care industry: where is it taking us? N Engl J Med. 1991;325:854-859.

Relman AS. What market values are doing to medicine. Natl Forum Atl Mthly. 1993;73:17-21.

Relman AS. Dr. Business. Washington DC: The American Prospect 1997;91-95.

Relman AS, Lundberg GD. Business and professionalism in medicine at the American Medical Association. JAMA. 1998;279:169-170.

Rice B. What's a doctor doing selling Amway? Med Econ. 1997;74:79.

Rosenthal GE, Harper DL, Quinn LM, Cooper GS. Severity-adjusted mortality and length of stay in teaching and nonteaching hospitals. JAMA. 1997;278:485-490.

Rowley BD, Baldwin DC Jr., Bay RC, Karpman RR. Professionalism and professional values in orthopedics. Clin Ortho Rel Res. 2000;387:90-96.

Schwartz RW, Jarecky RK, Strodel WE, Haley JV, Young B, Griffen WOJ. Controllable lifestyle: a new factor in career choice by medical students. Acad Med. 1989;64:606-609.

Schwartz RW, Haley JV, Williams C, Jarecky RK, Young B, Griffen WO Jr. The controllable lifestyle factor and students' attitudes about specialty selection. Acad Med. 1990;65: 207-210.

Self DJ, Baldwin DC Jr. Does medical education inhibit the development of moral reasoning in medical students? A cross-sectional study. Acad Med. 1998;73(10 suppl):S91-S93.

Self DJ, Jecker NS, Baldwin DC Jr. The moral orientations of justice and care among young physicians. Camb Q Health Ethics. 2003;12:54-60.

Self DJ, Skeel JD. Facilitating healthcare ethics research: assessment of moral reasoning and moral orientation from a single interview. Camb Q Health Ethics. 1992;4:371-376.

Shem S. The House of God. New York: Dell, 1978.

Skeff KM, Mutha S. Role models: guiding the future of medicine. N Engl J Med. 1998;339: 2015-2017.

Stern DT. Practicing what we preach? An analysis of the curriculum of values in medical education. Am J Med. 1998;104:569-575.

Testerman JK, Morton KR, Loo LK, Worthley JS, Lamberton HH. The natural history of cynicism in physicians. Acad Med. 1996;71(10 suppl):S43-S45.

Uhari M, Koddonen J, Nuutinen M, Rantala H, Lautala P, Vayrynen M. Medical student abuse: an international phenomenon. JAMA. 1994;271:1049-1051.

Whitcomb ME. Fostering and evaluating professionalism in medical education. Acad Med.

2002;77:473-474.

Winslow R, Carrns A. Harris, MediciGroup join to recruit test patients. Wall Street Journal February 2000;10:B21.

Wright SM, Kern DE, Dolodner K, Howard DM, Brancati FL. Attributes of excellent attending-physician role models. N Engl J Med. 1998;339:9186-9193.

索 引

【ア】

アイデンティティ Identity 34, 89, 220-221, 225, 230, 319-320, 323, 354

米国医学部出願サービス American Medical College Application Service〔AMCAS〕 277, 280-282, 286-288, 290, 292-294

米国医科大学協会 Association of American Medical Colleges（AAMC） 127-128, 134, 136, 150, 270, 282, 287-288, 290, 333

米国医科大学協会の卒業時の質問票 Association of American Medical Colleges Graduation Questionnaire 108, 114, 119, 121, 123

米国医師会 American Medical Association（AMA） 45, 127, 258

米国医療専門家委員会 American Board of Medical Specialtied〔ABMS〕 284

米国家庭医療学会 American Board of Family Practice 248

米国内科専門医学会 American Board of Internal Medicine（ABIM） 20, 23-29, 36-37, 134-136, 168, 210-212, 248, 310-311, 333

医学研究所 Institute of Medicine 61, 145

医学生のパフォーマンス評価 Medical Student Performance Evaluation（MSPE） 182, 185, 293

医学の継続教育・生涯教育 Continuing medical education（CME） 6, 70, 244, 247, 341

医学部長の推薦状 Dean's letter 189, 211, 293

医学部共通入学試験 Medical College Admissions Test（MCAT） 190-191, 267-268, 270-275, 279-280, 285, 287-289, 293

医師の共感についてのジェファーソン尺度 Jefferson Scale of Physician Empathy（JSPE） 135, 144

医師の生涯学習についてのジェファーソン尺度（JSPLL） Jefferson Scale of Physician Lifelong Learning 144, 150-155

逸脱 Deviance 331, 341

一般化可能性 Generalizability 68, 203, 236

一般社会調査 General Social Survey 110

医療の面接 Medical Interviewing 291

医療保険の携行性と責任に関する法律　Health Insurance Portability and Accountability Act（HIPAA）47
医療ミス　Medical errors　25, 43, 49
インフォームド・コンセント　Informed consent　10, 26, 43-46, 48, 50, 52, 54, 63, 66, 74
思いやり　Compassion　3, 11, 18, 21, 23-24, 26-27, 30-31, 59, 85, 140, 156, 172, 199, 205, 265, 276, 291

【カ】

（情報）開示，公開，暴露　Disclosure　29, 46, 48-49, 92
改善　Remediation　29, 125, 171, 181-183, 185, 191, 242
階層，ヒエラルキー　Hierarchy　9-11, 117, 232-233
回答率　Response rate　115, 121
学習環境　Learning environment　124, 127-128, 184, 260, 331
学生の不当な待遇　Student abuse　330
価値，中核的価値　Values, core　19, 221, 323
葛藤する価値　Conflicting values　249
葛藤の解決　Conflict resolution　64, 213
Kalamazooの合意声明　Kalamazoo Consensus Statement　62
看護師　Nurses　143, 145, 147-148, 204-205

鑑識眼　Connoisseurship　8, 13
患者－医師関係　Patient-physician relationship　23, 26-28, 62, 137, 156
基準準拠　Criterion referencing　111-112
基準設定　Standards setting　23, 29, 54
客観的臨床能力試験　Observed Structured Clinical Examinations（OSCEs）54-55, 78, 279, 291-292, 304, 308
給付金，埋め合わせ，補償　Compensation　45, 258, 261
教員の職能開発　Faculty Development　194
共感　Empathy　3, 23-24, 26-27, 63, 92, 133-144, 156, 172, 180, 199, 225, 265, 273, 276, 288, 291
均衡，対称性　Symmetry　11-13, 253
グレード・ポイント・アベレージ　Grade point average（GPA）190-191, 268, 270-273, 285, 289, 293
敬意（を払う），尊重　Respect　3, 10-11, 19-21, 23-24, 26, 31, 44, 46-48, 50, 72, 87, 92, 127, 135, 156, 171-172, 181, 184, 194, 197, 199, 202, 222-223, 224, 255, 265, 291, 308
現在の問題における推論　Reasoning around current issues　234-235
高潔（統合）　Integrity　3, 19, 21, 24-27, 44-45, 59, 85, 92, 117, 156, 171, 181, 199, 202, 204, 211, 225, 290

公平　Fairness　265-266, 289-290
コミュニケーション　Communication　21, 23, 27, 59-78, 126, 137, 145, 171, 181, 183, 197, 199, 203, 212, 252, 270, 274, 276, 279-280, 283, 289, 291-293, 301, 309-311

【サ】

差別　Discrimination　119, 289
ジェファーソン医科大学　Jefferson Medical College　134-135, 152
自己改善　Self-improvement　184, 187, 199, 339
自己規制　Self-regulation　19-20, 23-24, 225, 231
自己ケア　Self-care　248
自己評価　Self-assessment　123, 181, 241, 247-249, 252-256, 260, 262, 282
自己利益　Self-interest　3, 23, 29, 271, 339
システム理論　Systems theory　134, 155-156, 162
事前指示書　Advance directive　50
実践知　Phronesis　220, 226-227, 228
指導教官　Advisors　282, 288, 291-294
シニシズム　Cynicism　142, 221, 254, 329
志望動機書　Personal statement　277, 280-282, 286-288, 290, 292-294
社会化　Socialization　107, 145, 149, 205, 318-319, 322
社会契約　Social contract　87
社会的学習理論　Social learning theory　245
社会的な理想のバイアス　Social desirability bias　115
社会的役割理論　Social role theory　145
社会道徳的推論測定　Sociomoral reasoning measure（SRM）93, 97-99
重大なハプニング・重要事象　Critical incident　179-190, 194-195, 244, 324, 332
守秘義務　Confidentiality　19, 26, 46-48, 52-53, 63, 65, 172, 224
生涯学習　Lifelong learning　25, 133-135, 150-157, 249, 256
商業主義　Commercialism　85, 336-338, 339-341
省察　Reflection　219-237, 242, 244-248, 250, 253-256, 259-260, 332
象徴的相互作用　Symbolic interactionism　321
情動的共感性尺度（EES）　Emotional Empathy Scale　137
自律, 自律性　Autonomy　19, 22, 24, 44-46, 48, 50, 85, 87, 145-146, 147-148, 256, 257, 260
真実を述べる　Truth-telling　48
信頼　Trust　19, 48-49, 63-64, 85, 172, 310-311, 314, 345
信頼性　Trustworthiness　117, 225
信頼性　Reliability　9, 53-55, 63, 68-69, 70, 73, 103, 134, 143-144, 149,

351

154-155, 169, 171, 175, 181, 184, 190, 203, 206, 214, 247-248, 257, 279, 282-283, 291, 305, 311
睡眠不足 Sleep deprivation 119, 123
性 Gender 26, 71, 88-89, 119, 141, 146, 204, 206, 221, 270, 273, 276, 284
正義，公正，裁判官 Justice 22, 29, 87-88
誠実 Honor 3, 23-24, 26-27,（109 倫理）
責任，責任感，責務 Responsibility 4, 10-11, 20, 23-25, 27-31, 43, 59, 72, 147, 158, 171, 181-182, 184, 186-187, 189, 193-194, 197, 199, 202, 205, 224-225, 256-257, 269, 276, 278, 283-285, 299, 303, 318, 334, 335, 342
説明責任 Accountability 3, 21-23, 28-29, 32, 35, 135, 157, 219, 222
善行 Beneficence 22, 48, 110
潜在的カリキュラム Curriculum, hidden 320, 325, 328, 330-331, 337, 340-341
全米臨床医データバンク National Practitioner Data Bank 4
創造性，独創性 Creativity 150-151, 274-275, 288
卒後医学教育認可評議会 Accreditation Council for Graduate Medical Education（ACGME） 248-249, 284, 299-300, 312

【タ】

対人関係，（人との）関係，相互関係，相互性 Interprofessional relationships 135, 145, 146, 187, 197
対人的反応性指標 Interpersonal Reactivity Index 137, 140
代表，代表的，典型，典型的 Representativeness 7, 114, 118, 121, 133, 138, 152, 156, 302
卓越，卓越性 Excellence 3, 19-22, 23, 25, 29, 31, 35, 90-92, 135, 157, 249, 256, 273, 341
（高い）妥当性 Validity 9, 13, 53-54, 68-70, 78, 134, 138-141, 147-148, 151-154, 157, 169, 174-175, 179, 190-191, 201, 203-209, 214, 222, 248, 273, 279, 282-283, 302-305, 311
多様性 Diversity 269-270, 288
短縮版臨床技能評価（短縮版 CEX） Mini-Clinical Evaluation Exercise（CEX） 166, 168, 172, 176, 250
チームワーク Teamwork 72, 133-135, 145, 148, 156, 213, 224
調査の限界 Surveys, limitations of 115
聴取能力 Listening（skills） 60
治療上の特権 Therapeutic privilege 49
適応性 Adaptability 184, 187
道徳性発達 Moral development 33, 86-88, 92-93, 95, 97-98, 99

道徳的推論 Moral reasoning 10, 36, 53, 330
道徳的判断面接 Moral Judgment Interview（MJI） 90, 93, 97-99
道徳的論点検査（DIT） Defining Issues Test 89, 97-100
透明性 Transparency 18, 175
匿名 Anonymity 12

【ナ】

内省的実践 Reflective practice 248, 260
内省的判断のインタビュー Reflective Judgment Interview,（RJI） 234
入学審査基準 Admissions criteria 272
入学，入学審査 Admissions 5, 13, 96, 200, 265-294
入学面接 Admissions interview 276, 278, 282-287, 290-292
ニューメキシコ大学 University of New Mexico 171, 181
ニュルンベルク綱領 Nuremberg Code 44
認知的測定 Cognitive measures 272, 276, 290
認定試験・資格試験 Licensing examinations 5, 141, 273, 279, 289
認定・審査 Accreditation 5, 13, 21, 248, 269, 299-312

【ハ】

バイアス Bias 7, 71, 115, 204, 206, 209, 231, 283-284, 321
非言語的コミュニケーション Non-verbal communication 60-61, 137
非公式なカリキュラム，非正式カリキュラム Curriculum, informal 201, 310, 320, 325, 330-331, 337, 340-341
美徳，徳 Virtues 22, 117, 319
非認知的測定法，非認知的手段の限界 Noncognitive measures, limitations of 266, 269
非認知的，非認知的属性 Noncognitive characteristics 20, 40, 97, 156, 160, 265, 269, 279, 294, 296, 311
ヒューマニズム，人道主義 Humanism 3, 19-26, 29, 35-36, 101, 156, 199, 205, 219, 265, 280, 289
評価状 Evaluation, letter of 277, 280-281, 288, 291, 292
評価，評価尺度，評価測定 Assessment
　　contex of, 9-12, 30-31, 35-36, 53, 62, 109, 149, 155, 171, 179-180, 191, 197-205, 206-215, 219, 225, 235, 236, 249, 256, 266, 306, 310, 317-320, 321-327, 330, 331, 336, 341
　　cost of, 54, 74, 76-77, 98, 113-114, 283,
　　formative, 5, 11-12, 35, 53, 55,

66, 74, 123, 173-176, 208-210, 215, 242, 243, 251-252, 256, 262, 301, 306, 330-331
  global, 66-69, 133-134, 141, 167, 199, 203-204, 208-210, 305
  legal contex of, 65, 191, 309
  summative, 8, 12-14, 53-56, 74, 169-170, 173-176, 215, 242-243, 251-252, 256, 262, 301-305
標準面接官　Standardized interviewer　291-292
標準模擬患者　Standardized patient (SP)　7, 9, 51, 54, 64-77, 156, 291
標準臨床面接技法　Standardized clinical encounter　74-75
フィードバック　Feedback　5-6, 11-12, 54-55, 65-66, 74, 76, 127, 165, 172-176, 181-184, 197, 209, 212-215, 248, 250-253, 256-261
フィジシャンシップ評価表　Physicianship Evaluation Form　168, 182-189, 190-191, 194
複数選択式問題　Multiple-choice questions　51, 249
複数の面接　Multiple Medical mini-Interview　291
不正　Cheating　28, 96, 108, 119, 121, 123-124, 126, 202, 307, 321-322, 331
不当な扱い　Mistreatment　96, 108, 119, 123, 126
プライバシー　Privacy　26, 43, 47
プロとしての自己認識，職業的アイデンティティ　Professional identity　34, 89, 221, 323

プロフェッショナリズム，憲章　Professionalism, Charter on　333
プロフェッショナル化　Professionalization　86, 107, 109
プロフェッショナルのジレンマ　Professional dilemma　220, 225-226, 228-230
プロらしさの欠如，プロフェッショナルの欠如　Professional lapse　227
フロリダ大学医学部　University of Florida College of Medicine　210
法的原則　Legal (principles)　22, 23-25, 28, 43-56
ポートフォリオ　Portfolio　241-262, 288, 292-293, 332

【マ】

民族性　Ethnicity　71, 270
無危害　Nonmaleficence　22, 46, 51, 110

【ヤ】

薬物乱用　Substance abuse　96, 108-109, 120-121, 126, 183
役割の葛藤　Role conflict　169, 176
唯名論的スクリーン　Terministic screens　228-229, 231

【ラ】

リーダーシップ　Leadership　28, 206, 209, 278, 287, 293

利益相反，衝突　Conflict of interest　4, 23, 28-29, 52, 308, 336-338
利他主義，利他的　Altruism　3, 5, 20-24, 28-30, 35, 117, 136, 156, 197, 222, 225, 232, 265, 268, 276-278, 321, 333
リビング・ウィル　Living will　50
臨床治験　Clinical trials　56, 336
倫理　Ethics　22-23, 25, 33, 43-56, 74, 89, 93-94, 156, 304-308, 311
レトリック　Rhetoric　219, 226-237
ロールモデル　Role models　127, 253, 272, 329, 338

【ワ】

悪い知らせ　Bad news　48-49, 60, 63-64, 66, 69

Amsterdam Attitudes and Communication Scale 309, 313
Arnold P. Gold Humanism Honor Society 211
Bebeau, Muriel 89, 91-92, 94, 96
Becker, Howard 318-319, 321
Cardozo, Justice Benjamin 45
Dewey, John 86, 245
Eisner, Elliott W., 6-8, 299, 329
Gilligan, Carol 88
Irby, David 192-193
Kohlberg, Lawrence 86-88, 90, 93, 96-97
Liaison Committee for Graduate Medical Education (LCME) 269-270, 276, 299
Malpractice 43, 48-49, 91, 101, 126, 144-145, 158, 223
Medical School Objectives Project (MSOP) 17, 21, 28-29, 150
Merton, Robert 107, 318-319
Miller, George 32-33
National Board of Medical Examiners (NBME) 26-28, 55, 152, 207, 215, 289
NEO PI-R 134
Nurse Evaluation of Medical Housestaff Form 309
Osler, William 137
Patient Satisfaction Questionnaire, 310
Peabody, Francis 26, 137
Portfolio of Evaluation for Reflection on Learning (PERL) 250-255, 258-262
Postgraduate Education Allowance 247
Rest, James 33, 88-92, 97, 100
Self-Directed Learning Readiness Scale (SDLRS) 151
Survey of Resident Reports of Unethical and Unprofessional Conduct 310
University of California, San Francisco (UCSF) 182-186, 190, 193, 217
Wake Forest Physician Trust Scale (WFPTS) 304, 311

略　語

AAMC	Association of American Medical Colleges	
	米国医科大学協会	
ABIM	American Board of Internal Medicine	
	米国内科専門医学会	
ABMS	American Board of Medical Specialties	
	米国医療専門家委員会	
ACGME	Accredition Council for Graduate Medical Education	
	卒後医学教育認可評議会	
AMA	American Medical Association	
	米国医師会	
AMCAS	American Medical College Application Service	
	米国医学部出願サービス	
CEX	Clinical Evaluation Exercise	
	臨床技能評価	
CME	Continuing medical education	
	医学の継続教育，医学生涯教育	
EES	Emotional Empathy Scale	
	情動的共感性尺度	
GPA	Grade point average	
	グレード・ポイント・アベレージ	
JSPE	Jefferson Scale of Physician Empathy	
	医師の共感についてのジェファーソン尺度	
JSPLL	Jefferson Scale of Physician Lifelong Learning	
	医師の生涯学習についてのジェファーソン尺度	
LCME	Liaison Committee for Graduate Medical Education	
MCAT	Medical College Admissions Test	
	医学部共通入学試験	
MJI	Moral Judgment Interview	
	道徳的判断面接	

MSOP	Medical School Objectives Project
MSPE	Medical Student Performance Evaluation 医学生のパフォーマンス評価
NBME	National Board of Medical Examiners
NEO PI-R	NEO PI-R
OSCEs	Observed Structured Clinical Examinations 客観的臨床能力試験
PERL	Portfolio of Evaluation for Reflection on Learning 評価ポートフォリオ
RJI	Reflective Judgment Interview 内省的判断のインタビュー
SDLRS	Self-Directed Learning Readiness Scale
SP	Standardized patient 標準模擬患者
SRM	Sociomoral reasoning measure 社会道徳的推論測定
UCSF	University of California, San Francisco
WFPTS	Wake Forest Physician Trust Scale

医療プロフェッショナリズムを測定する
——効果的な医学教育をめざして

2011年8月31日発行　　初版第1刷発行

編・著者————デヴィッド・トーマス・スターン
監　修————天野隆弘
翻　訳————スリングスビーB.T.
監　訳————渡辺賢治，岡野James洋尚，
　　　　　　　神山圭介，中島理加
発行者————坂上　弘
発行所————慶應義塾大学出版会株式会社
　　　　　　　〒108-8346　東京都港区三田2-19-30
　　　　　　　TEL〔編集部〕03-3451-0931
　　　　　　　　　〔編集部〕03-3451-3584〈ご注文〉
　　　　　　　　　〔　〃　〕03-3451-6926
　　　　　　　FAX〔営業部〕03-3451-3122
　　　　　　　振替　00190-8-155497
　　　　　　　http://www.keio-up.co.jp/
装　丁————宮川なつみ
印刷・製本——港北出版印刷株式会社
カバー印刷——株式会社太平印刷社

© 2011 Keio University
Printed in Japan　ISBN978-4-7664-1709-8